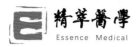
口腔种植工艺操作流程：分步骤操作指南

Implant Laboratory Procedures:

A Step-by-Step Guide

（美）C. 德拉戈　T. 彼得森　编
Carl Drago　　Thomas Peterson

任光辉　主译
柳忠豪　主审

U0390087

化学工业出版社
·北京·

内容简介

本书提供给种植医师、修复医师及技师一个系统且实用的视角，使读者能够了解牙科种植修复相关的常见临床及技工制作流程。本书章节按照病例种类分类，选择各类的常见种植病例做专门说明和阐述，也涵盖修复程序中的相关并发症。在着重讲解各流程的步骤与解释时，本书还包含其他专业名词及治疗的背景知识，并配以大量的临床及技工的照片及示意图。

本书适用于口腔科种植医生、种植修复技师及口腔科医学生。

Implant Laboratory Procedures：A Step-by-Step Guide by Carl Drago，Thomas Peterson
ISBN 978-0-8138-2301-0

Copyright© 2012 by John Wiley & Sons, Inc. All Rights Reserved. This translation published under license with the original publisher John Wiley & Sons, Inc.

本书中文简体字版由 John Wiley & Sons, Inc 授权化学工业出版社独家出版发行。

北京市版权局著作权合同登记号：01-2020-7481

图书在版编目（CIP）数据

口腔种植工艺操作流程：分步骤操作指南/（美）C.德拉戈（Carl Drago），（美）T.彼得森（Thomas Peterson）编；任光辉主译. —北京：化学工业出版社，2020.12
（口腔精萃系列）
书名原文：Implant Laboratory Procedures：A Step-by-Step Guide
ISBN 978-7-122-37837-8

Ⅰ.①口… Ⅱ.①C…②T…③任… Ⅲ.①种植牙-口腔外科学 Ⅳ.①R782.12

中国版本图书馆CIP数据核字（2020）第190223号

责任编辑：杨燕玲 满孝涵　　　　　　　装帧设计：史利平
责任校对：张雨彤

出版发行：化学工业出版社（北京市东城区青年湖南街13号 邮政编码100011）
印　　装：凯德印刷（天津）有限公司
880mm×1230mm 1/16 印张23$\frac{1}{2}$ 字数516千字 2021年1月北京第1版第1次印刷

购书咨询：010-64518888　　　　　　　售后服务：010-64518899
网　　址：http://www.cip.com.cn
凡购买本书，如有缺损质量问题，本社销售中心负责调换。

定　　价：198.00元　　　　　　　　　　　　　　版权所有　违者必究

翻译人员名单

主　　译　　任光辉

翻译人员

　　　　　柳忠豪　任光辉　董　凯　张　静

主　　审　　柳忠豪

Carl Drago医生把这本书献给他的家庭，无论是过去、现在还是未来，这是他生活的基本构成。

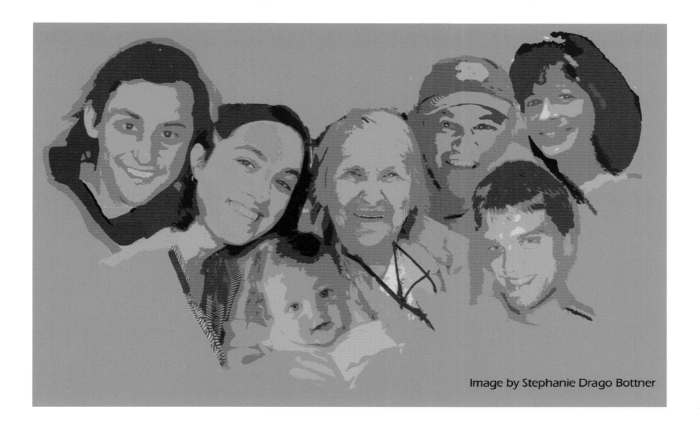

Image by Stephanie Drago Bottner

序

　　本书出版的时机再好不过了。它将帮助牙科技术人员提高他们的技术能力并进一步发展专业技能，这将使其及与之合作的每一位牙医受益。本书由Carl Drago博士和Thomas Peterson先生共同执笔，是他们作为临床医师和牙科技师专业合作和独特观点的结晶，代表着口腔诊疗合作关系，旨在最终为患者提供最高水平诊疗。

　　在美国，牙科工艺技术服务正处于一种不断变化的状态，而与此同时，牙科工艺技术专业认证培训项目却在逐渐减少。这两个间接涉及牙科诊疗问题的同时发生，应引起所有牙医的高度关注。事实上，任何需要固定修复体、可摘修复体和（或）种植修复体的口腔诊疗模式都需要一名技师作为团队成员，以便为患者提供最高水平的诊疗服务。

　　本类图书有助于加强牙医和技师之间的沟通。最后，如果一本出版物能加强沟通，并有助于强化循证基础理论体系，那么其传达的信息很简单——患者将从高质量的信息和口腔诊疗改进中受益。

　　本书内容是依照患者治疗方案编写的，这些方案强化了临床和牙科工艺技术的基础概念，这些概念是基于为患者提供的诊疗流程提出的。修复诊疗内容包括整合最新的技术来提高诊疗效果。工艺技术的范围从基本机械加工技术（如附着体义齿）的使用，到计算机辅助设计/计算机辅助制造（CAD/CAM）基台、切削研磨技术、辅助程序（如计算机断层扫描引导手术）的使用。这些进展以指导性的方式呈现，使得读者能够提高整体诊疗水平。

　　套用一位电台脱口秀主持人的话来说，计算机拥有比任何教授都更多的信息和知识，但却没有智慧。这本书所提供的信息是基于将研究和发展转化为多年口腔临床的实践经验，因此我们可以受益于Drago博士和Peterson先生的智慧。

Lily T. Garcia, DDS, MS
教授和修复系主任
Department of Prosthodontics
University of Texas Health Science Center
at Sam Antonio Dental School

前 言

    这本书是应参编人员的众多要求而编写的，他们作为联合研讨会成员，希望为临床医师和牙科技术人员提供常规和复杂种植体修复的工艺技术指南。牙科技术人员想要了解牙科医师在为患者制定治疗方案和随后执行治疗方案时所面临的一些挑战，也乐于观看临床治疗的照片和理解临床医师在种植治疗中遇到的挑战。临床医师希望深入了解用于制作种植修复体的"幕后"程序，希望随着对种植工艺技术程序了解的加深，促使他们成为更好的临床医生。我们希望本书能成功地完成这些需求。

Carl Drago, DDS, MS

Thomas Peterson, CDT, MDT

读者须知

牙科的艺术和科学是一个不断变化的领域。在过去的几十年里，口腔种植的临床共识已经建立，并在不断修订。共识的修订是世界各地临床医师和研究人员深入的临床实践和实验室研究的结果。在诊疗中，无论临床医师和牙科技术人员选择何种临床方案，都必须遵循合理和适当的临床预防措施。随着新的研究拓宽了业界对口腔种植学的理解，可以预期治疗方法、方案和材料方面都会有持续的改变。建议本书读者在使用新材料和种植体组件时，参阅制造商的使用说明。主治医师和牙科实验室技术人员有责任根据他们的诊疗、技能和判断力，为特定患者确定最优治疗方案。出版商和编辑均不对因本书所述的治疗方案和流程造成的对任何人员的人身伤害和/或财产损害承担任何责任。

Drago博士于2007年1月成为Biomet 3i的全职员工；这本书是Drago博士受聘后写的。本书并不是Biomet 3i的官方出版物，本书的写作仅反映了Drago博士和Peterson先生的共同经验。本书没有得到Biomet 3i的背书，也不应该被认为以任何方式、形式作为由Biomet 3i赞助的官方文本。书中描述的所有产品都是由临床医师购买的。所有的产品都不是书中提到的制造商捐赠的。Drago博士没有因写这本书而从Biomet 3i得到任何版税或其他形式的付酬。

在过去的几年里，Peterson先生一直是Biomet 3i的付费顾问。他也是其他牙科制造商的顾问。Peterson先生没有因写这本书而从Biomet 3i得到任何版税或其他形式的付酬。

致 谢

作者感谢以下临床医生、牙科实验室技术人员、设计师和医学插画师对他们的临床工作和本书中描述的实验室程序做出的贡献。

第2章

外科医师：Dr. C. Garry O'Connor（LaCrosse, WI）

修复医师：Dr. Carl Drago(LaCrosse, WI)

牙科实验室技术员：Andrew Gingrasso(La Crosse, WI)

第3章

临床医师：Dr. Tiziano Tealdo、Dr. Marco Bevilacqua、Dr. Paolo Pera（Department of Prosthetic Dentistry,University of Genoa, Genoa, Italy）

牙科实验室技术员：Luca Scaglione、Piercarlo Seghesio、Santo Stefano（Belbo, Italy）

第4章

牙周病医师：Dr. C. Garry O'Connor（LaCrosse, WI）

牙科实验室技术员：Patrick Arneaud、Tom Bruner, CDT(North Shore Dental Laboratories, Lynn, MA)

插图画家：Robin deSomer Pierce（BSMI, Palm Beach Gardens, FL）

第5章

种植外科医师：Dr. Robert del Castillo（Miami Lakes, FL）

修复医师：Dr. Carl Drago（Jupiter, FL）

牙科实验室技术员：Eunice Park、Robin Devine、Alan Kalivas（North Shore Dental Laboratories，Lynn, MA）

插图画家：Robin deSomer Pierce（BSMI, Palm Beach Gardens, FL）

第6章

种植外科医师：Dr. Robert del Castillo（Miami Lakes, FL）

修复医师：Dr. Carl Drago（Jupiter, FL）

牙科实验室技术员：Thomas Peterson、Alexey Zorin（North Shore Dental Laboratories，Lynn, MA）

插图画家：Robin deSomer Pierce（BSMI, Palm Beach Gardens, FL）

第7章

种植外科医师：Dr. Ronald Guttu（Gundersen Lutheran Medical Center,LaCrosse, WI）

修复医师：Dr. Carl Drago（Gundersen Lutheran Medical Center,LaCrosse, WI）

牙科实验室技术员：Thomas Peterson、Shawn Vittorioso、Carla Palau（North Shore Dental Laboratories,Lynn, MA）；Andrew Gingrasso（Gundersen Lutheran Medical Center,LaCrosse, WI）

插图画家：Robin deSomer Pierce（BSMI, Palm Beach Gardens, FL）

第8章

口腔外科医师：Dr. Michael Kuzmik（Tysons Corner, VA）

修复医师：Dr. Benjamin Watkins III（Washington, DC）

牙科实验室技术员：John Ezzell — stone work、Patrick Pak — waxing、Kevin Labarge — metal casting and finishing、Rick Bishop — ceramist（Diplomate Dental Lab, Washington,DC）

插图画家：Robin deSomer Pierce（BSMI, Palm Beach Gardens, FL）

第9章

修复医师：Dr. C Garry O'Connor（La Crosse, WI）

修复牙医：Dr. James Allen（West Salem, WI）

PSR设计：Nancy Cronin（Palm Beach Gardens, FL）

牙科实验室技术员：Anatoliy Shakarov — milling、Alexey Zorin — waxing、Mark Power — scanning、Tom Bruner— ceramics（North Shore Dental Laboratories,Lynn, MA）

插图画家：Robin deSomer Pierce,（BSMI, Palm Beach Gardens, FL）

第10章

临床医师：Dr. Robert del Castillo（Miami Lakes, FL）

牙科实验室技术员：Alexey Zorin（North Shore Dental Laboratories,Lynn, MA）

插图画家：Robin deSomer Pierce（BSMI, Palm Beach Gardens, FL）

第11章

修复医师：Dr. Carl Drago（Jupiter, FL）

牙科实验室技术员：Andrew Gingrasso（Onalaska, WI）

注册商标

本书中使用了下列注册商标的产品：

The following products with their registered trademarks (®) were used in this textbook:

D-250™ 3D Scanner, 3Shape A/S, Copenhagen, Denmark

DentalManager™ software, 3Shape A/S, Copenhagen, Denmark

Dycal® Radiopaque Calcium Hydroxide Composition, Dentsply International, York, PA

Extrude®, Kerr USA, Romulus, MI

GC Fujirock® EP, GC America Inc., Alsip, IL

Justi Blend® acrylic resin teeth; the posterior teeth were 20-degree Anatomical Justi Blend®, Justi Products, Oxnard, CA

Locator®, Zest Anchors, Inc., Escondido, CA

Refl ex® porcelain, Wieland Dental + Technik GmbH & Co. KG, Pforzheim, Germany

SuperFloss®, Oral B®, Proctor & Gamble, Cincinnati, OH

Triad®, Dentsply International, York, PA

Wiron® 99, Bego, Bremen, Germany

The following products were manufactured by Biomet 3i, 4555 Riverside Drive, Palm Beach Gardens, Florida, USA 33410. Telephone: 561.776.6700.

The following are registered trademarks of Biomet 3i:

Biomet®

Architech PSR®

CAM StructSURE® Precision Milled Bars (CAD/CAM Bars) CAM StructSURE® Copy Milled Framework (Copy Milled Bars)

CAM StructSURE® Precision Milled Bars and Frameworks (CAD/CAM and Copy Milled Bars)

The Certain® Implant System

Certain®

DIEM® Guidelines For Immediate Occlusal Loading (IOL®)

DIEM®

The Encode® Complete Restorative System

Encode®

EP® Healing Abutments

EP®

GingiHue® Post

Gold - Tite® Screw

IOL® Components

NanoTite ™ Prevail® Implant

Patient Specifi c Restoration®

PreFormance® Posts and Temporary Cylinders are provisional components

PreFormance®

Prevail®

The Provide® Restorative System

Provide®

QuickBridge® Components

QuickBridge®

ZiReal®

Trademarks

Aluwax™, Aluwax Dental Products Co., Allendale, MI

The following products were manufactured by Biomet 3i, 4555 Riverside Drive, Palm Beach Gardens, Florida, USA 33410. Telephone: 561.776.6700.

The following are trademarks of Biomet 3i:

Biomet 3i™

Gold Standard ZR™

NanoTite™

NanoTite™ Implant

Navigator™ Surgical Kit

Navigator™ Laboratory Kit

Navigator™

目 录

第3章　即刻负荷——上颌铸造金属桥架修复（哥伦布桥程序）⋯⋯⋯⋯ 029

第4章　数控装置辅助替代体放置及CAD/CAM基台⋯⋯⋯⋯⋯⋯⋯⋯⋯ 071

第5章 上颌种植体支持的下部杆卡（CAM StructSURE精密研磨杆卡支架）联合上部铸造覆盖义齿修复及下颌CAM StructSURE精密研磨杆卡辅助混合螺丝固位修复

第6章　计算机断层扫描引导手术/下颌全牙弓修复体的即刻负荷 ········· 150

第10章　上颌无牙颌计算机引导手术/即刻负荷 ·········· 289

第11章　下颌固定/可摘式修复体的义齿与义齿基底的置换 ……………… 328

第1章　口腔种植学简介

引言 ▶▶▶

　　基于骨结合的口腔种植技术为患者、临床医生及技师提供了更多有效且预测性极高的治疗选项（Branemark等，1977；Adell等，1981，1982；Davarpanah等，2002）。时至今日，采用口腔种植技术能精准修复单颗及多颗牙缺失，同时修复缺失软硬组织（图1.1～图1.3）。

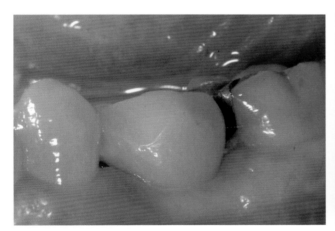

图 1.1　种植单冠修复下颌第二前磨牙缺失

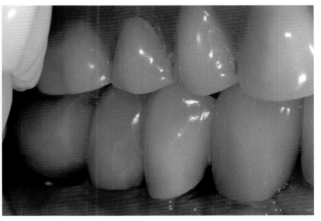

图 1.2　三单位固定桥修复右侧下颌第一、第二前磨牙及第一磨牙缺失，上部修复体由两颗骨内种植体支持

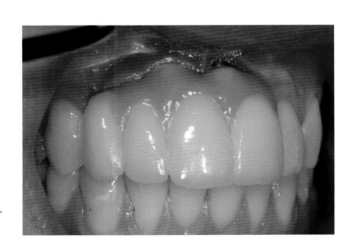

图 1.3　四单位仿真牙龈瓷固定桥修复右上尖牙、侧切牙、中切牙及左上中切牙，牙龈瓷修复缺失牙槽嵴部分

负荷方式 ▶▶▶

传统两阶段式无负荷骨愈合

早期口腔种植技术主要使用机械处理表面的种植体植入下颌无牙颌患者口内，此类患者因牙槽嵴吸收等因素很难佩戴传统全口义齿（Brane-mark等，1977；Adell等，1981，1900）。通常于该类患者的下颌两侧颏孔间植入4～5颗种植体。手术步骤包括剥离全厚骨皮瓣（full-thickness mucoperiosteal flap）以露出下颌骨骨面，然后进行逐级备洞，直至与预备种植体大小相同（直径3.75mm，表面机械加工处理），植入种植体之后放覆盖螺丝，最后利用间断或连续缝合法将黏膜缝合。告知患者接下来2周内不再佩戴原义齿（图1.4）。

经过2周的初期愈合后，将原有义齿进行修整、抛光并利用义齿软衬材料进行组织面重衬，让种植体在接下来3～4个月内的骨愈合不受干扰。该方式常被定义为无负荷愈合。一般认为若种植体植入后即刻负荷将影响种植体与骨的结合，进而影响骨结合（Adell等，1981）。

种植体植入约4个月后，进行二期手术，并拧入穿龈基台（图1.5）。然后制作螺丝固位种植修复体，其中包括铸造金属支架、预成基底、人工牙及义齿基托（图1.6）。

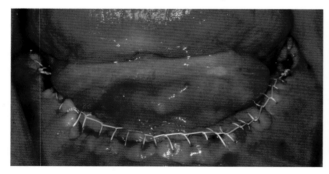

图1.4 种植手术后口内照，患者在接下来两周内不再佩戴原有义齿

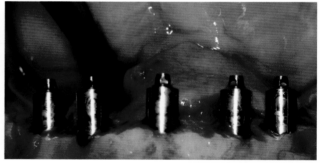

图1.5 外科医生将五颗种植体暴露，使用扭力扳手以20Ncm的扭矩安装种植体穿黏膜基台（transmucosal abutments）

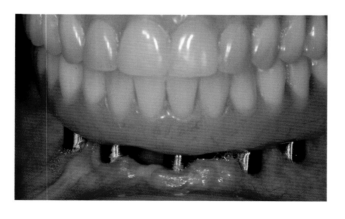

图1.6 上颌全口义齿和下颌固定式烤塑桥架修复体口内照，前面观

一阶段式无负荷骨愈合

部分学者希望缩短种植修复的治疗时间，增加其效率，于是他们开始在植入种植体的同时放入愈合基台，这样将避免二次手术。外科医师在愈合基台周围缝合黏膜（图1.7）。Sullivan等通过5年的研究报告显示该方式的种植体具有97%的累计存留率（cumulative survival rate，CSR），与传统的两阶段式负荷模式相同（lbanez等，2003；Sullivan等，2005）。

即刻负荷

即刻负荷即在种植手术植入种植体即刻获得初期稳定性（扭矩≥30Ncm），利用螺丝固位修复体将所有种植体刚性连接在一起（Testori等，2004；Attard和Zarb，2005；Tortamano等，2006）（图1.8～图1.10）。不少的研究聚焦于分析全口无牙颌及部分无牙颌患者中即刻负荷的风险/优势比（Schnitman

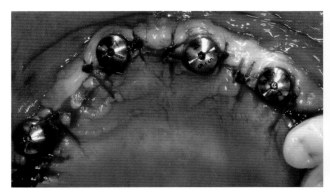

图1.7 上颌种植手术后即刻放入愈合基台，将基台周围软组织缝合，其愈合后的形态将与愈合基台外形相同

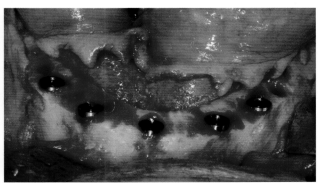

图1.8 下颌原有牙齿拔出后即刻植入5颗种植体，为了获得足够修复空间并利于精确备洞，拔牙后立即进行牙槽嵴修整术

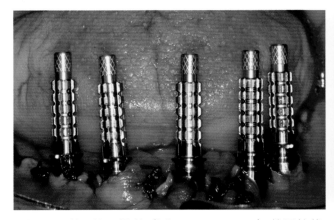

图1.9 利用技工螺丝（laboratory screws）将圆柱状临时基台（Biomet3i，Palm Beach Gardens，FL）连接于下方复合基台上，使用自固化树脂将其与即刻固定义齿连接

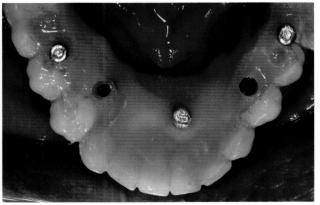

图1.10 未完成修整、抛光及戴入前的下颌即刻固定义齿殆面观

等，1990，1997；Lazzara等，2004），这些研究显示，即刻负荷方式与传统无负荷骨愈合方式具有相同的种植体存留率。

非功能性即刻负荷

术语"非功能性即刻负荷"用以表示种植体植入后即刻戴入上部修复体，且正中和非正中均无咬合接触（Hu等，2001；Kan等，2003；Drago和Lazzara，2004）。用于单颗牙，临时基台设计得更便于修整且价格相对便宜（图1.11）。通常在口外修整后用常规基台螺丝将其固定于种植体上（图1.12）。采用传统方式利用自固化树脂制作临时修复体并粘接于基台上（图1.13）。此方式的关键点在于修复体无正中和非正中咬合接触。

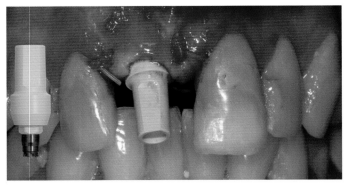

图 1.11 右上中切牙缺牙区植入种植体一枚，选择合适的临时基台（PreFomance Post®，Biomet 3i，Palm Beach Gardens，FL）并用螺丝即刻固定于种植体上
左图为原厂基台 PreFomance Post（PFP454）示意图

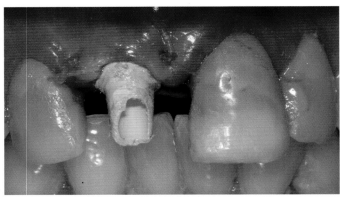

图 1.12 口外修整临时基台使其具有足够的咬合间距（interocclusal clearance）以及充分的固位形／抗力形（retention/resistance form），可通过粘接固位将牙冠与基台连接

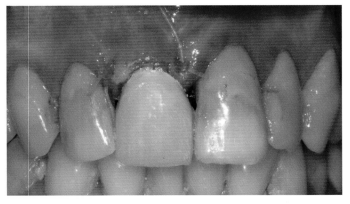

图 1.13 将临时修复体粘接固位于基台上，正中和非正中无咬合接触
禁止患者使用该牙进行咀嚼和撕咬，否则接下来8周只能配戴临时基台及种植体

基台 ▶▶▶

在过去的10～15年中，种植体厂商为部分无牙颌患者设计了多种不同类型的基台（Keith等，1999）。单颗种植修复体可通过螺丝固位或者粘接固位方式与下部基台或者种植体相连。粘接固位相较于螺丝固位具有诸多优势。最主要的优势在于粘接固位修复体无需为基台螺丝的拆卸预留𬌗面或颊面螺丝开孔（图1.14）。然而如果基台或牙冠受损需要重新修复，螺丝固位冠会比粘接固位冠更易于修理（图1.15）。

为满足临床医生、技师及患者的要求，种植体厂商提供了更多的选择及多样性的种植上部修复方式。种植体/基台连接的稳定性是永久种植修复成功率的影响因素之一。研究表明内连接或外连接的种植体/基台连接形式具有相同的临床成功率（Krennmair等，2002；Drago，2003）。根据2003年Finger等的报告，至少有20种不同的种植体/基台连接形式被美国食品药品管理局认可并允许销售。

基台选择 ▶▶▶

如何选择合适的种植基台？这个问题一直困扰着修复医生和技师。在选择基台时，除了满足技术上的特殊要求，每个种植体厂商也提供了多样式选择，正因如此，在特定临床条件下，选择最适基台变得更加困难。

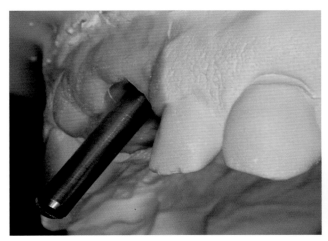

图1.14 带有技工螺丝方向杆的工作模型显示螺丝开孔于修复体颊面1/3

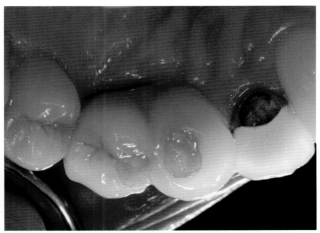

图1.15 左上颌第一前磨牙及尖牙缺失种植修复𬌗面观如果需要替换或者修复任一牙冠，医师仅需移除复合树脂即可透过螺丝通道来取出螺丝。然而，带有此类螺丝通道的修复体可能会干扰到与对𬌗的咬合。

基台的选择可以分为6个步骤（Drago和Lazzara，2009），该方法适用于任何全口无牙颌或部分牙缺失的口腔种植系统：

1. 种植体/基台连接方式　　　　　　　　内连接/外连接
2. 种植修复平台直径　　　　　　　　　　（mm）
3. 愈合基台穿龈轮廓　　　　　　　　　　5、6、7.5mm
4. 种植体周围软组织深度　　　　　　　　（mm）
5. 种植体角度　　　　　　　　　　　　　颊侧/舌侧　近中/远中
6. 咬合间隙（interocclusal distance）　　（mm）

本书将会一直沿用这样的方法进行基台选择。

手术导板 ▶▶▶

传统的手术导板

手术导板是用来在术前将种植体位置信息传递给外科医生的一种模板（Mizrahi等，1998；Weinberg和Kruger，1998；Koyanagi，2002）。一般而言，修复医生负责决定种植体上部修复体的牙冠位置，包括用于单颗牙缺失修复的单颗种植体位置（图1.16及图1.17）；多颗牙缺失修复的多颗种植体位置（图1.18）；或是判断固定局部义齿与活动局部义齿或是全口义齿设计上的差异（图1.19）。

决定治疗计划之后，即可依据诊断模型、蜡型和（或）目前患者已有义齿来制作手术导板。手术导板的材料可以使用真空压膜成型/热塑塑胶（图1.20），或自固化或热固化树脂（图1.21）。

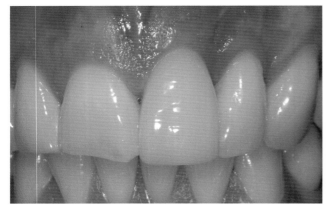

图 1.16　左上中切牙缺牙，利用手术导板将种植体植入在理想的位置，最终修复体呈现自然且在美观上令人满意的外形

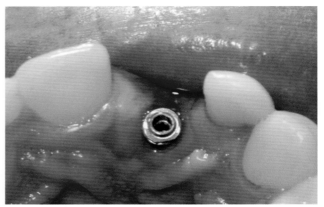

图 1.17　左上中切牙种植体植入𬌗面观。由于种植体植入位置较理想位置偏舌侧，所以将来修复体可能因为悬臂而导致种植体/基台的连接处产生并发症，这包括螺丝松动甚至螺丝折断

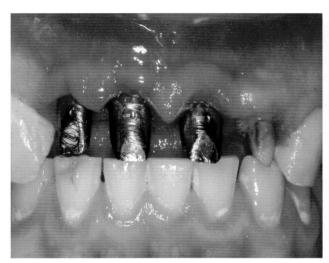

图1.18 这些种植体虽然位于在颊舌向与近远中向的最佳位置，然而，用以修复左上中切牙缺失的种植体在𬌗龈向的植入不够深，且与缺牙区的理想修复位置不一致，与其他种植体及剩余自然牙的𬌗龈向位置不一致

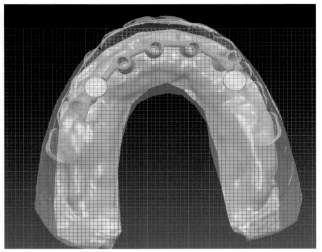

图1.19 利用电脑辅助设计与制造（CAD/CAM）来设计上颌的研磨杆卡，义齿的蜡型经扫描后重叠在上颌的无牙颌牙槽嵴上

图中可注意到上颌前牙的颊侧与种植体之间的距离（大于7mm），表示患者需要义齿基托及义齿提供较大程度的唇侧支撑。这也刚好是以烤瓷固定桥修复缺损牙列的禁忌证

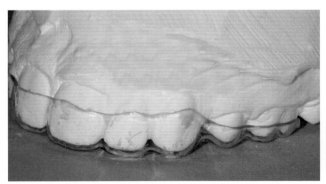

图1.20 利用2mm的热塑性树脂薄片制作而成的手术导板（Bio Cryl®，Great Lakes Orthodontics，Chicago，IL）
左上颌前牙区域导板𬌗龈方向的修整不当，该处并未与天然牙或人工牙的牙龈边缘吻合，使得外科医师在确定种植体垂直位置时缺少参照尺度。

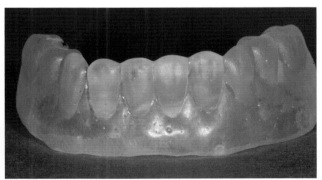

图1.21 通过使用自固化树脂复制患者的现有下颌全口义齿以制作手术导板，修整边缘以避免手术时干扰黏膜骨膜瓣

手术导板上的定位孔可由修复医生、技师或外科医生制备（图1.22），而定位孔的位置通常由外科医生确定。此方法的局限之处在于，一旦种植备洞车针进入洞内，导板无法为外科医生提供任何方向性的指引。这项限制可以借由在手术导板上安装车针导环或套筒（guide tubes）来弥补（图1.23）。

数字化手术导板

Parel与Triplett（2004）首次提出一种新的交互式图像程序，可利用CT数据将种植体虚拟地放置于无牙颌牙弓种植位点上。然后使用该数据制作精准的手术导板及临时或永久修复体。他们阐述了一种方法，该方法通过利用三维影像软件（Oralim，Medicine NV，St.Niklaas，Belgium）中的CT图像为患者拟定种植体植入计划。两位学者研究结论表明交互式电脑图像使得种植体植入设计更加精确，并且这些图像也能用于术前种植导板和永久修复体的制作（图1.24～图1.28）。

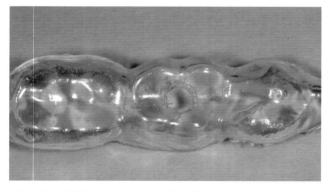

图 1.22 利用与图 1.20 相同的材料制作手术导板，种植体位于左下第一磨牙处
外科医师在第一磨牙位置中央窝处制备一个孔洞来引导种植体植入

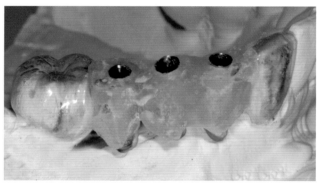

图 1.23 外科医师在右下后牙的预设种植体位置上放置导引套筒（Stent Guide Tubes，SGT25，Biomet 3i，Palm Beach Gardens，FL）
该导引套筒为外科医师提供合适的钻针和备洞角度进行窝洞预备

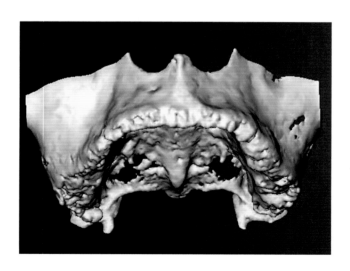

图 1.24 图为无牙颌患者上颌 CT 重建图像，影像中可见无牙颌局部细节

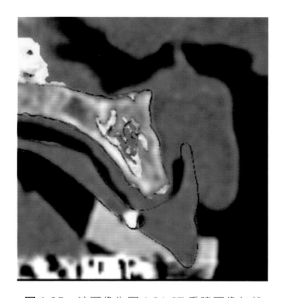

图 1.25 该图像为图 1.24 CT 重建图像矢状面切片

此方向可让外科医师及修复医师精准地了解种植体植入位置的骨量，以及该位点与修复体中牙冠的相对位置

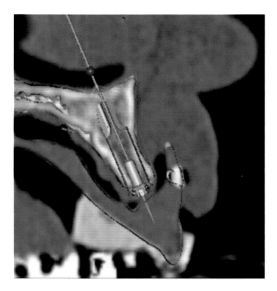

图 1.26 该 CT 重建图像矢状面切片可见种植体在牙槽骨中的具体位置及其与修复体中牙冠的相对位置关系，且螺丝孔位于修复体牙冠的舌侧

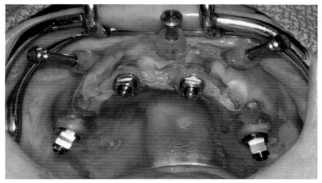

图 1.27 此图拍摄于上颌种植植入完成，电脑辅助设计手术导板取下之前，导板通过 3 个水平方向上的固位钉获得支持（外科医师：Tim Durtsche，LaCross，WI）

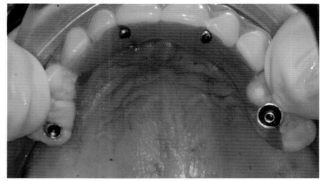

图 1.28 永久修复体𬌗面观

参考文献

Adell, R, Lekholm, U, Rockler, B, Brånemark, PI. 1981. A 15-year study of osseointegrated implants in the treatment of the edentulous jaw. *Int J Oral Surg* 10:387–416.

Adell, R, Eriksson, B, Lekholm, U. 1990. A long-term follow-up study of osseointegrated implants in the treatment of totally edentulous jaws. *Int J Oral Maxillofac Implants* 5:347–359.

Attard, NJ, Zarb, GA. 2005. Immediate and early implant loading protocols: a literature of clinical studies. *J Prosthet Dent* 94: 242–258.

Brånemark, PI, Hansson, B, Adell, R, Breine, U, Lindstrom, J, Hallen, O, Ohman, A. 1977. Osseointegrated implants in the treatment of edentulous jaws. Experience from a 10-year period. *Scand J Plast Reconstr Surg* 16:1–132.

Davarpanah, M, Martinez, H, Etienne, D, Zabalegui, I, Mattout, P, Chiche, F, Michel, J. 2002. A prospective multicenter evaluation of 1583 3i implants: 1- to 5-year data. *Int J Oral Maxillofac Implants* 17(6):820–828.

Drago, C. 2003. A clinical study of the efficacy of gold-tite square abutment screws in cement-retained implant restorations. *Int J Oral Maxillofac Implants* 18:273–278.

Drago, C, Lazzara, R. 2009. Guidelines for implant abutment selection for partially edentulous patients. *Compend Contin Dent Educ.*

Drago, CJ, Lazzara, R. 2004. A clinical report on the immediate provisional restoration of OSSEOTITE® implants: 18-month results. *Int J Oral Maxillofac Implants* 19:534–541.

Finger, I, Castellon, P, Block, M, Elian, N. 2003. The evolution of external and internal implant/abutment connections. *Pract Proced Aesthet Dent* 15:625–632.

Ibanez, JC, Tahhan, MJ, Zamar, JA. 2003. Performance of double acid-etched surface external hex titanium implants in relation to one- and two-stage surgical procedures. *J Periodontol* 74:1575–1581.

Hui, E, Chow, I, Li, D, Liu, I, Wat, P. 2001. Immediate provisional for single-tooth implant replacement with Brånemark system: preliminary report. *Clin Implant Dent Relat Res* 3(2):79–86.

Kan, JYK, Rungcharassaeng, K, Lozada, J. 2003. Immediate placement and provisionalization of maxillary anterior single implants: 1-year prospective study. *Int J Oral Maxillofac Implants* 18:31–39.

Keith, S, Miller, B, Woody, R, Higginbottom, F. 1999. Marginal discrepancy of screw-retained and metal-ceramic crowns on implant abutments. *Int J Oral Maxillofac Implants* 14:369–378.

Koyanagi, K. 2002. Development and clinical application of a surgical guide for optimal implant placement. *J Prosthet Dent* 88(5):548–552.

Krennmair, G, Schmidinger, S, Waldenberger, O. 2002. Single-tooth replacement with the frialit-2 system: a retrospective clinical analysis of 146 implants. *Int J Oral Maxillofac Implants* 17:78–85.

Lazzara, RJ, Testori, T, Meltzer, A, Misch, C, Porter, S, del Castillo, R, Goene, RJ. 2004. Immediate Occlusal Loading (IOL) of dental implants: predictable results through DIEM guidelines. *Pract Proced Aesthet Dent* 16(4):3–15.

Mizrahi, B, Thunthy, K, Finger, I. 1998. Radiographic/surgical template incorporating metal telescopic tubes for accurate implant placement. *Pract Periodontics Aesthet Dent* 10(6):757–765.

Parel, S, Triplett, R. 2004. Interactive imaging for implant planning, placement, and prosthesis construction. *J Oral Maxillofac Surg* 62(9 Suppl. 2):41–47.

Schnitman, PA, Wohrle, PS, Rubenstein, JE. 1990. Immediate fixed interim prostheses supported by two-stage threaded implants: methodology and results. *J Oral Implantol* 16:96–105.

Schnitman, PA, Wohrle, PS, Rubenstein, JE, DaSilva, JD, Wang, NH. 1997. Ten-year results for Brånemark implants immediately loaded with fixed prostheses at implant placement. *Int J Oral Maxillofac Implants* 12:495–503.

Sullivan, D, Vincenzi, G, Feldman, S. 2005. Early loading of Osseotite implants 2 months after placement in the maxilla and mandible: a 5-year report. *Int J Oral Maxillofac Implants* 20:905–912.

Testori, T, Meltzer, A, Del Fabbro, M, Zuffetti, F, Troiano, M, Francetti, L, Weinstein, RL. 2004. Immediate occlusal loading of Osseotite implants in the lower edentulous jaw. *Clin Oral Implants Res* 15(3):278–284.

Tortamano, P, Oril, T, Yamanochi, J, Nakamae, A, Guarnieri, T. 2006. Outcomes of fixed prostheses supported by immediately loaded endosseous implants. *Int J Oral Maxillofac Implants* 21:63–70.

Weinberg, L, Kruger, B. 1998. Three-dimensional guidance system for implant insertion: part I. *Implant Dent* 7(2):81–93.

第2章　下颌双植体支持覆盖义齿

引言 ▶▶▶

研究证实下颌种植全口义齿的固位和稳定对医师与患者有很大的帮助（Naert等，1994，1997；Engeland Weber，1995，Petropoulos等，1997）。多种方法用于将覆盖义齿固位于种植体上（Petropoulos等，1997；Fromentin等，1999；Williams等，2001）。下颌种植已成为一种成功率及预测性极高的治疗方式（Batenburg等，1998；Feine等，2002）

当利用种植体来支持覆盖式义齿时，并不能防止咀嚼运动过程中义齿沿种植体连成的轴线旋转，有些学者认为这样的旋转会影响到种植体支持覆盖式义齿的成功或失败率（Naert等，1994；Payne and Solomons，2000）.其他的学者则认为，下颌种植固位覆盖义齿所形成的位置及固位机理对修复体的临床成功与否影响不大（Oetterli等，2001）。虽然。一般认为将下颌前牙区种植体与杆放置在与下颌铰链轴相互平行的位置会比较好，但Oetterli等（2001）无法证明这种做法有任何显著的优势。

有许多与覆盖义齿附着体相关的研究：不相连的按扣式附着体（Fromentin等，1999）、相连与不相连附着体的比较测试（Setz等，1998）、多连（multiple splinted）与不相连（nonsplinted）附着体的评估（Svetlize和Bodereau，2004）。在一项实验室光弹性研究中，Ochiai等（2004）分析指出，改变上颌无牙颌舌侧聚合度的设计比特定选项的覆盖义齿附着体在下部种植体周产生更大的负荷转移效应和更显著的应力集中［比如具有ERA（Sterngold Dental LLC，Boston，MA）的Hader bar附着体，不相连的Zaag直接附着体，和不相连Locator附着体（Zest Anchors Inc，Escondido，CA）］（Ochiai等，2004）。

Williams等（2007）研究两种Hader杆固位方式对口外修复体固位能力的影响，其中Hader杆分别通过3个固位夹和3个Locator附着体结合。他们发现，相比较于Hader杆结合固位夹附着体的设计，Locator附着体具有较高的固位能力以及更大的种植体周围应力。两种附着体经过数次的拆装之后，固位力都会下降再趋于稳定（Williams等，2007）。Chung等（2004）也研究了多种覆盖义齿附着体的固位力，发现固位力从戴入到移出的峰值范围在3.68～35.24N。ERA灰色附着体固位力最大，约35.24±1.99N。至于Locator LR白色附着体、Spheroflex球式附着体（Preat Corp，Santa Ynez，CA）、Hader杆卡式附着体与ERA白色附着体系统（ERA white system），这些固位系统的固位力相对小一些。Locator LR粉色附着体的固位力更小，约12.33±1.28N。移出载荷和应力（dislodging loads and strains）最小的有Shiner磁性附着体、Maxi磁性附着体与Magnedisc磁性附着体。这些学者研究总结

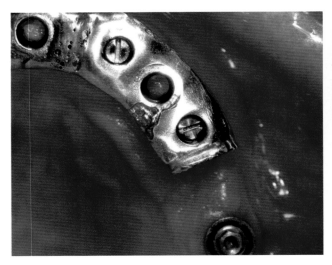 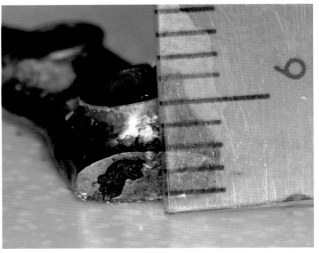

图 2.1　铸造上颌覆盖义齿支架戴入 18 个月后折断骀面观

注意图片中焊接部分体积以及多处表面气孔

图 2.2　折断支架的实验测量显示高 3mm、宽 6mm 的支架大小符合临床的使用要求

同时也注意到支架上的孔洞的尺寸，因其位于铸件内部，临床医师和技师工作过程中很难发现

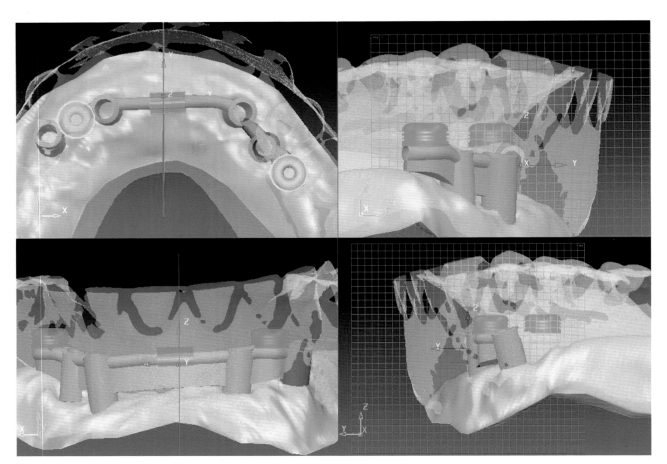

图 2.3　计算机辅助设计及制造（CAD/CAM）的上颌种植修复支架模拟图

上图从四个不同的观察面展示。支架设计完成后，可传送多张 JPEG 图像至技工室以供技师审看。直到技师同意后，才开始研磨制作支架（Archtech PSR®，Bliomet 3i，Paim Beach Gardens，FL）

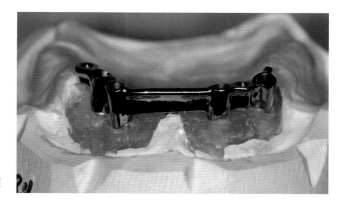

图 2.4 图 2.3 中通过 CAD/CAM 制作完成后的上颌支架

出附着体的固位力应分类为四类：分别为高固位力（ERA 灰色附着体），中固位力（Locator LR 白色附着体、Spherodlex 球式附着体、Hader 杆卡式附着体 clip、ERA 白色附着体），低固位力（locator LR 粉色附着体）与超低固位力（Shing 磁性附着体，Maxi 磁性附着体，Magnedisc 磁性附着体）这四类（Chung 等，2004）。

最后，在选择覆盖义齿附着体系统的时候还需考虑到其对修复体后期维护的影响。杆卡式附着体易受机械力影响而导致断裂，其原因可能是因为设计错误和（或）错估患者的咬合力。断裂的位置可能会发生于位于两个基台之间刚性连接区域，或是发生在悬臂的位置（图 2.1 及图 2.2）。Goodacre 等（1999）在一篇关于种植修复临床并发症的文献回顾中指出，这类断裂的原因有很多，包括金属厚度不足、焊接质量不佳、悬臂过长、合金强度不足、患者异常的咬合习惯以及不正确的支架设计。

计算机辅助设计 / 计算机辅助制造（CAD/CAM）可通过切削成型钛合金饼块完成支架制作，能有效减少铸造带来的相应问题（Drago 和 Del Castillo，2006）（图 2.3 及图 2.4）。

临床病例报告 ▶▶▶

患者，女性，54 岁，主诉"无法佩戴下颌义齿"。该患者上下颌无牙已 25 年，共计更换三副全口义齿，最近一副义齿在 3 年前制作（图 2.5）。面部检查发现其义齿美观性不太令人满意，上颌义齿固位力小，不稳定，后堤区边缘封闭不足。唇侧丰满度不够，咬合高度不足，无法满足临床及患者要求。微笑或休憩时，患者不满意义齿形态（图 2.6）。下颌义齿相对稳定，但其固位力还是相对较小。正中咬合为 I 类咬合。患者的下颌义齿使用了义齿辅助黏着剂。

口内检查发现，上颌牙槽嵴在前 / 后向及垂直向上都有中等程度的吸收，下颌牙槽嵴则发现严重的颊 / 舌向吸收，于是出现舌底变高及活动度变大的情况，且剩余的角化龈亦不多（图 2.7）。

全景片影像显示下颌骨高度及厚度能够满足种植体植入要求（图 2.8）。当牙槽嵴严重吸收或是患者想要利用 5 颗甚至更多种植体获得上部固定桥架式修复时，必须利用 CT 技术辅助了解下颌神经管及颏孔的三维空间位置，以及在下颌横断面上模拟种植体位置的骨宽度（图 2.8 及 2.9）。

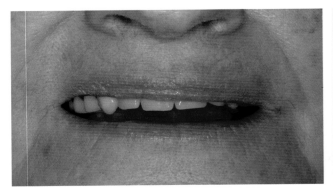

图 2.5 患者初诊时口内原有义齿临床照片,患者对该义齿微笑暴露形态不满意

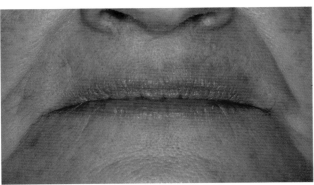

图 2.6 患者休息位临床照片,看不出上唇唇黏膜干湿交界线

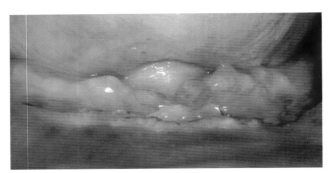

图 2.7 术前下颌照,有严重的水平及垂直吸收

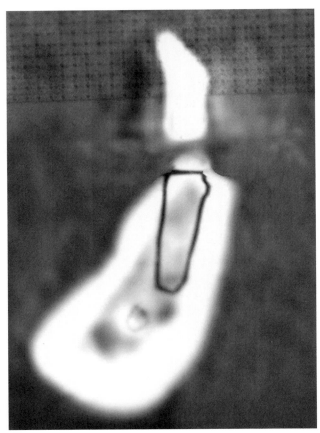

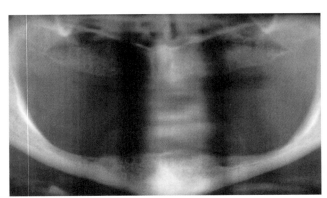

图 2.8 全景片显示患者下颌前牙区有足够的骨高度及宽度,满足种植体植入要求

图 2.9 下颌 CT 影像矢状面截图
该影像由患者佩戴义齿表面涂布硫酸钡的复制义齿拍摄而成。图中上部高密度不透摄影像对应着下前牙,可依据此判断其下方种植体相对位置,该位置有足够的骨量满足种植体的植入

诊断 ▶▶▶

诊断如下：

① 上颌无牙颌伴中等程度吸收。

② 下颌无牙颌伴中重度吸收。

③ 上下义齿不匹配。

依据American College of Prosthodontists 的全口无牙颌的分类系统，此患者归类为第三类（Class III）（McGarry 等，2002）。

评估 ▶▶▶

根据诊断，下颌牙槽嵴严重吸收且上下义齿不匹配，据笔者（C.D.）的表达，仅重作义齿患者是无法接受的。患者想要增强义齿功能且不想在任何一侧义齿上使用义齿粘接剂，希望上颌无牙颌恢复合理的解剖外形，要求新义齿可以满足必要的功能，且具备足够的固位力、稳定且美观。为达到患者对下颌无牙颌的要求，需要借助口腔种植技术。与患者就下颌无牙颌两种治疗方案作讨论，方案一是使用2颗种植体当作覆盖义齿的基牙，方案二是利用5颗或6颗种植体做固定桥架式修复，分析两者之间的优势及不足。最终患者选择两颗种植体的治疗方案。

治疗计划：经手术于下颌前牙区放置2颗种植体并安排手术医师进行手术咨询。

诊断模型 ▶▶▶

通过功能整塑制取藻酸盐印模灌制诊断模型（图2.10，表2.1）。

在下颌模型上标示出种植体位置后制作种植导板（图2.11）。

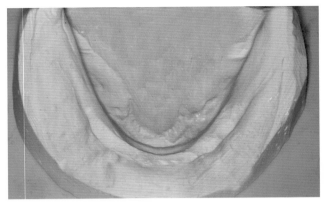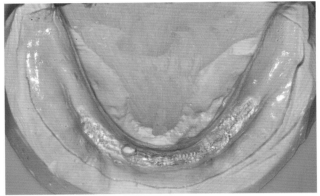

图 2.10 通过功能整塑取制藻酸盐印模灌制诊断模型

图 2.11 下颌模型上的种植导板，右侧前牙种植区定位由 #8 球钻制备

表 2.1 诊断模型、个性化托盘及种植导板工作顺序

1. 藻酸盐印模消毒

2. 按照厂家说明调拌超硬石膏灌制石膏模型

a. 称量石膏和水的重量

3. 真空搅拌

4. 灌注印模放置直至石膏凝固硬化

5. 沿着颊舌黏膜转折处上 2mm 画出个性化托盘范围

6. 用蜡填充所有倒凹

7. 用光固化树脂制作个性化托盘

8. 修整抛光托盘边缘

9. 确定种植体位置制备后期穿出孔标记位置

10. 用 0.5mm 厚树脂薄片制作种植导板（Biostar®，Great Lakes Orthodontics Ltd.，Tonawanda，NY）

11. 根据前面做好的种植体位置标记开孔

12. 将模型、个性化托盘及种植导板返回临床

　　根据前期治疗计划植入种植体到预定位置，愈合/骨结合不均匀。术前笔者及外科医师共同选择基台尺寸及形状。

个性化印模托盘 ▶▶▶

　　软组织愈合且种植体发生骨结合（图 2.12）。藻酸盐印模用于制作新的诊断模型及个性化印模托盘。愈合基台亦在印模当中，一同灌制出诊断模型（图 2.13）。

　　预先选好覆盖义齿基台并将其印模帽安置于口内，为此需在下颌诊断模型相应的愈合基台处预留

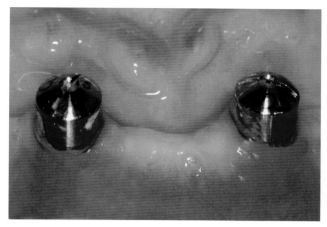

图 2.12 种植术后 8 周愈合基台口内照
此时种植体稳定，软组织完全愈合。在右侧基台的近中面可见到少量软垢

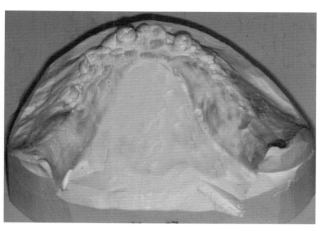

图 2.13 戴有愈合基台的下颌诊断模型

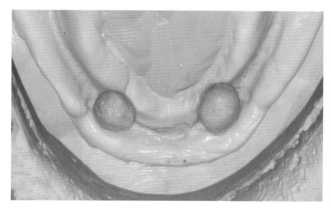

图 2.14 制作个性化托盘前，按 1 : 1 比例混合石膏与浮石，去除基台周围倒凹，可用绿柄刀片修整外形

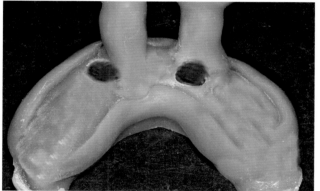

图 2.15 个性化托盘𬌗面观，两颗种植体相对应位置上有两预留孔

托盘空间，将基台周围倒凹用 1 : 1 比例混合的石膏和浮石混合物填充（图 2.14），然后用光固化树脂制作个性化托盘（Triad，Dentsply International，York，PA）（图 2.15）。

终印模 ▶▶▶

临床上卸下愈合基台并放置 Locator 基台（Zest Anchors Inc.）（图 2.16）。Locator 基台因其易于操作、高度可控（按毫米递增，1 ~ 6mm）、弹性好且持久而运用于临床。选择相对应的印模帽并固定于口内基台上，用聚醚硅橡胶制取终印模（图 2.17）。

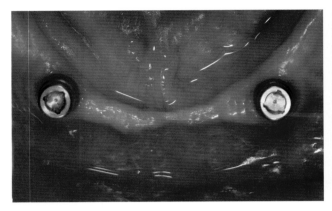

图2.16 两个 Locator 基台口内照

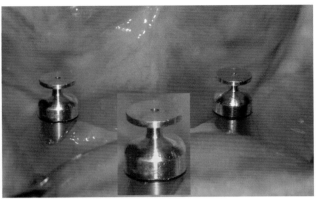

图2.17 取制终印模前，将 Locator 基台专用印模帽（LANC1）放置基台上，该图是印模帽与基台交界面的放大照

工作模型 ▶▶▶

在印模组织面上安装相应的技工用替代体（图2.18），然后围模灌注超硬石膏（Tautin，1983）（图2.19及图2.20）。

灌注石膏之前围模的主要目的是为了保证模型边缘足够的延伸及厚度，控制好石膏底座厚度并保存好石膏（Rudd 等，1980）。通常灌注一个围模下颌种植模型需要200g石膏粉。多种材料可用于围模，本病例中使用较黏稠的重体藻酸盐印模材料和磁性围模条（Tautin，1983）。

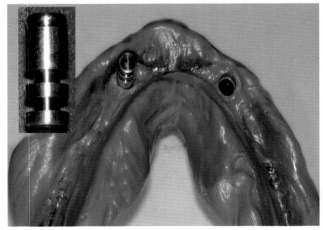

图2.18 下颌终印模组织面观
将基台替代体插入患者右侧印模帽内。左上方为替代体放大图（LALA1）

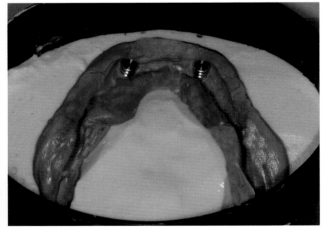

图2.19 围模后下颌印模骀面观
浓稠的重体藻酸盐印膜材料当作围模的内填材料（boxing medium），磁性围模条代替蜡条做围模的边缘

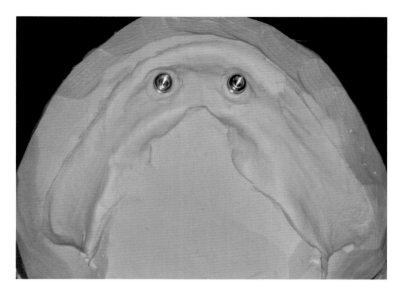

图 2.20 下颌工作模型上两个 Locator 替代体殆面观
替代体代表了种植体在口内的位置并将作为覆盖义齿基台与下颌蜡堤相连

颌位记录基板 ▶▶▶

早在1929年，研究者们便开始讨论精准的颌位记录基板的重要性与基本要求。Keyworth（1929）提出制作颌位记录基板有以下目的：

① 当作记录上下颌颌位关系的殆堤的载体。

② 固定人工牙于试戴蜡型义齿（wax denture try-in）中。

③ 初步确认颌位关系的准确性。

颌位记录基板和蜡堤所传递的临床信息包括垂直距离、唇侧丰满度、休息及微笑时的上颌前牙暴露情况、正中关系或是下颌相对于上颌的正中咬合关系。同时也能在其上标志出中线、殆平面、唇线位置、上颌尖牙位置以及所需唇侧丰满度。可以说治疗计划中修复部分的成功与否很大程度上依赖于临床医师与技师之间对临床信息的交流沟通情况。

颌位记录基板应满足以下要求（Elder，1955）：

① 覆盖于义齿承托区并与最终的义齿伸展范围一致。

② 具有一定的强度、硬度且体积稳定。

③ 可以用蜡固定人工牙于其上。

④ 制作简单、易于成型且便宜。

⑤ 易于从模型上取下且不刮伤模型，同时又能利用倒凹的优势（Tucker，1966）。

本病例中使用光固化树脂制作颌位记录基板（Kerr manufacturing Co.，Romulus，MI），笔者（C.D.）偏好在上颌使用蜡堤，下颌使用灰色模胶（modeling compound）记录初始颌位关系（图2.21，表2.2）。

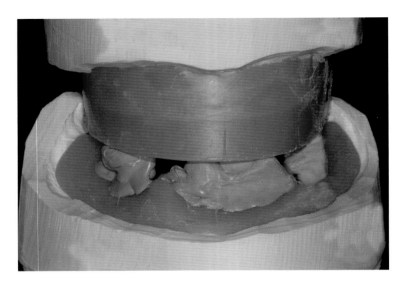

图 2.21 上下颌工作模型上简单𬌗架后唇面观

注意上颌蜡堤上刻有中线，𬌗平面与口内咬合平面一致，前牙区没有水平向覆盖

表 2.2 制作上颌及下颌颌位记录基板及上颌蜡堤的工作顺序

1. 在上下模型前庭沟底部画线
2. 用蜡将倒凹填充
3. 模型上涂布锡箔代用品（tinfoil substitute）（Modern Foil，Modern Materials，St.Louis，MO）
4. 用光固化树脂制作上下颌颌位记录基板，树脂需略微超过画线
5. 依厂家说明指示光照聚合
6. 打磨抛光基板边缘，注意保护边缘厚度及延展
7. 放置蜡堤在上颌颌位记录基板上，保证前庭沟底部到中切牙切端约22mm
8. 后牙第一磨牙位置处蜡堤𬌗缘至牙槽嵴顶的距离约8mm
9. 上颌蜡堤的弧度应与相对应的上颌牙弓一致
10. 蜡堤平均宽度约8mm
11. 不要在下颌颌位记录基板上放任何蜡
12. 送回上下颌颌位记录基板

上颌蜡堤的基本尺寸应满足以下要求（Jamieson1，1956）：

① 上颌唇沟到上颌中切牙的平均距离为22mm。

② 蜡堤后牙区的垂直高度为6～8mm。

③ 切牙乳头到上颌中切牙唇侧面的距离约8mm。

④ 上颌蜡堤的弧度应与相对应的上颌牙弓一致。

⑤ 蜡堤平均宽度为8mm。

上𬌗架 ▶▶▶

笔者在口内取得上下颌颌位关系后，将颌位记录基板及模型送回技工所（表2.3）。本病例中，上下颌模型上在简单铰链式𬌗架上其𬌗平面与口内一致，患者垂直距离建立在正中关系上。𬌗架石膏需快速凝固、坚硬、体积变化小，并且在涂上分离剂后可以与模型分离干净（Mounting Stone，Whip Mix Corporation Louisville，KY）（表2.4）。需要注意是𬌗架石膏不能损坏模型或𬌗架（图2.22）。上颌𬌗堤中线须与患者面部中线一致，并与𬌗架的切导盘位置一致（图2.23）。

表 2.3　工作模型上𬌗架

1. 用𬌗架石膏上𬌗架（表2.4）
2. 切导针设置为零
3. 将下颌颌位记录基板安放在下颌工作模型上
4. 将下颌模型和颌位记录基板上简单铰链式𬌗架
a. 中线位于中间
b. 工作模型位于中间
c. 𬌗平面水平
5. 将上颌颌位记录基板安放在上颌工作模型上
6. 将上下颌颌位记录基板及模型按照颌位关系固定
7. 按照个人习惯将上下颌模型固定在一起
8. 通过固定好的上下颌模型及颌位关系上上颌工作模型

表 2.4　𬌗架石膏特性

厂商	Whip Mix Corporation
系列	𬌗架石膏
商品名	Inquire
质量	02917（白色；11kg[25lb]/盒） 33197（白色；22kg[50lb]/盒） 18740（蓝色；11kg[25lb]/盒） 33200（蓝色；22kg[50lb]/盒） 18730（白色；100kg/袋） 18731（蓝色；100kg/袋）
抗压强度	湿：（1h）4600psi（32MPa） 干：（48h）8500psi（59MPa）
操作时间	2～3min
成型时间	5min
建议用途	工作模上𬌗架
水粉比	26mL/100g
膨胀	0.08%

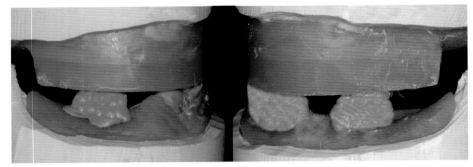

图 2.22 上下颌模型置于在简单铰链式𬌗架上的左右侧面观

此位置位于在正中关系位

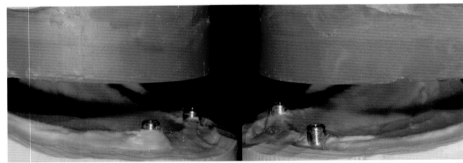

图 2.23 上下颌模型置于在简单铰链式𬌗架上的左右侧面观

下颌颌位记录基板已移除，注意下颌基台替代体相较于上颌蜡堤唇侧的位置以及用于下颌人工牙排列的咬合空间

蜡型义齿 ▶▶▶

蜡型义齿上人工牙的排列及咬合恐怕是患者对修复满意与否的关键因素，当然也是种植覆盖义齿治疗成功的关键因素。显然，不管是在口腔美观与发音还是患者面部美观中，义齿及牙弓凸度对唇及颊的支撑作用都非常重要。因此，将人工牙排列在缺失的原有天然牙位置上就显得十分重要，尤其是当上颌牙槽嵴向上向后吸收，而下颌牙槽嵴又向前向下吸收时，义齿的排列及位置显得格外重要（图2.24）。

同时还需注意人工牙排列位置需与颌位记录基板及蜡堤外形一致，切莫以牙槽嵴为准。排列上颌前牙时，主要目的是达到美观与发音之间的平衡，如果按照前牙牙槽嵴排列，会使得人工牙排列偏向颚侧而干扰到发音。

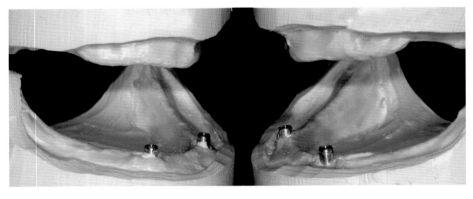

图 2.24 上下颌模型置于简单铰链式𬌗架上的左右侧面观颌位记录基板已移除。注意下颌基台替代体相较于上颌蜡堤唇侧的位置。相对于下颌，上颌向上向后吸收，因此上颌前牙须沿着蜡堤的唇面外侧排列，也就是说要比上颌牙槽嵴的位置更往前

本病例中，上颌前牙排列与蜡堤外形相符（图2.25）（Justi Imperial®，Bolton Dental Manufacturing，Cambridge，Ontario，Canada）。该厂商提供39种上颌前牙形态、10种下颌前牙形态、17种的上/下颌后牙形态，以及18种颜色。为满足患者对美观的要求，排牙时可适当不对称。因上下颌间前牙的覆𬌗覆盖很小，所以上颌尖牙的排列在美观与咬合上就显得非常重要，双侧尖牙可做一点旋转，突出近中颊侧。

同时也须注意人工牙周围牙龈的外形：上颌中切牙的临床牙冠高度的比侧切牙高，比尖牙低，同时牙龈曲线上前牙牙冠牙龈最高点位于牙齿唇面中点偏远中（McVaney和Ettinger，1991；Levine和Katz，2003）。

一般而言，制作蜡型义齿时最常出现的问题就是义齿上覆盖太多的蜡，且为了将人工牙固定在颌位记录基板，而将人工牙颈部做过多的调整，使得义齿基托无法呈现出牙根的解剖形轮廓，抑或是温度过高造成蜡的变色。制作蜡型义齿时，技师须谨记于心，这些问题可能会造成义齿不美观，无法满足修复医师和患者的要求。

后牙有许多形态可供选择，该患者希望牙齿排列美观，不要看起来假的感觉，于是选择有牙尖斜度的人工牙（Justi Imperial）。后牙排列尽量顺着上颌蜡堤所建立的𬌗平面做最大牙尖交错咬合。建立侧方及前伸组牙功能𬌗，形成平衡𬌗接触（图2.26）。两颗磨牙及第二前磨牙顺着下颌支升缘方向排

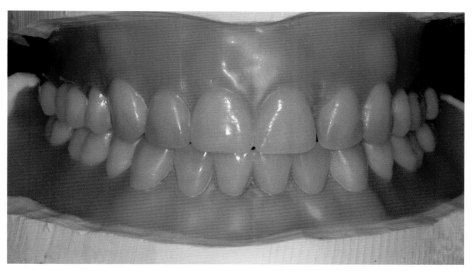

图2.25 根据患者的美观要求、颌位关系以及剩余的解剖结构来排列义齿
模型唇面观可见到双侧的切牙与尖牙间有细微的差异，在左上中切牙与侧切牙间留有较小的蜡型空隙。上颌前牙的牙龈轮廓与天然牙列所观察到的牙龈轮廓一致

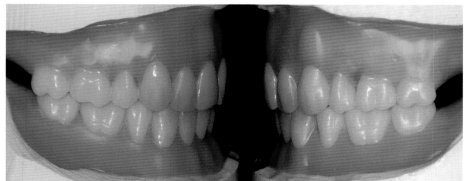

图2.26 义齿蜡型的侧面观
左右侧后牙按照最大牙尖交错咬合排列，且𬌗平面与上颌蜡堤一致

列，从尖牙到第二前磨牙逐渐缩短临床牙冠高度，后牙牙龈轮廓则模拟天然牙的形态（表2.5）。

表2.5　上下颌排牙的工作流程

---

1. 使用包装良好的义齿

2. 排列上颌中切牙，切缘与上颌蜡堤对齐

3. 排列上颌侧切牙，切缘比中切牙切缘短1mm

4. 排列尖牙，牙尖与蜡堤后缘的𬌗平面平齐

5. 上颌尖牙牙尖相对其颈部三分之一偏向舌侧

6. 根据与上颌前牙的Ⅰ类关系排列下颌前牙，注意相互之间应具有一定的倾斜度，不要平行

7. 排列上颌第一前磨牙，其长轴应与𬌗平面成正确的角度，将颊舌尖对齐𬌗平面

8. 不排上颌第二前磨牙

9. 排上颌第一磨牙，近中颊尖及近中舌尖接触𬌗面

10. 远中颊尖及远中舌尖离开𬌗平面0.5mm

11. 上颌第二磨牙近中颊尖离开𬌗平面1mm

12. 根据与上颌后牙的Ⅰ类关系排列下颌后牙

13. 修整上颌前牙颈部牙龈蜡型，模拟天然牙的游离龈外形

14. 修整上颌尖牙颈部牙龈蜡型，模拟天然牙根隆凸

15. 雕刻上颌中切牙牙龈部分根形突隆

16. 修整上颌侧切牙上缘的牙龈，使其有点凹陷的效果

17. 修整上颌侧切牙根部蜡型使其具有略微的凸形

18. 修整后牙颈部蜡型，使其有点隆凸的效果

19. 在前磨牙位置处刻一点点轻微的凹陷，使其沿着尖牙的隆凸延伸到磨牙处

20. 去除颈部多余的蜡

21. 送回蜡型义齿，准备试戴

试戴蜡型义齿完成后，患者认可其蜡型美观，笔者（C.D.）也确认其正中咬合记录，进行下一步义齿成型。

制作过程 ▶▶▶

当蜡型义齿送回技工所后就准备进行注塑，首先将下颌覆盖义齿从模型上取下，将钛合金套装在模型的基台替代体上（图2.27）。在颌位记录基板与钛合金套相对应的位置制备一个观察窗口，借以观察并确认颌位记录基板在戴入时不会被金属套干扰（图2.28）。最后用石膏与浮石混合物填充金属套倒凹，最后再用蜡封闭整个观察窗口（图2.29）。

后期注塑丙烯酸树脂，在义齿上安插铸道，然后用石膏（Eclipse Prosthetic Resin System，Dentsply International）将其整体包埋入型盒（图2.30）。

将包埋盒放在热水槽中去除内部蜡材，接着用Eclipse Prosthetic Resin System设备进行处理。

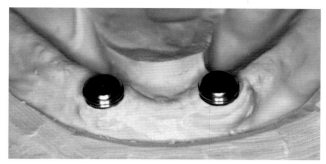

图2.27 下颌工作模型上戴入钛合金套

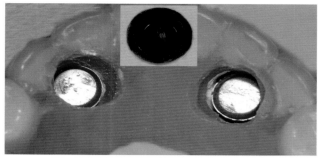

图2.28 颌位记录基板位于模型上且金属套置于相应基台替代体上，金属套对应位置开孔
正上方图片为金属帽组织面放大图

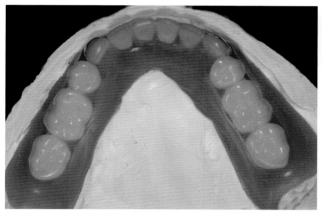

图2.29 注塑前蜡型义齿𬌗面观

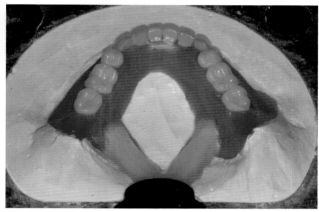

图2.30 蜡型义齿安插铸道、包埋入下半型盒，𬌗面观

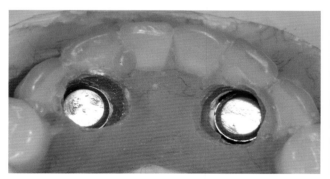

图2.31 注塑完成后去除金属套上方树脂，𬌗面观

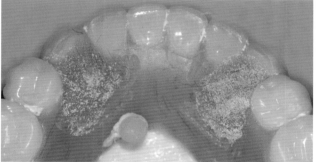

图2.32 用自固化丙烯酸树脂将金属套和义齿连接起来，𬌗面观

从型盒中取出下颌覆盖义齿，注意不是从模型上。确认附件金属套的位置，用打磨磨头及喷砂将相应位置的树脂缓冲掉，清除填倒凹的石膏浮石混合物，完全暴露两个金属套（图2.31）。将自固化丙烯酸树脂放入（Lucitone199® Repair Material，Dentsply International）金属套与注塑后的覆盖义齿之间（图2.32）。然后将整个放入压力锅（10psi）热处理（120℃）15min。

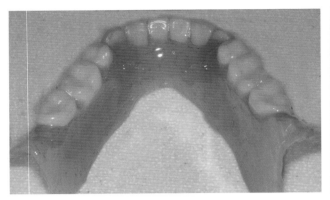

图 2.33 下颌义齿打磨抛光完成后，舌面观

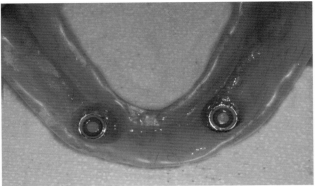

图 2.34 带有钛合金套的下颌义齿组织面观，在义齿制作过程中通常使用 3 lb 的粉色固位附件

笔者（C.D.）研发这样的程序是为了降低义齿变形以提高覆盖式义齿的准确性（Drago and Gingrasso，2005）。

将完成后的义齿放到原来的殆架上，按照蜡型义齿方式再调节咬合：正中尖/窝接触、平衡殆。将上下颌义齿自模型上取下，按照传统方法进行打磨抛光。通常在进行义齿制作过程中使用粉色固位附件（图2.33及图2.34，表2.6）。

表 2.6 固位强度 -Locator Nylon Replacement Males

（8524）透明：5 lb/2268g

（8527）粉色：3 lb/1361g

（8529）蓝色：1.5 lb/680g

（8547）绿色：3 ～ 4 lb/1361 ～ 1814g

（8548）红色：1.5 lb/680g

临床试戴 ▶▶▶

按照常规方法戴入上下颌义齿（图2.35及图2.36）。

非常感谢参与本次病例的所有成员：

外科医师：Dr.C.Garry O'Connor，LaCrosse，WI

修复医师：Dr.Carl Drago，LaCrosse，WI

技师：Andrew Gingrasso，LaCrosse，WI

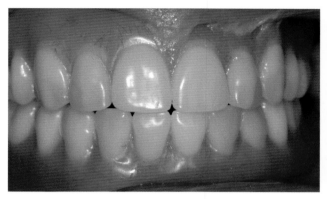 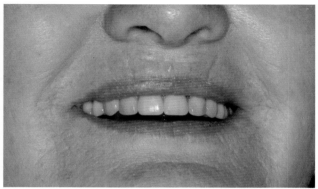

图 2.35 患者戴入义齿后，正中咬合，颊面观

图 2.36 在患者微笑时面部美观：切缘暴露合适、唇支撑合适

参考文献

Batenburg, R, Meijer, H, Raghoebar, G, Vissink, A. 1998. Treatment concept for mandibular overdentures supported by endosseous implants: a literature review. *Int J Oral Maxillofac Implants* 13:539–545.

Chung, KH, Chung, CY, Cagna, DR, Cronin, RJ. 2004. Retention characteristics of attachment systems for implant overdentures. *J Prosthodont* 13:221–226.

Drago, CJ, Del Castillo, RA. 2006. Treatment of edentulous and partially edentulous patients with CAD/CAM frameworks: a pilot clinical study. *Pract Proced Aesthet Dent* 18:665–671.

Drago, CJ, Gingrasso, A. 2005. Simplified laboratory procedures for processing Locator abutments into mandibular implant supported overdentures. *J Dent Technol* 22:40–46.

Elder, S. 1955. Stabilized baseplates. *J Prosthet Dent* 5:162–168.

Engel, E, Weber, H. 1995. Treatment of edentulous patients with temporomandibular disorders with implant-supported overdentures. *Int J Oral Maxillofac Implants* 10:759–764.

Feine, JS, Carlsson, GE, Awad, MA, Chehade, A, Duncan, WJ, Gizani, S, Head, T, Lund, JP, MacEntee, M, Mericske-Stern, R, Mojon, P, Morais, J, Naert, I, Payne, AG, Penrod, J, Stoker, GT, Tawse-Smith, A, Taylor, TD, Thomason, JM, Thomson, WM, Wismeijer, D. 2002. The McGill Consensus Statement on Overdentures. Montreal, Quebec, Canada. May 24–25, 2002. *Int J Prosthodont* 15:413–414.

Fromentin, O, Picard, B, Tavernier, B. 1999. In vitro study of the retention and mechanical fatigue behavior of four implant overdenture stud-type attachments. *Pract Periodontics Aesthet Dent* 11: 391–397.

Goodacre, C, Kan, J, Rungcharassaeng, K. 1999. Clinical complications of osseointegrated implants. *J Prosthet Dent* 81:537–552.

Jamieson, C. 1956. A modern concept of complete dentures. *J Prosthet Dent* 6:582–592.

Keyworth, R. 1929. Monson technic for full denture construction. *J Am Dent Assoc* 16:130–162.

Levine, R, Katz, D. 2003. Developing a team approach to complex aesthetics: treatment considerations. *Pract Proced Aesthet Dent* 15:301–306.

McGarry, TJ, Nimmo, A, Skiba, JF, Ahlstrom, RH, Smith, CR, Koumjian, JH, Arbree, NS. 2002. Classification system for partial edentulism. *J Prosthodont* 11:181–193.

McVaney, T, Ettinger, R. 1991. Periodontal margin in the older adult: considerations for position, placement, and support. *J Esthet Dent* 3:209–216.

Naert, I, Quirynen, M, Hooghe, M, van Steenberghe, D. 1994. A comparative prospective study of splinted and unsplinted Brånemark implants in mandibular overdenture therapy: a preliminary report. *J Prosthet Dent* 71:486–492.

Naert, I, Hooghe, M, Quirynen, M, van Steenberghe, D. 1997. The reliability of implant-retained hinging overdentures for the fully edentulous mandible. An up to 9-year longitudinal study. *Clin Oral Investig* 1:119–124.

Ochiai, K, Williams, B, Hojo, S, Nishimura, R, Caputo, A. 2004. Photoelastic analysis of the effect of palatal support on various implant-supported overdenture designs. *J Prosthet Dent* 91: 421–427.

Oetterli, M, Kiener, P, Mericske-Stern, R. 2001. A longitudinal study on mandibular implants supporting an overdenture: the influence of retention mechanism and anatomic-prosthetic variables on peri-implant parameters. *Int J Prosthodont* 14:536–542.

Payne, AGT, Solomons, YF. 2000. The prosthodontic maintenance requirements of mandibular mucosa- and implant-supported overdentures: a review of the literature. *Int J Prosthodont* 13:238–245.

Petropoulos, V, Smith, W, Kousvelari, E. 1997. Comparison of retention and release periods for implant overdenture attachments. *Int J Oral Maxillofac Implants* 12:176–185.

Rudd, K, Morrow, R, Feldmann, E. 1980. Final impressions, boxing and pouring. In *Volume One: Dental Laboratory Procedures Complete Dentures*. Morrow, R, Rudd, K, Eissmann, H, eds., p. 49. St. Louis, MO: The CV Mosby Co.

Setz, J, Lee, S, Engel, E. 1998. Retention of prefabricated attachments for implant stabilized overdentures in the edentulous mandible: an in vitro study. *J Prosthet Dent* 80:323–329.

Svetlize, C, Bodereau, E. 2004. Comparative study of retentive anchor systems for overdentures. *Quintessence Int* 35:443–448.

Tautin, F. 1983. Work simplification in boxing final impressions. *J Prosthet Dent* 49:856–858.

Tucker, K. 1966. Accurate record bases for jaw relation procedures. *J Prosthet Dent* 16:224–226.

Williams, B, Ochiai, K, Hojo, S, Nishimura, R, Caputo, A. 2001. Retention of maxillary implant overdenture bars of different designs. *J Prosthet Dent* 86:603–607.

Williams, BH, Ochiai, KT, Baba, T, Caputo, AA. 2007. Retention and load transfer characteristics of implant-retained auricular prostheses. *Int J Oral Maxillofac Implants* 22:366–372.

第3章 即刻负荷——上颌铸造金属桥架修复（哥伦布桥程序）

引言 ▶▶▶

众所周知，当患者失去天然牙后，牙槽骨随之发生一连串明显的、不可逆的吸收变化（Atwood and Coy，1971；Tallgren，1972）。这样的吸收过程往往会造成显著的无牙颌解剖结构的改变，其结果会造成患者难以适应全口义齿。有些时候，长期的骨吸收甚至会妨碍种植体的植入（Gelb，1993）。为了给解剖条件受限的无牙颌患者提供功能与美观兼具的修复体，有时往往需要额外的手术及高技术要求的修复步骤。这些多余的步骤，有时候会增加更多的并发症而降低种植整体治疗的成功率，治疗时间及费用也相对增加。

早期种植，对于种植体的负荷有着严格的程序（Branemark等，1977；Albrektsson等，1986）。在20世纪60年代，种植体的即刻负荷被认为会造成种植体周围的纤维性包绕结合、种植体松动、种植体脱落（Linkow and Charchee，1970）。但在某些情况下，骨内种植体的即刻负荷（IOL）与如上所述的不负荷愈合程序却有着相同的结果。Schnitman等（1990，1997）报道治疗下颌无牙颌患者时利用Branemark种植体支持即刻固定式临时修复体，报告中指出，所有种植体（即刻负荷种植体与不负荷愈合模式的种植体）的10年累积存活率（CSR）为93.4%。即刻负荷的种植体生命表分析显示其10年的累积存活率为84.7%，不负荷愈合模式种植体的10年累积存活率为100%，这两组数据在统计上有显著差异（$P=0.022$）。

Tarnow等（1997）报道使用机械处理表面种植体和使用其他方式表面处理种植体，在上下颌无牙颌患者中进行即刻负荷研究。基本上，上下颌无牙颌在宏观或微观下都明显不同，上颌的骨密度远小于下颌两颏孔间的骨密度（Branemark等，1977；Albrektsson等，1986）。上颌骨骨小梁比较软，所以在种植位点较难获得较高的稳定性，而稳定性通常被认为是骨结合过程中最重要的因素（Friberg等，1991）。在松质骨中，减少骨切开术尺寸、选择不同形状、长度、直径的种植体有助于克服解剖条件的局限进而获得较高的初期稳定性（Adrianssens和Herman，2001）。即刻负荷要求植入扭矩至少超过40Ncm（Vanden Bogaerde等，2003）尽管这一条件在比较多颗、相连种植体与单颗、不相连种植体时存在争议（Del Fabbro等，2006）。Brunski（1993）曾假设，种植体在预备窝洞内的微动对于骨结合有负面的影响。其他的学者也赞同预期性高的骨结合有赖于精准的手术及修复程序（Skalak，1989；Galli等，2008；Testori等，2008）。

Tealdo 等（2008）最近发表一篇研究评估上颌植入4～6颗种植体采用螺丝固位修复体即刻负荷12个月后的种植体存活率。他们称这样的程序为哥伦布桥程序。21位上颌无牙或是残留牙齿都将被拔掉的患者，接受4～6颗种植体的植入（n=111），在种植体植入后的24h内，戴入金钯合金支架的螺丝固位固定临时修复体。种植体植入扭矩至少40Ncm。种植体分为锥形和圆柱螺纹两组，分别植入愈合区或是拔牙窝。种植体也分为垂直植入以及倾斜植入两组。平均愈合18周后戴入最终修复体，在戴入临时性修复体当时及12个月后各进行影像学检查。利用方差分析（ANOVA）（α=0.05）比较组间的骨吸收量。所有患者的平均追踪时间为20个月（范围：13～28个月）。术后12个月追踪的累积种植体存活率是92.8%，修复体成功率是100%。锥形种植体与围柱形种植体、愈合区与拔牙窝、垂直式与倾斜式的种植，其成功率没有统计差异。最初3个月内有8颗种植体失败，其中5颗是位于最远端的种植体。12个月的边缘骨吸收约为0.84mm（95%可信区间[CI]：0.68～0.99mm）。Teallo 等（2008）结论为：在12个月的追踪下本实验21位患者的无牙上颌利用4～6颗种植体足以成功支撑螺丝固位固定式修复体。

在本章节中的临床与技工治疗图解是以哥伦布牙桥程序为基础。

临床病例展示 ▶▶▶

一位45岁女性前来Tealdo医生的诊所求诊，主诉是"我的牙齿会痛，而且不迷人，我想要将它们都拔掉，换一组新的牙齿，不会看起来都跑出来的感觉（图3.1～图3.9）。"患者为高笑线，咬合/切缘平面不平整，她的双侧上颌后牙区域可见，上颌切牙的牙龈缘不平整，患者右侧前牙区有明显的牙根露出。

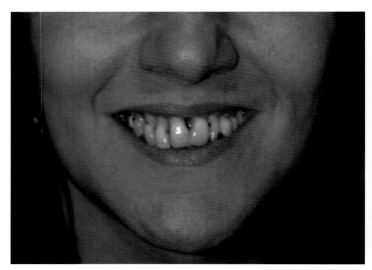

图 3.1 患者治疗前充分笑容的临床照片
显示牙齿长度过长以及慢性牙周病所造成的牙根表面露出

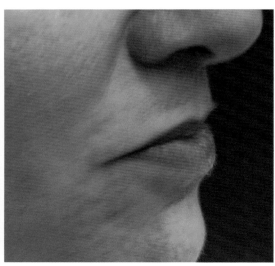

图 3.2 患者治疗前正中咬合时的侧面貌
从咬合垂直距离及唇丰满度方面来看，患者与临床医师皆可接受

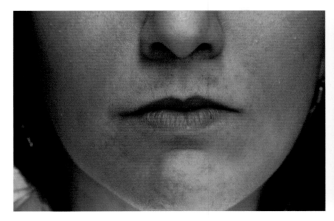

图3.3 患者治疗前静息双唇闭合的临床照片，治疗前的上下唇外观令人满意，无须做任何的改变

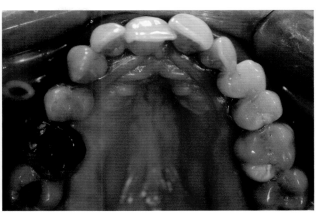

图3.4 治疗前上颌牙列𬌗面的临床照片

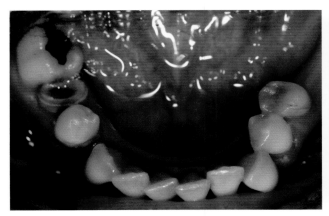

图3.5 治疗前下颌牙列𬌗面的临床照片

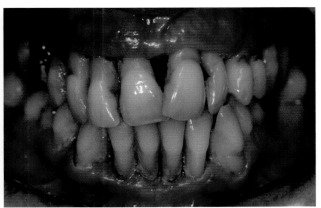

图3.6 治疗前患者正中咬合的口内前面观照片
可见因为牙周疾病所造成的牙根表面露出。失去的软组织将会用粉色牙龈树脂来替代，以保障临床牙冠适宜的高度

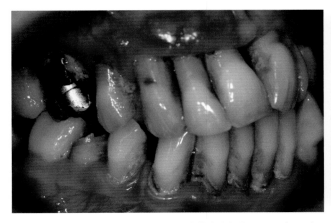

图3.7 治疗前，患者正中咬合时的右侧后牙区口内照片
咬合平面相对平整且水平

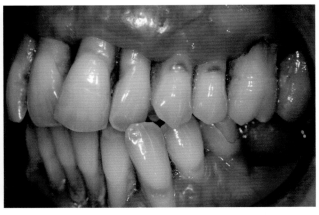

图3.8 治疗前，患者正中咬合时的左侧后牙区口内照片
咬合平面相对而言平整且水平

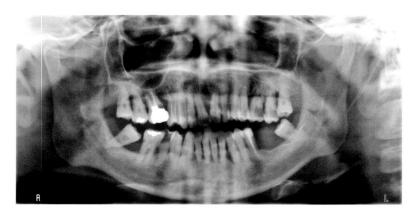

图 3.9 手术前的曲面断层片

可见因为牙周病导致严重骨丧失

除了长期牙齿保健被忽略外，患者既往病史及牙科病史没有特殊发现。患者的全身健康并无任何不利于手术或是修复的体征。患者答应遵循过去口腔保健医生的专业建议，譬如刷牙、使用牙线以及每4个月的约诊复查。

诊断 ▶▶▶

以下为医师的诊断：

① 慢性广泛性重度牙周病（第四级），伴随广泛性中等程度的牙龈萎缩。

② Ⅰ型错𬌗畸形伴功能紊乱。

· 左上侧切牙与左下尖牙齿反𬌗。

③ 多颗牙齿患有不可逆性牙髓炎。

④ 多颗龋齿。

评估 ▶▶▶

患者所有的牙齿都被认为无保留价值。所有牙齿都没有有效支持来当作固定义齿或是可摘局部义齿的基牙。患者也表达不想留任何牙齿当作覆盖式义齿的基牙。同时，她表示无论如何都不想要活动义齿，也不想要人工替代物。所以就讨论到即刻负荷（IOL），患者很快就决定采用这样的治疗计划。然而，她拒绝后牙区的上颌窦提升手术。她希望先治疗上颌牙列。

上颌后牙区骨缺损往往会造成没有足够的骨量来植入种植体的问题。当上颌窦下方的骨高度不足时，依据骨量的多寡，现已发展出多种的骨增量手术。1987年，Misch基于上颌窦下方的剩余骨量多寡，发表了4种骨增量程序（bone augmentation protocol），他将剩余骨量的不同分为四类，然后依据分类给予建议的治疗程序，Misch的分类为：SA-1为垂直骨高度大于12mm，SA-2为垂直骨高度介于

10～12mm，SA-3为垂直骨高度介于5～10mm，SA-4为垂直骨高度小于5mm。

　　1996年，在一次对于上颌窦骨移植程序的论坛中达成共识，根据上颌窦下方的剩余骨量（RBH）来选择手术方式（Jensen等，1998）。分级详见表3.1。本章节中的患者，依据表3.1的分类，患者左侧骨质应属于Class C（4～6mm），右侧骨质属于Class D（1～3mm）（图3.10）。若要满足患者的需求，唯有如Malo等（2005年）所述采用倾斜式种植体，平行上颌窦前壁来种植最远端的种植体（图3.11），为了达到自然的美观，临床医师必须仔细评估患者整体颜面构造，不可只考虑牙齿或是口腔周围的组织。在本病例中，患者对于她天然牙的大小及形状还算满意，她不满意的是天然牙的三维空间排列和牙齿周围牙龈组织的丧失。这些因素在进行种植美学修复时，都必须考虑进去。

表 3.1 　上颌窦缺陷的分类及建议的种植体植入程序

分类	剩余骨高度/mm	外科程序	骨移植材料
A	≥10	经典备洞程序	
B	7～9	牙龈环切即刻种植	
C	4～6	侧方翻瓣，骨移植，延期或即刻种植	异体骨移植，自体合成
D	1～3	侧方翻瓣，骨移植，延期种植	异体骨移植，自体合成

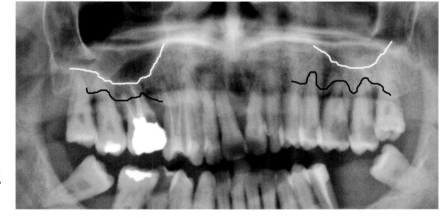

图 3.10 　治疗前的曲面断层片
图中白色线为上颌窦底部，黑色线为术前牙槽嵴的大概位置

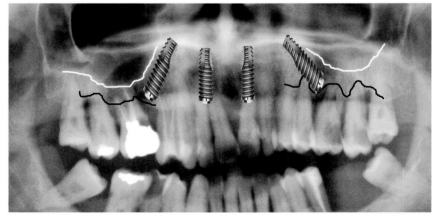

图 3.11 　治疗前的曲面断层片
图中白色线为上颌窦的底部，黑色线为后牙在即刻拔除后牙槽嵴的大概位置。依据剩余骨量，将种植体放在大略的位置，将后端的种植体倾斜种植以增加种植体长度

诊断学 ▶▶▶

最初的诊断放射片为曲面断层片。然而为了得到更多的细节信息，临床医师需要全部牙齿的根尖片（图3.12～图3.14）。这些根尖片明确了全景片所发现的全牙列广泛性骨吸收。基于此，临床医师接着要做计算机断层扫描（CT）以进一步明确病变及骨的三维尺寸（Rosenfeld等，2006）。计算机断层扫描在此病例中并非是绝对必须。

另外需要拍摄临床照片以评估牙龈缘、牙槽嵴骨高度以及微笑时后牙暴露量之间的关系。微笑时后牙区牙齿可见量与种植体支持的修复整体美学密切相关（图3.15）。

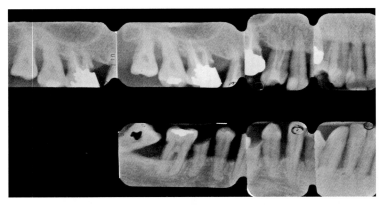

图3.12 治疗前右侧后牙的根尖片

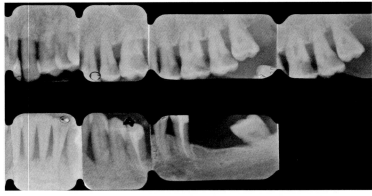

图3.13 治疗前左侧后牙的根尖片

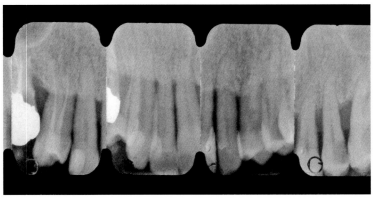

图3.14 治疗前上前牙的根尖片

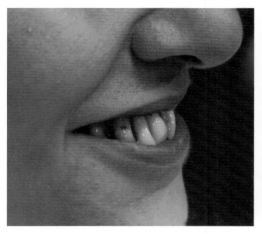

图 3.15 治疗前患者微笑的侧面轮廓照片
注意观察右侧牙齿，过度暴露的牙齿长度将用牙龈色的树脂来弥补

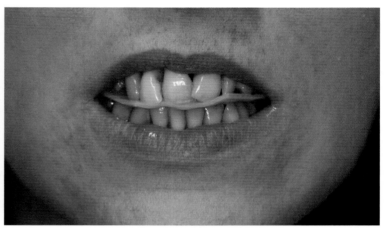

图 3.16 口内蜡基板制取正中关系记录的照片

利用一片蜡基板来制取正中关系（CR）记录（图3.16）。关于咬合有两个位置：正中关系（CR）及正中咬合（CO最大牙尖交错𬌗）。正中关系（CR）被认为是下颌髁突与上颌关节窝之间的骨与骨对应关系；而正中咬合（CO）指的是牙齿与牙齿之间对应关系，通常与正中关系是独立的。未上𬌗架的诊断模型可以具有正中咬合。据Phoenix等（2003）指出，超过90%以上的人，其正中关系与正中咬合并不一致。当这两个位置有差异时，通常正中咬合（CO）位于正中关系（CR）前面一点，之间差异可以是0.1mm ～ 5mm或更多，大多数在1 ～ 2mm左右。不考虑医师和技师决定的咬合型，这两个位置之间都必须和谐。

另外，用一片3mm厚的蜡板记录CR（图3.17），这对制作手术导板很重要。

临床医师仍选用蜡来当作咬合记录的材料，尽管用蜡来记录咬合关系是不准确的（Schweitzer，

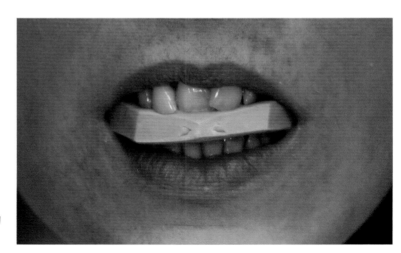

图 3.17 用三片基底蜡板来记录正中关系的口内像，用以帮助制作后期的树脂手术导板

1981）。当患者余留牙齿很多时，操作者可以很准确地用手而不必用任何的咬合记录来将模型上到殆架上（Phoenix 等，2003）。多种材料可以用来记录下颌位置，包括：蜡、印模材料、速干石膏、氧化锌丁香酚（ZOE）印模膏，聚醚及聚乙烯硅氧烷印模材。

蜡及印模材方便使用，而且准确度尚可，但是如果从临床记录到将模型上殆架的时间过久，便有变形可能。速干石膏及氧化锌丁香酚印模膏这两种材料尺寸稳定而且准确，但较难在口内操作，也不易修形、容易断裂。

聚醚及聚乙烯硅氧烷印模材也非常准确，而且口内好操作，这些材料具有可压缩性，应该被用在较薄的区域，最好不要超过2mm的厚度。这两种材料的修形容易，且经证明时间久了体积也十分稳定（Thongthammachat 等，2002）。

模型上殆架 ▶▶▶

此时，模型应该已被上到殆架上。我们可以在殆架上模拟许多下颌的运动，包括沿铰链轴做旋转及模拟下颌的侧方运动。半可调殆架的设计包含可调整的前伸髁导斜度、可调整的侧方髁导斜度与可调整的切导盘。此患者将用这种半可调殆架来治疗。

此患者并没有进行面弓转移。牙技师是将上颌模型在殆架的水平向、垂直向、左右向的正中央固定，牙齿的中线对准殆架的切导指示针。下颌模型则是利用蜡咬合记录与上颌模型相连固定（图3.18～图3.20）。

现在模型已上好殆架用于外科手术准备，包括拔牙、齿槽骨修整术、种植体植入、即刻修复以及制作螺丝固位的功能性修复体。

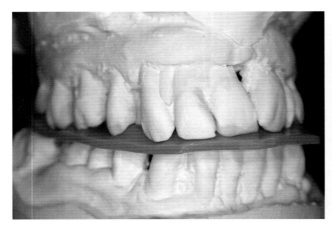

图 3.18 诊断模型的技工照片
利用一层蜡板的正中关系咬合记录将模型上到殆架上。
这个位置的垂直距离约提高1mm

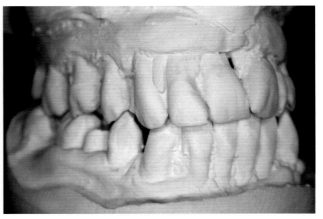

图 3.19 殆架模型右侧的技工照片

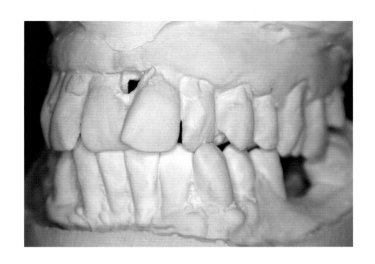

图 3.20 𬌗架模型左侧的技工照片

手术导板 ▶▶▶

进行哥伦布牙桥程序修复时，必须提高咬合垂直距离来制作手术导板（图3.21）。从患者口内到𬌗架的咬合信息传递是利用蜡咬合记录来完成同时确认上𬌗架是否正确。

由于咬合垂直高度不会随着临时修复体而改变，所以不须要做任何临床的试戴来确认上的𬌗架是否准确。重要的是临床医师需要把将来拔牙后、种植前，骨头修整后的剩余骨高度信息传递给技师，这些信息可以通过第一次就诊时上颌牙周袋探诊测量出来（图3.22～图3.24）。

依据患者的需求将上前牙切缘修掉，临床医师将可能的切缘位置以蓝线画在模型上，以便与技师沟通（图3.25），利用硅胶导板将新的切缘位置复制下来，以便在将来模型上的牙齿拔掉并修整骨头后，还有记录可循（图3.26）。接着就依据以上的参数将牙齿及牙槽骨磨除（图3.27）。

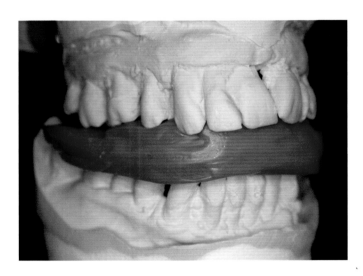

图 3.21 利用三层蜡板的咬合记录将模型上𬌗架
这个咬合记录在口内获取其垂直距离确保患者的张口度足以放入外科手术导板及手术时放入种植体

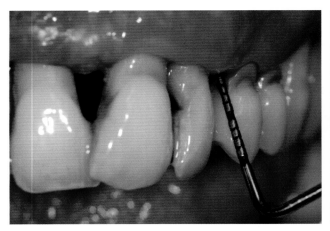

图 3.22 牙周探针测量左上侧切牙远中面
局麻下牙周探针穿过附着上皮直到牙槽嵴顶，将这个深度记录下来，然后是测量其他位点，将这些信息转给技师。这些深度代表临床上尚未行牙槽骨修整术之前的牙槽嵴位置，在模型上预估将来的截骨术去骨量做准备

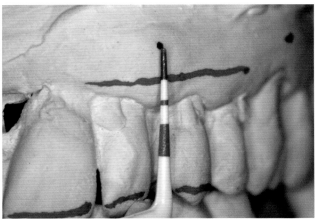

图 3.23 上颌诊断用模型的技工照片
牙周探针在左上侧切牙及左上尖牙的邻接位置。临床医师要求技师按照图3.21所述方式在模型上去除牙槽嵴顶以上3mm的骨量，黑点位于左上第一磨牙颊侧游离龈缘根方向上约5mm颊侧嵴顶的位置，这个高度是预估的将来拔牙并进行牙槽嵴修整术后的骨高度。蓝色线代表龈沟底部

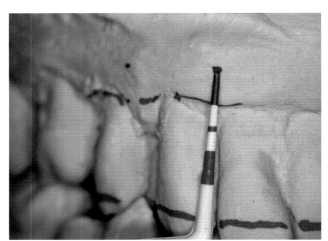

图 3.24 牙周探针在右上侧切牙及右上尖牙的邻接位置
临床医师要求技师在模型上去除牙槽嵴顶以上3mm的骨量，牙槽嵴顶的高度是通过图3.21所述方式获得，颊侧牙槽突上的黑色点在上颌第一磨牙游离龈缘向上5mm，这高度是用来预估将来拔牙后行牙槽骨修整术后的骨高度，蓝色线代表龈沟底部

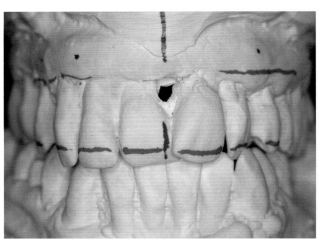

图 3.25 此技工照片已将临床信息转移到诊断模型上，此时牙技师尚未做模拟的模型外科切除术
在上颌前牙上的蓝线均代表的是将来上颌义齿前牙预计切缘位置

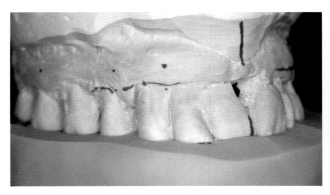

图 3.26 上颌硅胶导板的技工照片

制作硅胶导板是为了在制作手术导板前，先记录上颌诊断用模型经修改后新的前牙切端位置，以方便将来义齿的排列

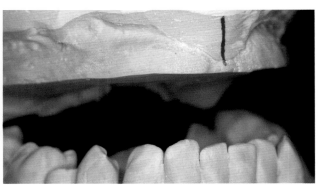

图 3.27 模型上依据预期牙齿拔除后、种植体植入之前的骨高度，在模型上将牙及牙槽嵴顶磨除，并将骨头修齐

　　接着将事先选好的义齿排在模型上，依据患者希望，并按照临床上的参数来进行，这些参数包括面部及牙齿的中线、咬合与切缘平面、与下颌的咬合接触，以及整体美观（图3.28～图3.31）。

　　制作硅橡胶印模，印模的范围必须包括上颌模型上的一部分颚侧、颊侧及唇侧的模型平面（图3.32及图3.33）。这是为了制作手术导板用的印模，而且必须可以精准地放回模型。

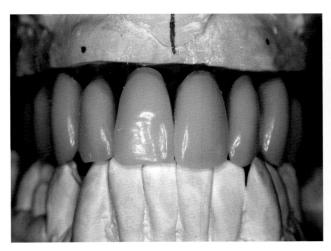

图 3.28 义齿排列的前观

固定义齿的蜡并未雕成义齿基底，蜡仅仅用来固位人工牙用以制作手术导板

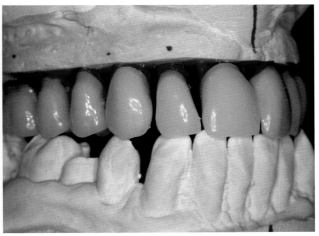

图 3.29 上颌右侧后方人工牙排列的技工照片

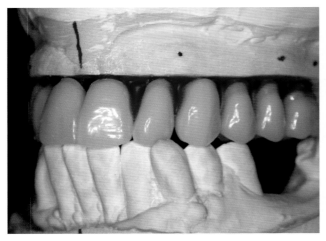

图 3.30　上颌左侧后方人工牙排列的技工照片
左上颌侧切牙与左下颌尖牙呈反殆关系，这是最理想的位置。当下颌修复体戴入时，左下颌尖牙牙尖必须作一点调整

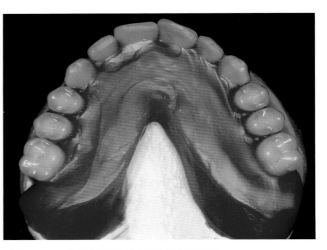

图 3.31　上颌蜡型义齿排列的殆面照片

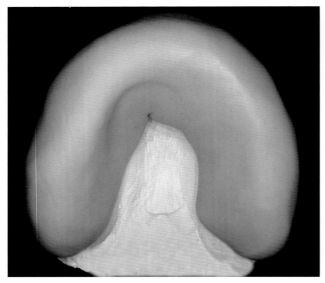

图 3.32　将硅胶印模材放在蜡型义齿上的殆面技工照片

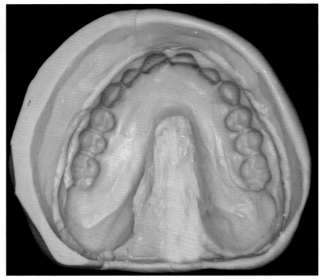

图 3.33　蜡型义齿硅胶印模材的内侧凹面
注意到印模范围包含牙齿以外的其他地方及平面部位，以在制作手术导板时，可以精准地放回模型

依厂商的水粉比例调匀自固化树脂后，倒入硅橡胶印模中，接着立刻放回原先修整过的上颌模型，待树脂凝固后自硅橡胶印模中取出，将它留在原先已修整过的模型上（图3.34及图3.35）。

在手术导板的殆面，从左侧第二磨牙到右侧第二磨牙，用大树脂磨头修出一道窗（图3.36及图3.37）。接着将手术导板的牙齿切缘部分修除，好留出空间让种植体植入，同时也将其牙颈部的部分修整，好确认天然牙的釉牙骨质界（CEJ）的位置（图3.38）。

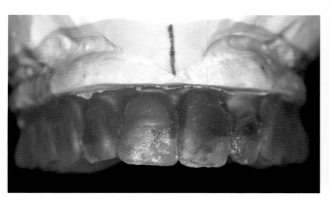

图 3.34 诊断模型上，聚合后的手术导板颊侧观

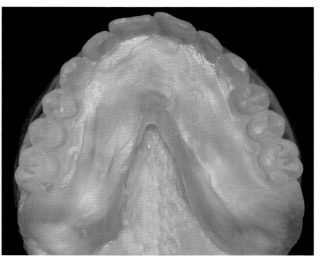

图 3.35 诊断用模型上聚合后的手术导板𬌗面观

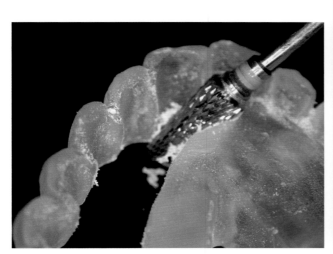

图 3.36 用大树脂磨头在手术导板的𬌗面修出一道窗

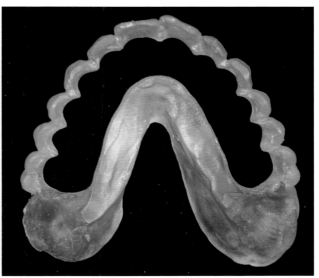

图 3.37 开窗从右侧第二磨牙直到左侧第二磨牙

开窗大小必须足以放入截骨术所用的钻针、种植手机以及扭矩扳手

图 3.38 为了让种植体与将来人工牙排列相对位置最佳，修磨手术导板，以便辨识天然牙的釉牙骨质界，前牙切缘也作修形，便于钻针及种植手机操作

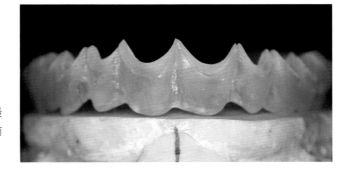

自固化树脂调匀后将它涂在下颌诊断模型的牙齿殆面、颊舌侧。在涂树脂之前，要先将舌侧的倒凹区封填，并且小心地将树脂仅仅涂在倒凹区以上的颊侧及殆面（图3.39及图3.40）。

殆架的垂直距离设在先前用3层蜡所取得的正中关系上（图3.41）。将上颌及下颌的手术导板在其各自的模型上就位，在后方部分利用自固化树脂将上下颌的手术导板相连（图3.42），接着在前方如图3.43形成相同连接。将手术导板拿下后修形并消毒（图3.44）。现在的手术导板就可供口内临床使用。

这个手术导板能提供给手术医师许多信息，包括每个拔牙窝骨去除量、牙齿以及颜面部的中线位置、天然牙釉牙骨质界位置，以及义齿前牙切缘的大略位置。手术导板可以稳定地固定在下颌牙的殆面及切缘，所以可以确认上述信息被准确转移。

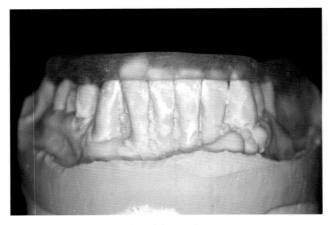

图3.39 下颌手术导板唇侧观照片
手术导板制作前，舌侧倒凹用蜡做封填，唇侧及颊侧树脂不进入倒凹区，如此，手术时才不会影响导板就位

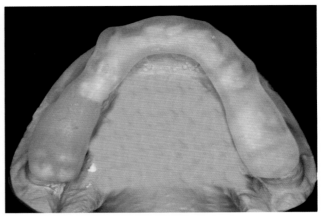

图3.40 下颌手术导板殆面照片
表面没有抛光主要是为了与上颌手术导板的树脂作粘接

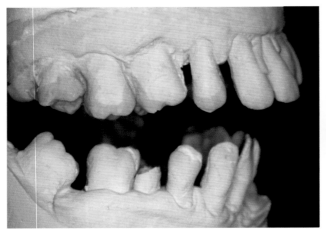

图3.41 手术导板的高度建立在三层蜡咬于正中关系的咬合记录上

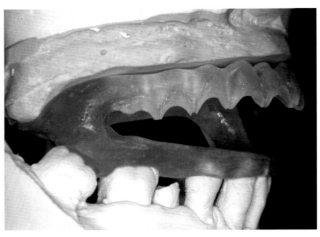

图3.42 手术导板在上下颌位置的侧面影像
利用自固化树脂将上下部分粘接在一起，后端会先粘接

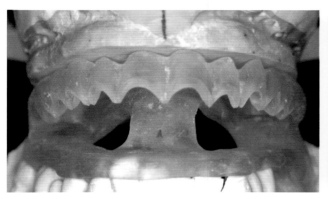

图3.43 手术导板在上下颌位置的前端影像
利用自固化树脂将上下部分粘接在一起，后方部分先完成后再完成前方

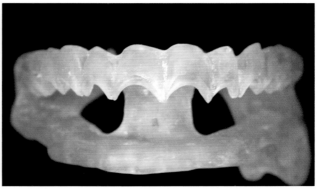

图3.44 消毒前，将手术导板从诊断用模型上取下

手术/种植体植入 ▶▶▶

患者到院接受手术（图3.45），上颌行局部麻醉，手术医师利用牙周探针探测上颌牙齿周围的骨高度（图3.46）。用拔牙挺拔除所有牙齿后翻开全粘骨膜瓣（图3.47～图3.49）。

将手术导板置放在下颌的牙齿上，请患者将口腔闭起，直到手术导板贴到上颌的无牙颌骨上（图3.50）。调整牙槽嵴的位置，让手术导板的内侧面有最大面积接触，此时垂直距离就是在殆架上建立的高度。

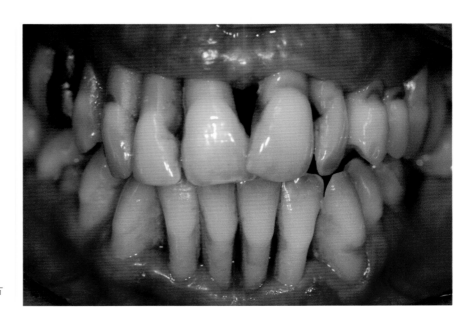

图3.45 手术当天患者的临床照片

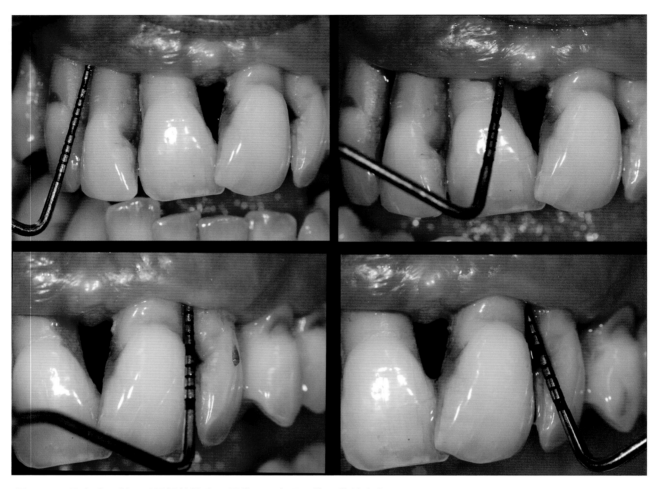

图 3.46 局麻后，利用牙周探针探查牙周袋及牙齿周围的牙槽嵴高度
这一组照片中，手术医师正探查上颌中切牙周围的牙槽嵴位置

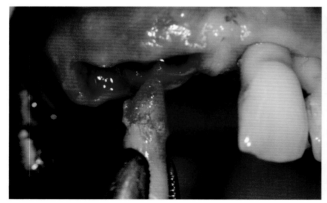

图 3.47 利用拔牙挺将上颌中切牙拔除

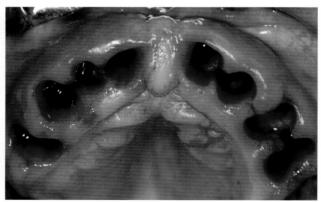

图 3.48 已将上颌所有牙齿拔牙后的殆面照片

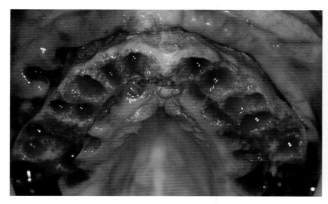

图3.49 拔牙后，全粘骨膜瓣翻开便于手术医师观察牙嵴骨的外观构造

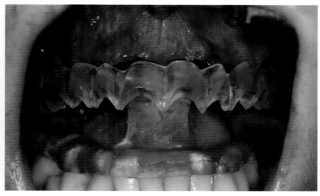

图3.50 手术导板放在下颌前牙及后牙殆面
患者闭口直到手术导板的内凹面碰触到上颌的无牙颌

右侧上颌窦的前缘大略标示一下，用#4球钻磨除表面骨头，露出窦膜（图3.51）。用圆头探针将窦膜小心地从上颌窦前壁抬起（图3.52）。手术医师轻摸上颌窦的前壁，以估计最后一支倾斜种植体的角度。在上颌窦前壁的地方作一道记号，以作为截骨术的方向依据（图3.53）。种植体就沿着标记的记号进入截骨术的地方（图3.54及图3.55）。种植体的植入扭矩大于50Ncm，种植体会有较好初期后稳定性，也适合进行即刻负荷模式。

前牙种植体则通过手术导板来植入在适当的垂直向及近远中向位置（图3.56）。按照治疗计划，这些种植体的位置也必须与即刻负荷的程序一致（图3.57及图3.58）。此病例中，使用的种植体为直径4.1mm的外六角种植体（OoseoteNT®，Biomet si，Palm Beach Gardens，FL）。所有种植体的植入扭矩都大于50Ncm。

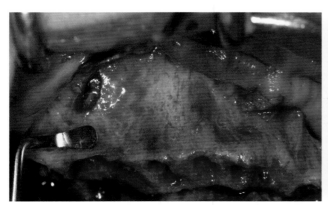

图3.51 确认上颌窦的前缘骨壁，将骨外侧壁移除并露出上颌窦膜

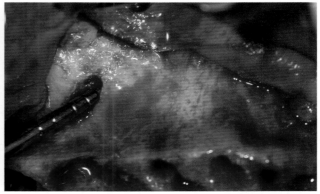

图3.52 用圆头探针将上颌窦膜的前缘及下缘轻轻地剥离

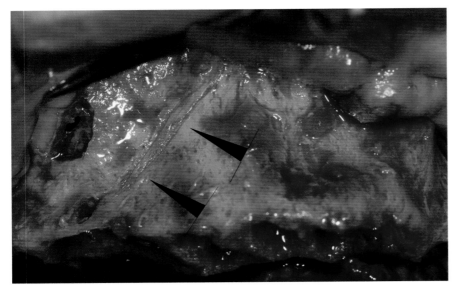

图 3.53 上颌侧方骨壁上，平行于上颌窦前缘，利用手术刮匙作一个记号，可以在两个箭头的远端见到一道刮匙所划出的线

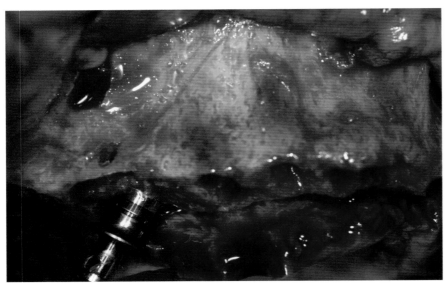

图 3.54 右侧后方沿着上颌窦前缘稍前方一些的位置倾斜植入种植体

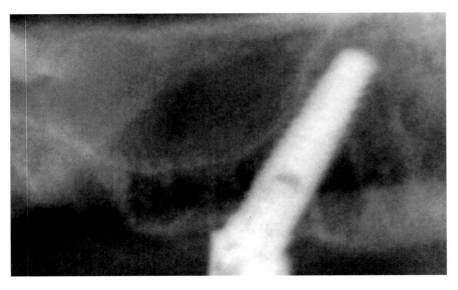

图 3.55 右侧后方倾斜种植体植入后的根尖片
注意种植体与上颌窦的前缘平行

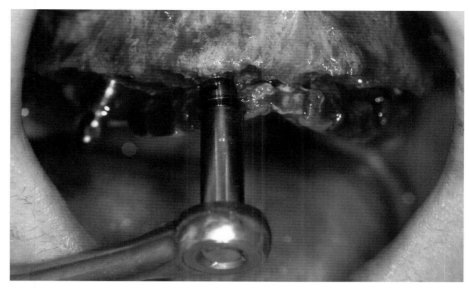

图 3.56 利用棘轮扳手将右上前方种植体植入的手术照片

由于植牙机的扭矩设定为50Ncm，所以没有足够的扭矩将种植体转入到正确的深度，所以需要棘轮扳手将种植体转入到正确的位置

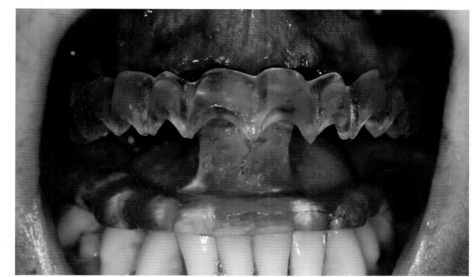

图 3.57 将手术导板放在下颌牙齿上的口内照片

从手术导板左侧侧切牙的位置可以看到左侧前牙区骨面的修复平台

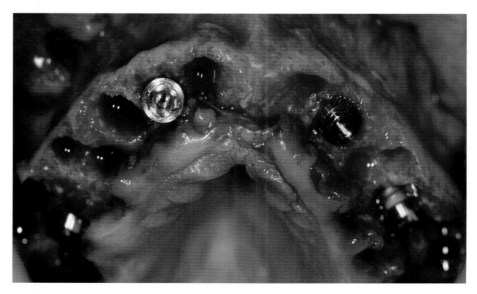

图 3.58 植入上颌4颗种植体后的殆面观

请注意这些种植体的前后间距，这样的间距一部分是因为后方使用倾斜种植体，另一部分能够以这4颗种植体来支撑患者的全牙弓修复体

基台就位 ▶▶▶

修复体是要利用螺丝固位在基台上。螺丝固位修复体有众多好处，包括：

① 易于取下重新修理。

② 没有粘接剂残留造成对种植体周围软组织的刺激。

③ 良好的固位力。

当然，螺丝固位修复体也会有其缺点：

① 螺丝松脱。

② 螺丝断裂。

③ 修复体断裂

④ 修复体未完全在基台上就位或与基台之间不密合。

几个原因会影响到螺丝连接的稳定。施加在螺丝上的扭矩是以Ncm计算。扭矩作用在螺丝上会造成一股压应力于螺纹上，同时也作用在螺丝的头部及其沟槽上。同时，扭矩也会在螺丝本身产生一股拉应力。如果扭矩太低，将螺丝连接锁在一起的嵌合力就会太低，无法维持螺丝连接的整体性。若扭矩太高，可能会造成螺丝断裂或是螺纹磨损。所谓的预负荷，指的就是扭矩施加在螺丝连接的最初负荷，实际上这会造成螺丝连接内的螺丝延展（Haack等，1995）。嵌合力对于临床上螺丝连接的成功是一个关键，当嵌合力增加，连接的强度也会跟着增加。

在本病例中，选用锥形基台，因为锥形基台适合螺丝固位全口义齿的基牙。它有多种的穿龈高度以及17°、25°的角度可选（图3.59）。

根据剩余牙槽嵴的量及外形，这4颗种植体与垂直面成角度植入，为了使得上颌修复体的螺丝出口在𬌗面或腭侧面，选择带角度的锥形基台。将手术导板放在口内以确定角度基台的方向（图3.60），据此前方及后方种植体选择了17°的角度基台（AC4417，Biomet si）（图3.61及图3.62）。穿龈高度选择的标准是希望黏膜瓣缝合后，锥形基台的肩台恰好位于种植体周围软组织的游离龈缘下，因此本病例选择了4mm穿龈高度的基台（图3.63）。

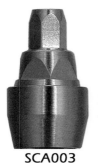
SCA003

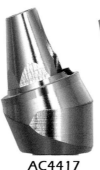
SCA004

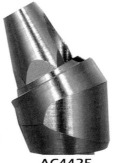
AC4417

AC4425

图3.59 厂商提供的锥形基台

左侧2颗基台为3cm和4cm高的穿龈（左：SCA003；右：SCA004）。右侧2颗基台皆为4cm的穿龈高度，角度各为17°、25°（左：AC4417；右：AC4425）。所有基台都是经过机械处理，完全可以与4.1cm种植体的外六角修复平台紧密贴合

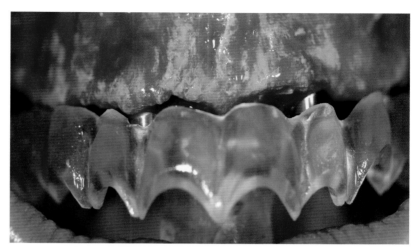

图 3.60　利用手术导板来选择基台并将基台就位在理想的方向及位置上

选择理想的基台可以让螺丝开孔位于修复体的殆面及腭侧

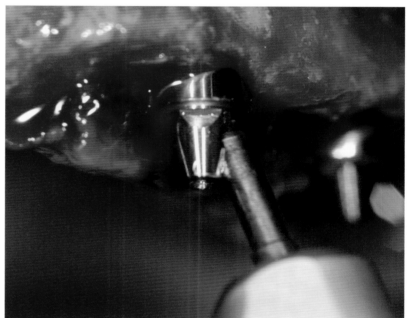

图 3.61　有角度的锥形基台，利用大六角头（0.048 英寸）弯角扳手将基台螺丝拧入左前方的种植体中

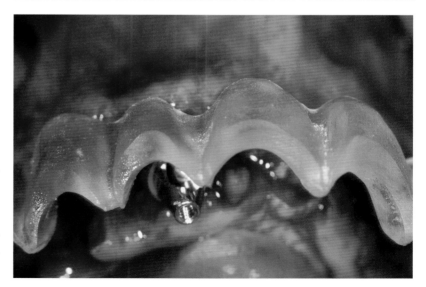

图 3.62　17°的角度基台被装在上颌右前牙的殆面照片

该基台正好位于手术导板的右上中切牙位置。注意到，这样的基台角度刚好使得螺丝穿出孔在修复体的腭侧，不会被看到，美观较佳

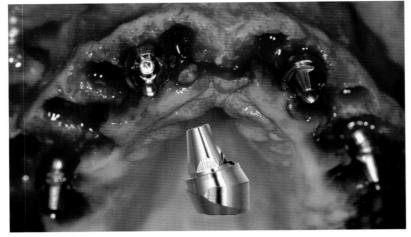

图 3.63 黏膜瓣缝合前，种植体与基台的口内照片

一旦基台的方向决定好，利用扭力扳手将基台螺丝扭矩加到20Ncm。插图为17°的锥形基台（AC4417）就位

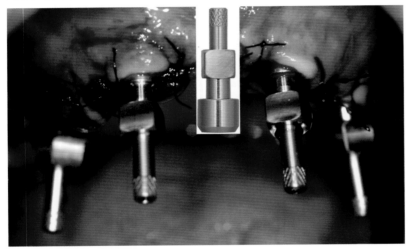

图 3.64 复合基台的印模转移杆连接在复合基台上

插图为复合基台印模转移杆，CSQ17

基台水平印模 ▶▶▶

采用复合基台印模转移杆（CS917，Biomet si）来复制口内基台的位置（图3.64）。使用开窗式（pick-up）印模技术，采用开孔与基台转移杆位置匹配的印模托盘来制取印模（图3.65）。本次用印模石膏作为印模材。Assif等（1999）通过实验室实验来模拟临床的操作，使用3种不同的转移杆连接材料，试比较其印模准确度。A组利用自固化树脂将转移杆做连接，B组利用双固化树脂，C组使用印模石膏来印模同时也用印模石膏来连接，A组及B组则用聚醚硅橡胶来印模。此外，制作一金属支架，其能够准确被动就位到石膏模型，此模型将作为所有印模的标准模型。每组印模15次，印模都利用标准模型来制取。利用应变量器来测量每个装有种植体替代体的硬石膏模型与金属支架之间的拮抗强度，借以测量其准确度。利用重复测量的方差分析（ANOVA）来测试三组之间是否有统计学差异，并且用方差分析来确认差异的来源。统计结果显示，A组（自固化树脂）与B组（双重固化树脂）之

间有显著统计差异，B组与C组（印模石膏）之间也有明显统计学差异，但是A组与C组之间并无差异。也就是说，利用自固化树脂及印模石膏来将转移杆相连，相较于双固化树脂，前两者的准确性较高。所以作者结论，利用印模石膏来连接和印模是一个很好的选择，因为此种材料临床上好操作，所需时间较少，较便宜，而且比起其他的材料较准确。

本次永久印模材料使用印模石膏（ADA Type Ⅰ，American Dental Association，Chicago，IL）（图3.66～图3.68，表3.2）。印模消毒，后送到技工室让技师灌注模型及进行后续技工步骤。

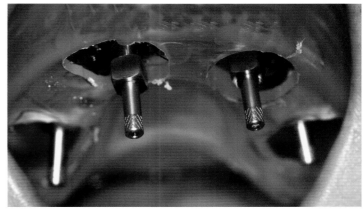

图 3.65 试戴常规印模托盘，调整印模托盘，直到托盘开孔不会干扰到印模转移杆

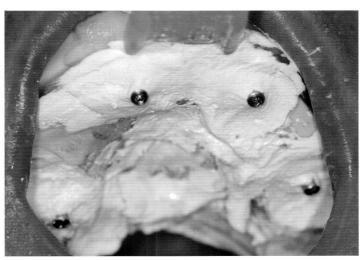

图 3.66 本次使用印模材料为印模石膏
露出转移杆的螺丝开孔，以便在印模材凝固后从口中取出

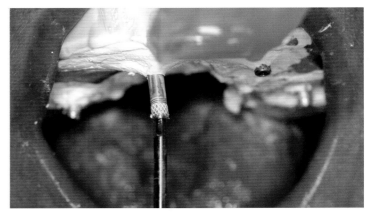

图 3.67 使用大的六角螺丝扳手将每一个印模转移杆的螺丝旋下，将印模从口中取出

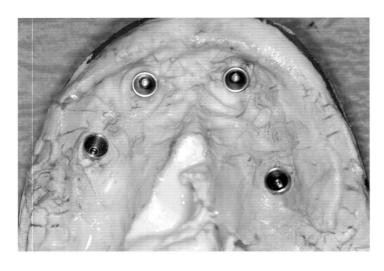

图 3.68 印模内侧面

注意所有的印模转移杆都被印模石膏所包绕

表 3.2 印模石膏[①]的使用建议及物理特性

水粉比	100ml/50g
硬化时间	2～3min
硬化膨胀比例/%	0.13
湿抗压强度	1.3MPa
干抗压强度	5.9MPa

① 细研磨、高纯度石膏。

来源：O'Brien（1989）。

颌位关系记录 ▶▶▶

　　咬合的和谐与稳定是种植修复体能够长期成功的重要因素。在为患者设计的全口修复病例中，对𬌗天然牙的影响、功能性咬合及副功能习惯的力量都必须考虑在治疗计划中。治疗目标之一包括在正中咬合时咬合力要均衡，侧方咬合时，多颗牙有工作侧接触（即组牙功能），非工作侧则不接触。

　　因为上颌是无牙颌，所以颌位关系记录必须要在口内有种植修复配件的情况下记录，而后将这个记录转移到半可调𬌗架上。用硬质基托蜡来当作颌位记录的材料，此蜡片可以配合 Aluwax™（Aluwax Dental Products Co.，Allendale，MI）使用，Aluwax 牙科用蜡是一种合成材料，其中含有铝粉，用来增加混合物的整体性，具备保温特性以供有效塑形所需。蜡颌位记录没有硅橡胶颌位记录来的精准，但在本病例中，临床医师觉得蜡颌位记录使用容易，能弥补其体积的不稳定与准确性的不足（Ghazal 等，2008）。

　　将愈合帽放在复合基台上，并且用手动扳手上紧（图3.69），将三层硬基托蜡融合在一起，并修整成合适的形状，使其可以用来记录愈合帽的咬合面形状（图3.70）。在取咬合关系时，将在拔牙前就已确定的垂直距离再次确认（图3.71），在此垂直距离的前提下，利用上述蜡片，在上颌及下颌的表面衬上Aluwax来取得正中关系位置（图3.72及图3.73）。将脸部中线转移到颌位记录蜡上（图3.74）。

　　预约患者隔日早上安装哥伦布牙桥。

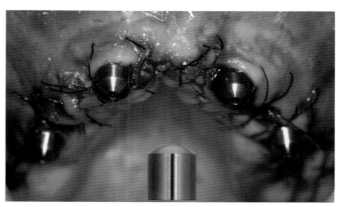

图3.69 将愈合帽（CS250，Biomet 3i）用手上到复合基台上
愈合帽高度必须超过牙龈至少2mm，当记录颌位关系时，能够用来稳定蜡基板。插图为厂商提供的愈合帽

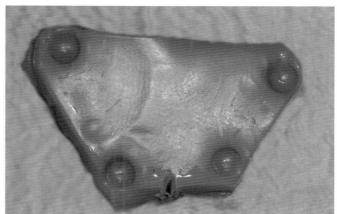

图3.70 蜡板的上颌咬合面，4个愈合帽的凹陷印痕，记录初始颌关系

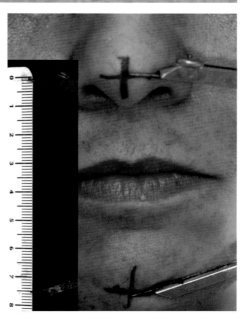

图3.71 手术约诊开始时，记录垂直距离
就此病例而言，下颌下缘到鼻尖点的距离为75mm

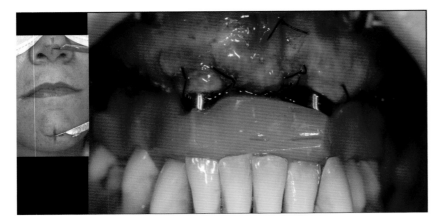

图 3.72 在先前所决定的垂直距离下，蜡颌位记录在口中时的口内照片
左侧插图为利用测量规来维持先前决定的垂直距离

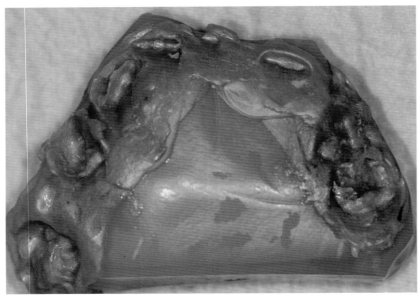

图 3.73 蜡板的下颌咬合面照片
利用 Aluwax 来固定在永久性颌位关系记录上

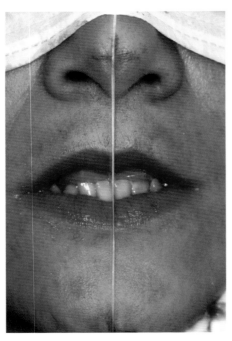

图 3.74 脸部中线转移到蜡颌位记录上
蜡记录的𬌗面标记在水平面上

工作模型 ▶▶▶

技工用替代体是口内种植体及修复配件的复制物。此病例中，替代体是不锈钢材料称为复合基台技工用替代体（CLA20，Biomet 3i）（图3.75）。因为印模是采用开窗式印模技术，基台印模帽无法从印模中去除，所以技师可以精准地将替代体放在印模的印模帽上（图3.76）。

螺丝固位修复体的模型基本要求与粘接固位修复体的模型的要求不同。对于粘接固位修复体而言，需要有大于40μm的粘接剂空间给粘接剂使用。由于所有印模材料在凝固过程都会收缩，灌注模型时需要石膏在凝固过程中膨胀。四型石膏，依厂商的不同，其膨胀率为0.01%～0.1%（Kenyon等，2005）。对于螺丝固位修复体，就必须好好地控制这些凝固造成的膨胀，因为这些变因都会造成多个基台之间距离的变化（Wise，2001；Vigolo等，2003）。

此病例中，将基台替代体与基台印模帽连接在印模内后，将弹性材料注在到替代体与印模帽交界处（图3.77）。四型石膏则依厂商指示调拌后注入印模材中，完成模型的灌注（图3.78及图3.79）。

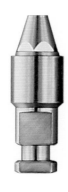

图3.75 复合基台技工替代体（CLA20）

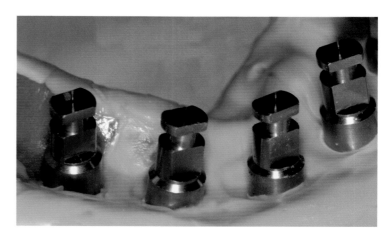

图3.76 复合基台技工替代体在永久基台印模（definitive abutment impression）上，与开窗式印模帽锁在一起

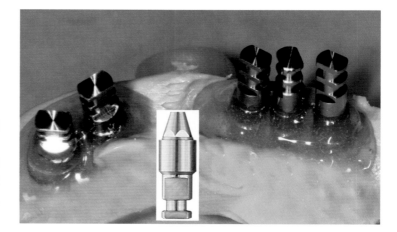

图3.77 5颗技工替代体与印模帽在印模中的图像
注入一种弹性硅胶树脂材料围在替代体与印模帽交接处周围。这种材料可以从模型中完全被移除而露出基台，以便于修复体可以被雕蜡、铸造以及抛光

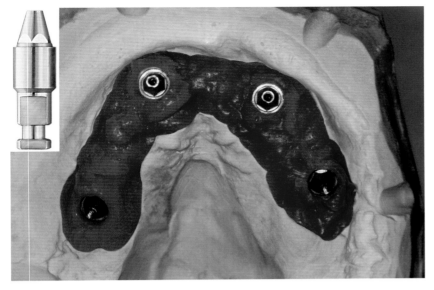

图 3.78 模型上种植体周围人工牙龈
殆面观
插图为复合基台技工用替代体
（CLA20）

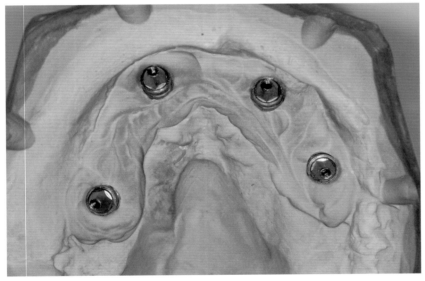

图 3.79 人工牙龈移除后的模型殆
面观
这样可以让基台完全露出，方便技师
操作

转移上殆架 ▶▶▶

在模型上，将复合基台愈合帽上到基台替代体上（图3.80），这个步骤很重要，因为在口内取
颌位关系时，愈合帽就放在上面。将颌位记录放在上颌模型的复合基台愈合帽以及下颌模型的牙
齿殆面，利用殆架石膏将两个模型固位于殆架上。固位时，让殆平面保持水平并放在殆架中间（表
3.3）。上颌的中线对齐切导指示针（图3.81及图3.82）。模型的固位尽量与诊断性排牙时以及制作
手术导板时的固位相同。所用殆架为A型殆架，其有固定的髁间距、可调节的切导盘与可调节的切
导针。

表 3.3　固位用石膏[①] 的要求

材料必须又快又硬凝固	操作时间2 ~ 3min
	凝固时间5min
体积变形越小越好	0.08%
高强度	潮湿：（1h）4600psi（32MPa ）
	干燥：（48h）8500psi（59MPa ）
易与印模分离	
义齿煮聚后能够再次对接	

① Whip Mix 𬌗架石膏（Whip Mix Corporation，Louisille，KY ）。

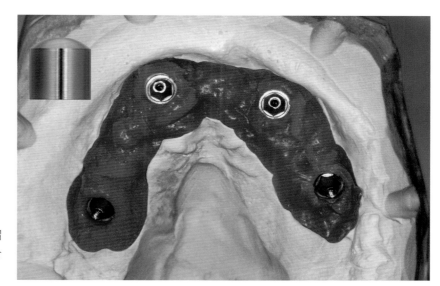

图 3.80　左上方插图为愈合帽（CS250），将与口内相同规格的愈合帽上到模型基台技工用替代体上

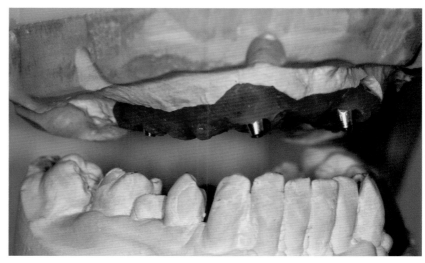

图 3.81　上到𬌗架上的模型右侧观

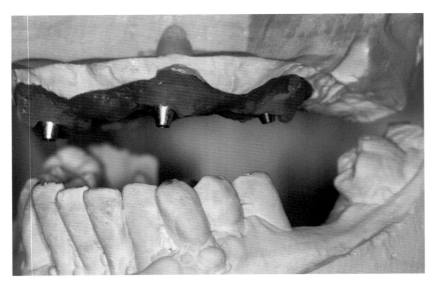

图 3.82 上到骀架上的模型左侧观

制作种植临时螺丝固位修复体 ▶▶▶

将初排的义齿转移到新的骀架上（图3.83），选用亚克力树脂人工牙主要是因为

① 令人满意、自然的美学效果。

② 可调磨。

③ 高硬度。

④ 与煮聚后的基托树脂黏和度强。

义齿排牙后，利用硅橡胶导板复制牙列的状况，而后将人工牙移除（图3.84及图3.85）。

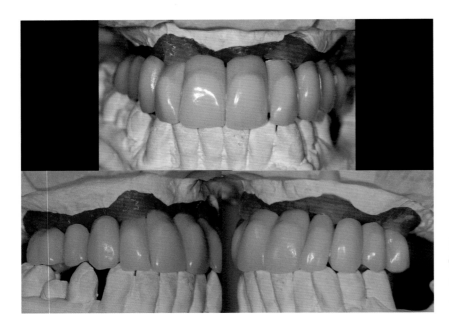

图 3.83 诊断性排牙的图像
（中间：正中咬合的前方观；左下图：右侧后牙图像；右下图：左侧后牙图像）

铸造金属支架的制作

　　将复合基台金柱（gold cylinder）（CAGC5，Biomet）装在模型替代体上（图3.86），这些金柱是可铸的。临床医师选择此种可铸预成金柱，主要是因为金柱与基台交界面经铸造后仍是预成面，相较于铸造式交界面，预成面更为精准（Kano等，2007）。

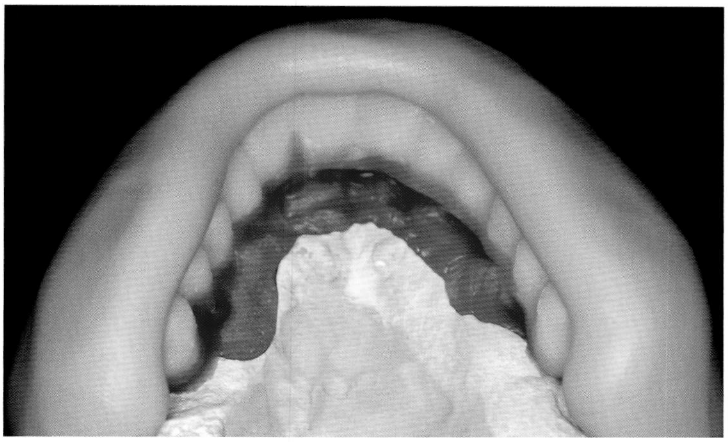

图 3.84　将人工牙移除前，将硅胶指示导板放在模型的唇颊面
硅胶指示导板利用在模型的倒凹面来精确地复至原位

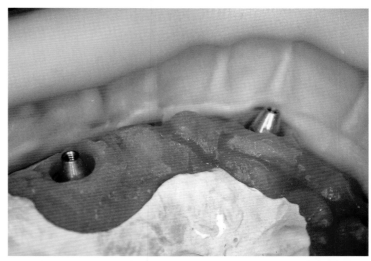

图 3.85　硅胶指示导板在模型右后方近观图像
该部位有足够的空间可以制作金属支架、义齿与义齿基托

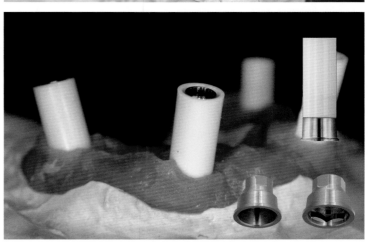

图 3.86　复合基台金柱（CAGC5）装在模型替代体上的侧面观（上方插图为厂商提供）
下方插图为复合基台金柱的修复平台（左：复合CAGC5，右：单颗CNRG5）

这些金柱通过自固化树脂（GC Pattern Resin，GCA merica Inc，Alsip，IL）连接在一起（图3.87及图3.88）。树脂表面撒上小珠子，为将来义齿基底树脂与支架提供额外的固位力。支架与基台之间的密合性取决于成型树脂的特性、包埋材的性质以及铸造过程。为了补偿铸造的收缩，厂商设计铸造用的包埋材就会配合其百分比而膨胀。铸造的精准取决于技师的技术水平与技巧，铸圈的大小、形状、温度及种类，也取决于树脂模型在铸圈中的位置（Leal等，2006）（图3.89）。

铸造时金属收缩已经困扰技师多年。收缩的量随着每种金属的不同及厂商的不同而有所差异，通常高含量贵金属的收缩量约在15%，低含量贵金属的收缩约3%（Gebelein等，2003）。本病例中所用的金属为银钯合金，且一体成型。一体成型铸造支架的最大好处包括省时且能维持此特定合金的一贯硬化特性。但是最大缺点就是铸造物不容易在替代体和（或）种植体上达到好的被动就位（Carr和Brantley，1996）。然而铸造二体成型的支架有很好的被动就位（图3.90）。

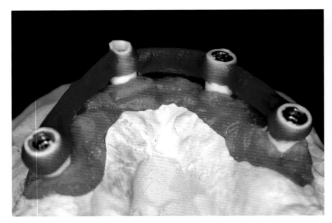

图 3.87 多颗金柱利用自固化树脂连在一起的腭侧观以分段的方式来制作树脂支架，然后再相连聚合至少10min

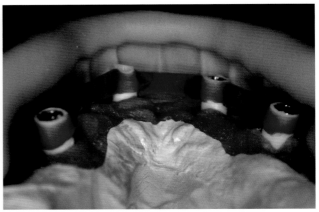

图 3.88 注意要让树脂支架与硅胶指示导板之间留有足够的空间

树脂/金属支架有足够的厚度以保障需要的强度，并且让义齿基底与义齿有足够的空间

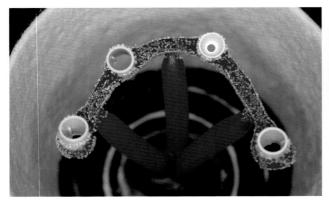

图 3.89 成型树脂连接铸道，并且放在包埋圈中

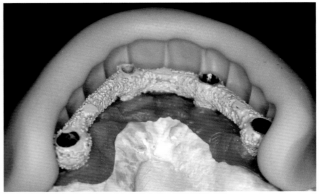

图 3.90 金属支架整铸后，放在模型上确认金柱与基台的交界面是否密合，遮色树脂涂在支架上以减少将来义齿基托透出金属颜色

混合式修复桥架的制作

将支架在模型上就位，而后模型重新在𬌗架上就位。利用技工用螺丝（WSK 10，Biomet 3i）将支架固定在复合基台替代体上（图3.91）。将硅胶指示导板放回模型，人工牙依照硅胶指示导板重新排回原来的位置。由于前牙提供对唇与颊侧的支撑，所以前牙的位置对于美观及发音很重要，也因此必须将人工牙放在与天然牙相同的位置（图3.92）。当天然牙拔除后，患者的剩余牙槽嵴就会随之吸收（Tallgren，1972），而本次所使用的程序拔牙后行即刻种植，可减少吸收现象的发生。

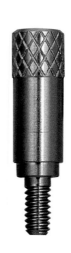

图 3.91 技工用螺丝
此螺丝是用在技工步骤时将支架固位在模型替代体上

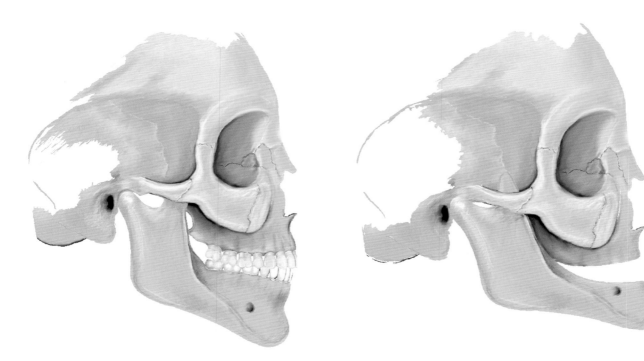

图 3.92 人体头颅之全牙列的示意图（左）；同样头颅但没有牙列的示意图（右）
请注意上颌无牙患者的牙槽嵴向上垂直及向后吸收，下颌无牙患者的牙槽嵴向前及向下吸收。理想的义齿位置应该去补偿这样的吸收变化

患者的牙弓形态为方尖圆形（图3.93），这样形状的牙弓，排牙的模式结合了方圆形及尖圆形的部分方式：

① 中切牙排列为方形。

② 侧切牙及尖牙轻微旋转。

③ 尖牙较一般方形牙弓的排列更往远中旋转。

中切牙排列在垂直面上稍微往远中倾斜，中切牙切端在骀平面上。侧切牙也是稍稍往远中倾斜并且旋转露出较明显的近中唇线角。尖牙依患者的喜好排列成垂直（图3.94）。

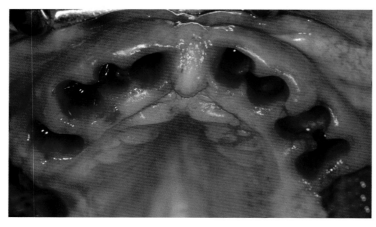

图 3.93 上颌牙齿完全被拔掉后的无牙颌骀面观

牙弓形态分类为方尖圆形

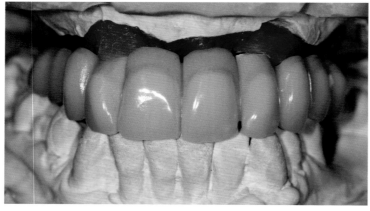

图 3.94 义齿排列在铸造金属支架上的前面观

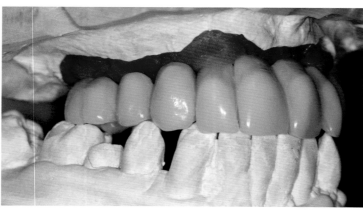

图 3.95 义齿排列在支架上的右侧面观

牙齿排列与下颌自然牙呈最大牙尖交错骀来排列。排列并非最完美因为下颌自然牙的牙列并不完善上颌后牙用20°的树脂人工牙排列。后牙与下颌天然牙呈最大牙尖交错排列。左右侧工作侧咬合设计为组牙功能船。牙齿排列在4颗种植体支撑的修复体内，后方就不排牙（图3.95及图3.96）。

利用热固化的牙色树脂，将义齿煮聚在金属支架上，修复体的桥体组织面修形呈卵圆形的桥体形状（图3.97～图3.99），必要部位行抛光保护后进行抛光（PPCAS，Biomet 3i）。

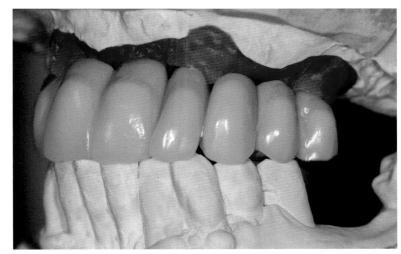

图3.96 义齿排列在支架上的左侧面观
牙齿排列与下颌自然牙呈最大牙尖交错船来排列。排列并非最完美因为下颌自然牙的牙列并不完善

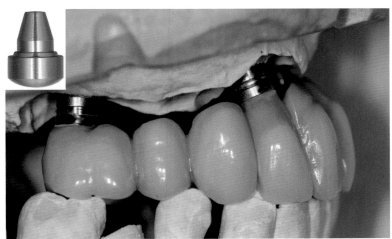

图3.97 煮聚后的修复体右侧后牙观
移除人工牙龈的情形。修复体利用技工螺丝（WSK10）固位，装上抛光保护帽（PPCA3）进行抛光后的状况。插图为复合基台的抛光保护帽

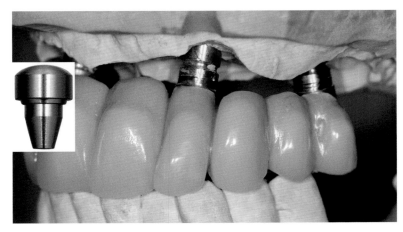

图3.98 煮聚后的修复体左侧后牙观
移除人工牙龈的情形。修复体利用技工螺丝（WSK10）固位，装上抛光保护帽（PPCA3）进行抛光后的状况。插图为复合基台的抛光保护帽

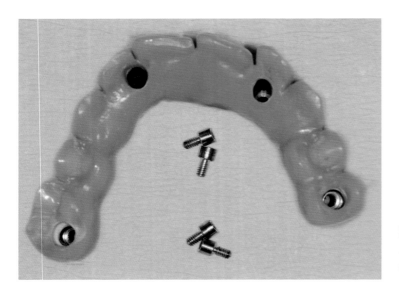

图 3.99 永久修复体抛光后的𬌗面观
图为临床用固位螺丝（GSH30）。临床用镀金
螺丝不可以用在任何技工的步骤

戴入 ▶▶▶

隔天早上请患者复诊戴入修复体。患者表示昨晚很舒服，但是对于今天要戴入新的修复体感到紧张（图3.100）。顺利取下愈合帽患者无任何不适，并露出倾斜的锥形复合基台（图3.101及图3.102）。将修复体完全戴入，用0.048英寸大的六角螺丝起子（PHDos，Biomed 3i）将固位螺丝（Gold Tite® Retaining Screw，GSH30，Biomed 3i）固定在右侧最远中的螺丝开口，在最左端复合基台/圆柱交界面照一张根尖片（图3.103）。因为支架与左侧基台圆柱交界面并没有看到有缝隙，所以修复体利用单颗螺丝被动就位测试后，认定已达被动就位。另一侧对调做同样的测试，得到相同的结果（图3.104）。

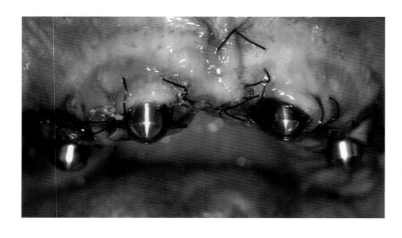

图 3.100 手术后第 2 天患者复诊的口内照片
可以看见愈合帽，种植体呈现稳定状态，没有
出血，口内及口外有轻微的肿胀

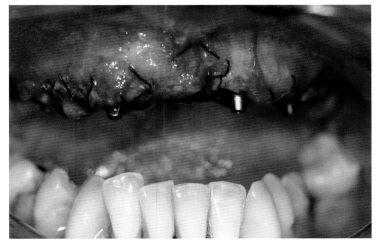

图 3.101 愈合帽被取下后的口内照片

可以看见锥形复合基台，种植体呈现稳定状态，患者感觉良好

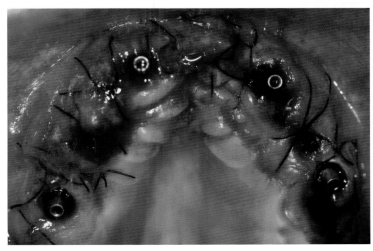

图 3.102 愈合帽取下后上颌种植体及复合基台的口内骀面观

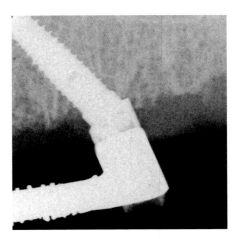

图 3.103 左侧远中种植体／基台／金柱交界面之根尖片

片中显示种植体套件间密合。螺丝固定在右侧最远中的修复体上（不在照片中显示）。由于是哥伦布桥程序，所以支架不会超越最远中的种植体而呈现悬臂现象

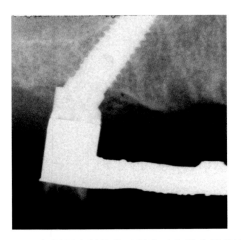

图 3.104 右侧远中种植体／基台／金柱交界面之放射线根尖片

片中显示种植体套件间密合。螺丝固定在左侧最远中的修复物上（不在照片中显示）。因为是哥伦布牙桥程序，所以支架不会超越最远中的种植体而呈现悬臂现象

将桥体组织面修形并调整到尽量减少对种植体周围软组织的压迫。固位螺丝加力至10Ncm，螺丝通道部分用棉球封住，然后利用光固化树脂将螺丝孔封住（图3.105～图3.108）。咬合调到整个修复体均匀接触（图3.109）。给予患者术后须知及宣教，并且约诊1周后来取下修复体、拆线，若有需要再做进一步修形。患者对美观感到非常满意（图3.110及图3.111）。

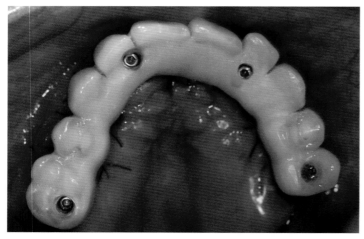

图3.105 为上颌修复体就位后𬌗面观
固位螺丝（GSH30）加力至10Ncm扭矩

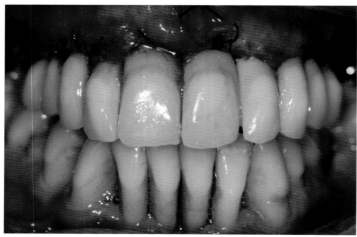

图3.106 修复体在患者口内，正中咬合的临床前方观
照片拍摄于拔牙种植后的第1天，咬合调整到所有修复体均匀接触

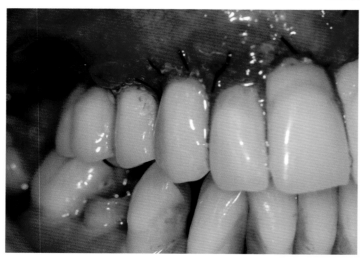

图3.107 修复体在患者口内正中咬合的临床右侧观
照片拍摄于拔牙及种植体植入后的第1天，咬合调整到所有修复体均衡接触

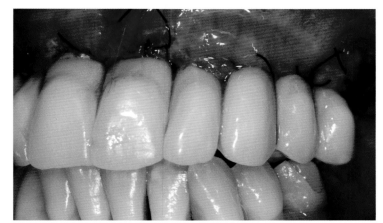

图 3.108 修复体在患者口内正中咬合的临床左侧观

照片拍摄于拔牙及种植体植入后的第 1 天，咬合调整到所有修复体均衡接触

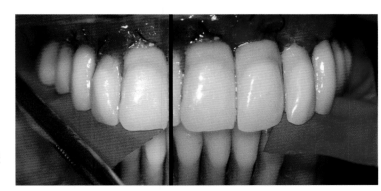

图 3.109 图像说明上颌种植修复体与下颌天然牙之间的咬合接触

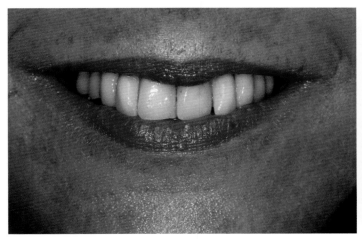

图 3.110 患者离开诊所前的微笑正面照片

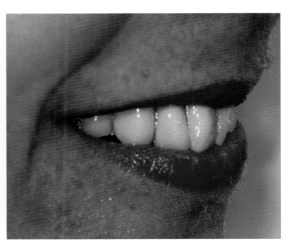

图 3.111 患者离开诊所前的微笑侧面照

种植后一周临床复诊 ▶▶▶

患者1周后复诊，表示对于美观、功能以及发音都很满意（图3.112）。将复合树脂及棉球从螺丝通道中移除，露出螺丝。用0.048英寸大的六角扳手将固位螺丝小心地松开，接着就可以将修复体取下（图3.113及图3.114）。软组织愈合良好，仅轻微肿胀，无出血及感染症状。修复体与软组织间没有发现过度牵拉或是压迫的现象。拆线后将原来的修复体再固定上，固位螺丝加力至10Ncm扭矩，螺丝孔用棉球及复合树脂封闭。

除非有任何不适，否则患者3个月后再复诊。现在患者自修复体戴入后追踪达18个月，非常良好。下一次复诊时将是6个月后（戴入后24个月）作临床与影像学检查。

以下临床医师及牙科技师提供本章中所展示的技术方法：

医师：Tiziano Tealdo，DDS，MD；Marco Bevilacqua，DDS；and Paolo Pera，MD，DDS，Department of Prosthetic Dentistry，University of Genoa，Genoa，Italy。

技师：Luca Scaglione，Piercarlo Seghesio，and Santo Stefano，Belbo，Italy。

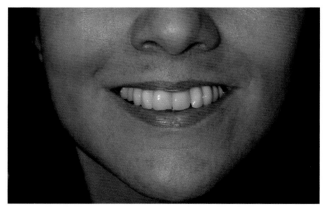

图 3.112 患者手术及戴入修复体后 1 周的微笑正面照片
口唇周围没有明显的肿胀或淤血

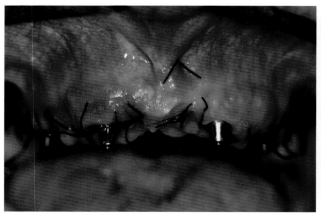

图 3.113 术后 1 周，将上颌螺丝固位修复体取下后的前方观
软组织愈合良好，没有感染或是任何其他问题

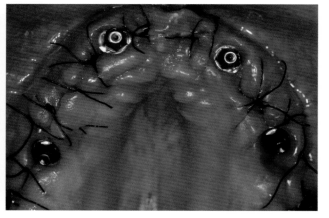

图 3.114 术后 1 周，将上颌螺丝固位修复体取下后的𬌗面观
软组织愈合良好，没有感染或是任何其他问题

参考文献

Adrianssens, P, Herman, M. 2001. Immediate implant function in the anterior maxilla: a surgical technique to enhance primary stability for Brånemark MKIII and MKIV implants. A randomized, prospective clinical study at the 1-year follow-up. *Appl Osseointegration Res* 2:17–21.

Albrektsson, T, Zarb, GA, Worthington, P, Eriksson, AR. 1986. Thelong-term efficacy of currently used dental implants: a review and proposed criteria for success. *Int J Oral Maxillofac Implants* 1: 11–25.

Assif, D, Nissan, J, Varsano, I, Singer, A. 1999. Accuracy of implant impression splinted techniques: effect of splinting material. *Int J Oral Maxillofac Implants* 14(6):885–888.

Atwood, DA, Coy, WA. 1971. Clinical, cephalometric and densiometric study of reduction of residual ridges. *J Prosthet Dent* 26: 280–295.

Brånemark, PI, Hansson, BO, Adell, R, Breine, U, Lindström, J, Hallén, O, Ohman, A. 1977. Osseointegrated implants in the treatment of the edentulous jaw: experience from a 10-year period. *Scand J Plast Reconstr Surg* 2:1–132.

Brunski, JB. 1993. Avoid pitfalls of overloading and micromotion of intraosseous implants. *Dent Implantol Update* 4(10):77–81.

Carr, AB, Brantley, WA. 1996. Characterization of noble metal implant cylinders: as-received cylinders and cast interfaces with noble metal alloys. *J Prosthet Dent* 75:77–85.

Del Fabbro, M, Testori, T, Francetti, L, Taschieri, S, Weinstein, R. 2006. Systematic review of survival rates for immediately loaded dental implants. *Int J Periodontics Restorative Dent* 26:249–263.

Friberg, B, Jemt, T, Lekholm, U. 1991. Early failures in 4641 consecutively placed Brånemark dental implants. A study from stage I surgery to the connection of completed prostheses. *Int J Oral Maxillofac Implants* 6:142–146.

Galli, F, Capelli, M, Zuffetti, F, Testori, T, Esposito, M. 2008. Immediate non-occlusal vs. early loading of dental implants in partially edentulous patients: a multicentre randomized clinical trial. Peri-implant bone and soft-tissue levels. *Clin Oral Implants Res* 19(6):546–552.

Gebelein, M, Richter, G, Range, U, Reitemeier, B. 2003. Dimensional changes of one-piece frameworks cast from titanium, base metal, or noble metal alloys and supported on telescopic crowns. *J Prosthet Dent* 89(2):193–200.

Gelb, D. 1993. Immediate implant surgery: three-year retrospective evaluation of 50 consecutive cases. *Int J Oral Maxillofac Implants* 8:388–399.

Ghazal, M, Albashaireh, ZS, Kern, M. 2008. The ability of different materials to reproduce accurate records of interocclusal relationships in the vertical dimension. *J Oral Rehabil* May 9 (Epub).

Haack, JE, Sakaguchi, RL, Sung, T, Coffey, JP. 1995. Elongation and preload stress in dental abutment screws. *Int J Oral Maxillofac Implants* 10:529–536.

Jensen, OT, Shulman, LB, Block, MS, Iacono, VJ. 1998. Report of the Sinus Consensus Conference of 1996. *Int J Oral Maxillofac Implants* 13(Suppl.):11–32.

Kano, SC, Binon, PP, Bonfante, G, Curtis, DA. 2007. The effect of casting procedures on rotational misfit in castable abutments. *Int J Oral Maxillofac Implants* 22(4):575–579.

Kenyon, BJ, Hagge, MS, Leknius, C, Daniels, WC, Weed, ST. 2005. Dimensional accuracy of 7 die materials. *J Prosthodont* 14(1):25–31.

Leal, MB, Paulino, SM, Pagnano, VO, Bezzon, OL 2006. Influence of investment type and sprue number on the casting accuracy of titanium crown margins. *J Prosthet Dent* 95(1):42–49.

Linkow, L, Charchee, R. 1970. *Theories and Techniques of Oral Implantology*. St. Louis, MO: Mosby Co., pp. 74–76.

Maló, P, Rangert, B, Nobre, M. 2005. All-on-4 immediate-function concept with Brånemark System implants for completely edentulous maxillae: a 1-year retrospective clinical study. *Clin Implant Dent Relat Res* 7(Suppl. 1):S88–S94.

Misch, C. 1987. Maxillary sinus augmentation for endosteal implants: organized alternative treatment plans. *Int J Oral Maxillofac Implants* 15:49–58.

O'Brien, WJ. 1989. *Dental Materials: Properties and Selection*. St. Louis, MO: Quintessence Publishing Co., pp. 89–126.

Phoenix, R, Cagna, D, DeFreest, C. 2003. *Stewart's Clinical Removable Partial Prosthodontics*, 3rd Edition. Chicago: Quintessence Publishing Co., pp. 370, 374–375.

Rosenfeld, AL, Mandelaris, GA, Tardieu, PB. 2006. Prosthetically directed implant placement using computer software to ensure precise placement and predictable prosthetic outcomes. Part 1: diagnostics, imaging, and collaborative accountability. *Int J Periodontics Restorative Dent* 26(3):215–221.

Schnitman, PA, Wohrle, PS, Rubenstein, JE. 1990. Immediate fixed interim prostheses supported by two-stage threaded implants: methodology and results. *J Oral Implantol* 16:96–105.

Schnitman, PA, Wohrle, PS, Rubenstein, JE, DaSilva, JD, Wang, N-H. 1997. Ten-year results for Brånemark implants immediately loaded with fixed prostheses at implant placement. *Int J Oral Maxillofac Implants* 12:495–503.

Schweitzer, JM. 1981. An evaluation of 50 years of reconstructive dentistry. Part I: jaw relations and occlusion. *J Prosthet Dent* 45(4):383–388.

Skalak, R. 1983. Biomechanical considerations in osseointegrated prostheses. *J Prosthet Dent* 49:843–848.

Tallgren, A. 1972. The continuing reduction of the alveolar ridges in complete denture wearers: a mixed longitudinal study covering 25 years. *J Prosthet Dent* 29:120–131.

Tarnow, D, Emtiaz, S, Classi, A. 1997. Immediate loading of threaded implant at stage I surgery in edentulous arches: ten consecutive case reports with 1- to 5-year data. *Int J Oral Maxillofac Implants* 12: 319–324.

Tealdo, T, Bevilacqua, M, Pera, F, Menini, M, Ravera, G, Drago, C, Pera, P. 2008. Immediate function with fixed implant-supported maxillary dentures: a 12-month pilot study. *J Prosthet Dent* 99(5): 351–360.

Testori, T, Del Fabbro, M, Capelli, M, Zuffetti, F, Francetti, L, Weinstein, RL. 2008. Immediate occlusal loading and tilted implants for the rehabilitation of the atrophic edentulous maxilla: 1-year interim results of a multicenter prospective study. *Clin Oral Implants Res* 19(3):227–232.

Thongthammachat, S, Moore, BK, Barco, MT, Hovijitra, S, Brown, DT, Andres, CJ. 2002. Dimensional accuracy of dental casts: influence of tray material, impression material, and time. *J Prosthodont* 11(2): 98–108.

Vanden Bogaerde, L, Pedretti, G, Dellacasa, P, Mozzati, M, Rangert, B. 2003. Early function of splinted implants in maxillas and posterior mandibles using Brånemark system machined-surface implants: an 18-month prospective clinical multicenter study. *Clin Implant Dent Relat Res* 5(Suppl. 1):21–28.

Vigolo, P, Majzoub, Z, Cordioli, G. 2003. Evaluation of the accuracy of three techniques used for multiple implant abutment impressions. *J Prosthet Dent* 89(2):186–192.

Wise, M. 2001. Fit of implant-supported fixed prostheses fabricated on master casts made from a dental stone and a dental plaster. *J Prosthet Dent* 86(5):532–538.

第4章 数控装置辅助替代体放置及 CAD/CAM基台

引言 ▶▶▶

种植修复部件与种植体间的密合程度，被视为是影响整个种植修复长期成功率的重要因素（Binon，1995，1996；Jemt和Book，1996；May等，1997；Byrne等，1998）。种植体与修复部件间若是不密合，将会在种植体/基台/修复体间聚集明显的应力，导致螺丝松脱、螺丝断裂、修复体松动甚至可能导致种植体失败（Skalak，1983）（图4.1）。

修复医师与牙技师致力于制作精准密合的种植修复体，包括稳定的螺丝连接，特别是螺丝固位的固定修复体。Binon报告指出种植体与种植体修复部件间保持最小的抗旋度（应小于2°），这样可以减少螺丝的松脱（Binon，1996），有许多的研究报告是关于螺丝从螺丝固位型种植修复体中松脱的案例，其中一篇报告（Becker and Becker，1995）指出，磨牙区种植体有高的累积存活率（95%），所有的磨牙都是单冠修复，其修复体都是用抗旋的金柱制作。咬合调整至有最轻的正中接触以及无侧方干扰。Becker和Becker（1995）指出，黄金固位螺丝在8颗种植体修复病例中松脱1～3次（38%），作者结论单颗磨牙区种植就生物相容性而言其成功率是很高的，但是同时医师也必须预测到修复后螺丝松脱的高发生率。随着制作精度提高，以及更了解预负荷的扭矩大小，将可以减少螺丝松脱的概率（Norton，2001）（图4.2）。

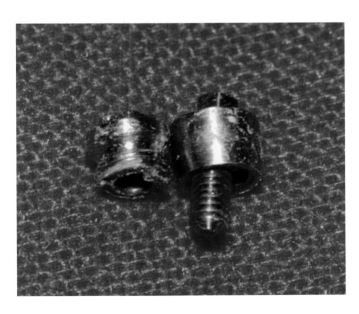

图 4.1 图左为断裂植体的龈端 1/3
图右为标准基台及螺丝。患者将这些配件拿在手上，表示基台已经松动有一阵子了

种植固定修复体的技工步骤（铸造、包埋、蜡型烧结、去包埋等），可能会改变基台表面与种植体修复体平台的接触面，因而对种植体与基台交界面可能会有负面的影响（图4.3）。Vigolo等（2000）研究评估单颗、预成UCLA金基台经过铸造及上瓷后，基台与种植体间界面的改变。报告显示，在修复体的技工制作过程中，相对于所实验的参数（外六角的深度、六角的宽度、基台底端的直径以及基台与植体间的抗旋角度）之间没有显著的差异（P=0.576）。Vigolo等（2000）认为，如果所有的技工步骤都很小心，预成的UCLA金基台与种植体交界面不应该有改变发生。

Vigolo等（2008）研究预成的UCLA金基台及CAD/CAM制作的基台与种植体交界面的精确度，同时也研究外六角及内六角连接的精确度（图4.4），他们的结论为，两种基台（预成UCLA金基台及CAD/CAM钛金属基台）在植体与基台交界处，对于内六角及外六角连接，有相同的1°抗旋平面。然而，其他学者对预成UCLA金基台有不同的意见。

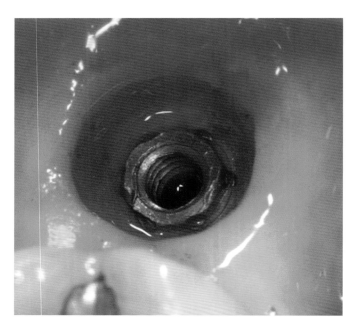

图4.2 下颌第二磨牙外六角植体的植体修复平台临床验面照

先前患者已注意到基台松动，数周后才就诊，由于基台在种植体上不断转动，导致原本应呈外六角的锐角已有磨损变平的现象，这种现象通常发生在基台螺丝松动后

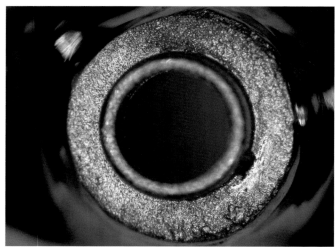

图4.3 铸造后的UCLA无六边形卡槽基台的修复平台照片（放大15倍）

即使已经使用抛光保护帽，机械处理后的界面也会因为铸造与过程中后续制作过程受损。这样的结果对于种植体与基台的连接以及基台与修复体的长久稳定性有负面的影响

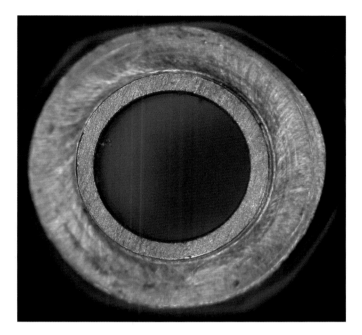

图 4.4 铸造 UCLA 非六角基台修复平台的实验室图像（15 倍放大）
虽然使用了抛光保护帽，当在铸造和精细加工过程中，加工界面已经损坏，这可能会对种植基台连接和基台长期稳定性及修复治疗产生负面影响

CAD/CAM 的应用由工业用转移到牙科的应用如种植体基台的制造、种植体的制造、牙冠的制作以及种植修复体的制造。CAD/CAM 基台比铸造式基台有着更多的好处。

① 可以从纯钛金属块、钛合金金属块到瓷块做精确的研磨。

② 减少铸造过程中潜在的问题：铸造的多孔性、铸造错误、植体与基台交界面的不密合。

③ 减少操作步骤及降低费用。

Beier 等（2007）评估亲水性聚醚/聚乙烯硅橡胶印模材在不同的临床状况下，应用在固定牙科修复的临床成功率。总共有 1466 颗修形后的固定修复体，包括上颌及下颌，前牙及后牙。同时，也包括嵌体、高嵌体、牙冠、贴面、桩核、粘接桥，也包括种植修复体的印模。预备体终止线相对于龈缘的位置、修复体的种类以及牙齿与植体的位置，都一一记录。印模的品质分为 3 个等级：第一级印模称为完美的印模，没有孔洞或气泡，完美地复制预备体终止线；第二级印模称为可接受的印模，预备体终止线上有很小的缺陷（<2mm）；第三级印模称为不可接受的印模，有大的孔洞成气泡（>2mm）或者预备体终止线上有缺陷。概括而言，大约 96.86% 的永久印模在临床上是可以接受的，这其中 89.43% 被评估为第一级，7.43% 为第二级，只有 3.14% 印模为不可接受的第三级。若是预备体终止线在牙龈下超过 2mm，印模的质量会受到显著的影响（$P<0.004$），另外预备体为斜面时也一样会影响印模质量（$P<0.004$）。牙齿的位置对于印模无显著影响（$P>0.404$）。Beier 等（2007）的结论是，表面活化的聚乙烯硅橡胶印模材具有很高的可预测性，可避免在临床永久印模中出现气泡或孔洞。

种植印模水平同样也被证实对专业牙科是一项挑战。Wostmann 等（2008）分析印模技术［开窗式（pick-up）或闭口式（transfer）］与材料，对种植修复体工作模型的精准度影响。他们利用 3 种不同的材料，在有 4 颗植体（XiVE®，Dentsply，Friadent GmbH，Mannheim，Germany）的主模型上取 60

次印模，以评估植体的方向、旋转及三维空间的变化。结果显示，开窗式印模在植体的方向及三维空间的差异较小（$P<0.05$），但却比闭口式印模在旋转上差异较大。不同印模材料之间并无显著性差异（$P>0.05$，H检验），他们的结论是，印模技术对于工作模型的精准度有影响，而印模材料却没有影响。

Vigolo等（2005）研究以两种不同印模转移体来评估单颗植体修复工作模型的准确度：① 其中一种是在永久印模前在印模转移体的粗糙表面喷砂及涂布印模粘接剂；② 另外一种是使用预成UCLA金基台当作印模转移体。此研究利用上面有一颗标准种植体的聚合树脂模型来模拟临床状况。第一组制取20次印模，使用了方形印模转移体，在转移体的牙龈上方部位进行喷砂处理让表面粗糙，接着涂布一层印模材粘接剂。第二组也是制取20次印模，使用预成UCLA金基台为印模转移体，可铸造的部分利用自固化树脂将所有的基台连接，以避免印模时的移动。UCLA金基台的可铸造表面亦涂布一层印模材粘接剂来增加该基台在印模材内的稳定性。这样制作出两组主模型，用以评估树脂模型上六角植体替代体在主模型上相关位置的旋转有何改变。作者报告在主模型的替代体旋转位置变化上，利用预成UCLA金基台为印模转移杆，与方形的粗糙表面印模转移杆相比，前者有较少的旋转位置变化。Vigolo等（2005）的结论是，在单颗植体修复中，借助预成UCLA金基台作为永久印模的印模转移体，临床医师可以让基台替代体在技工主模型上有更准确的定位。

Priest（2005）发表一篇有关计算机辅助设计及制作（CAD/CAM）基台的文章，并且陈述CAD/CAM将会根本改变现今口腔种植的修复程序。标准的种植修复技术依赖于种植体水平高精度印模及昂贵的铸造技术来完成修复体的制造。Priest（2005）宣称许多牙科医师不习惯取种植体水平印模，而采用耗时的传统口内基台转移印模技术，或甚至不提供种植治疗方案给患者。然而，CAD/CAM制造的基台将会比那些传统铸造技术所制造出来的更精准。铸造精准度的提升对口腔种植尤为重要，如此精准的套件将会影响种植体的耐用性、修复的成功以及便于制作修复体。

Priest（2005）回顾三种现阶段的CAD/CAM植体基台系统，其中包括免做植体水平印模的数字化系统。种植手术医师或修复医师将一个刻有编号的愈合基台放在种植体上，就可直接在这个特殊的愈合基台上印模，依传统的方式倒模灌注模型，接着对模型进行光学扫描，借助CAD/CAM系统及特殊的软件，创造出个性化的永久基台。接着基台进行研磨，然后寄回牙科技工室准备制作永久种植修复体。直到戴入永久基台及永久性牙冠的同时，才将这个带有编号的愈合基台从种植体上移除。在刻有编号的愈合基台水平上做种植体印模，并以计算机合成来制作个性化基台，这一系列简单又精准的步骤给种植团队带来多项的优点：修复医师少依赖传统牙科技术来修复种植体、印模的临床时间减少、事实上也避免了不精准的铸造步骤。牙技师可以专心将精力集中在更高要求的环节，像是个性化烤瓷及染色。牙技师不再需要花费大量时间在雕蜡、铸造以及单一单位的铸造抛光上。最终牙医师会更乐意将种植治疗方案推荐给患者。Priest（2005）预言CAD/CAM会被应用在基台制造这个划时代的技术，并将会取代传统的修复模式，在可预期的将来，成为标准的口腔种植模式。

编码全修复系统 ▶▶▶

2004年以来，已经可以利用Encodel® Resto-rative System（Biomet 3i，Palm Beach Gardens，FL）的义齿修复系统，来制作Patient Specifi Restorations®这样的个性化研磨的钛金属基台。借助该系统，手术医师装上特殊的愈合基台［Encode® Healing Abutment（EHAs）］，这种特殊愈合基台的 面上刻有计算机编码（图4.5）。这些愈合基台可以在种植体植入当天装上，也可以在二期手术时装上。带有编码的愈合基台设计为两段式（图4.6），而且设计有许多的穿龈高度尺寸（3cm、4cm、6cm及8cm）（图4.7）。也适用于3.4cm、4.1cm、5cm及6cm的种植体平台。

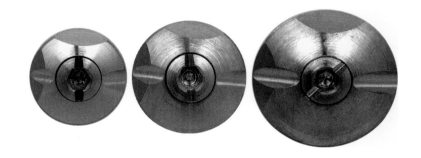

图4.5 带有编号的愈合基台的 面观（由左而右为直径 5mm、6mm、7.5mm 的天然穿龈轮廓）
计算机/扫描仪可以读取 面的编码，借以辨识六角连接的方向、植体修复平台的直径以及植体与基台的连接处；IEHA554、IEHA564、IEHA574（Biomet 3i 由左而右）

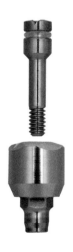

图4.6 标有编码的愈合基台及螺丝（IEHA454）外观
此愈合基台设计用于4mm的植体修复平台（蓝色），5mm高度的穿龈轮廓。为了让此系统能够如预期设计发挥功用，愈合基台必须准确地卡在植体修复平台的六角中

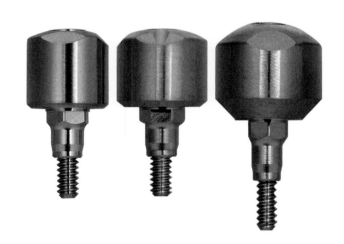

图4.7 编码愈合基台的外观（直径 5mm、6mm、7.5mm 的穿龈轮廓，由左至右）
这些愈合基台被设计用于5mm的种植体修复平台，这些愈合基台都是4mm穿龈高度。IEHA554、IEHA564与IEHA574（Biomet 3i；由左至右）

带有编码的Encode®完全修复系统（Biomet 3i）免除了种植体水平印模的必要。制作出来的个性化研磨钛金属基台与种植体周围软组织龈缘高度相匹配，并且让种植修复体具有自然的穿龈轮廓。当然，对EHA编码的愈合基台进行印模后，即可用来设计并研磨定制CAD/CAM永久基台并应用在口内（图4.8）。EHA的编码刻在殆面上，显示其穿龈高度、植体六角的方向、植体平台直径以及植体与基台的连接面（the Certain® Internal Connection or External Hex Connection，Biomet 3i）。

在植体种植的同时或是二期手术时，手术医师将EHA植入后软组织也逐渐愈合，刻有编码的完全修复系统免除了种植体水平印模的必要。修复医师不必因为反复移除再戴入愈合基台，或使用传统印模转移体而影响软组织的愈合。修复医师仅需对EHA印模就可制作牙冠或桥架修复体。EHA的殆面必须至少露出牙龈缘1mm以上才能完全露出EHA在殆面及轴面的编码（图4.9）。永久性的EHA印模、对殆牙模型、咬合纪录（如果需要），以及永久牙冠的牙齿颜色，都将被送到牙科技工所以进行下一步骤。依据厂商的调配比例指示倒模，主模型就依传统的步骤完成（图4.10）。很重要的一点是切勿在主模型上按照传统的固定修复步骤来做种植钉，因为自动控制装置会移除主模型上EHA位置的石膏（图4.11）。

模型必须利用Adesso磁铁式配重板来定位在与系统兼容的殆架上（图4.12）（Stratos™ 100，Ivoclar Vivadent，Amherst，NY）。模型必须垂直上到在配重板线内，殆平面必须垂直固定于殆架上、下架体的正中央，切导针必须归零（图4.13）。在技工室上殆架时常发生的错误是殆架的切导针未事先归零。定位不正确的模型，将会严重影响扫描以及在计算机上的虚拟殆架位置（图4.14及图4.15）。待牙技师填完工作记录单后（图4.16），将定位好的模型送到公司（Biomet 3i's Architech PSR® Department）。

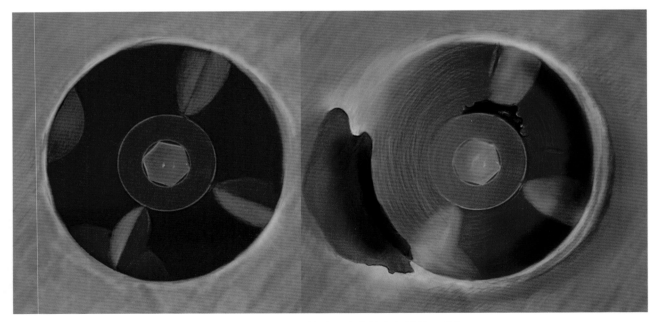

图4.8　左图中的编码愈合基台有理想的印模，右图中的编码愈合基台印模并不理想

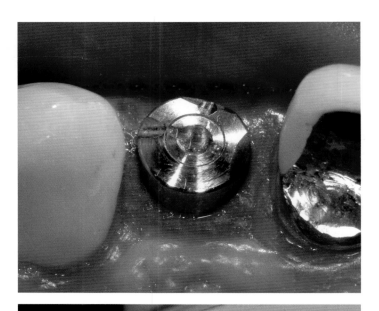

图 4.9 编码愈合基台在右上侧切牙缺牙区的临床
殆面观
愈合基台的所有殆面都必须露在龈缘上方，而且所
有的编码都必须清晰可见

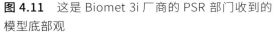

图 4.10 编码愈合基台在主模型上殆面观
扫描仪先扫描模型影像，而后计算机处理编码的
数字化信息。这些会显示种植体与基台连接面的
种类、种植体六角卡槽的方向、穿龈高度、种植
体修复平面的直径。软组织边缘也会同时被记录，
方便模拟永久性基台的设计

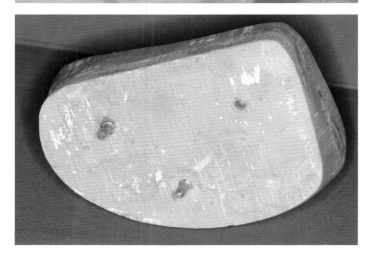

图 4.11 这是 Biomet 3i 厂商的 PSR 部门收到的
模型底部观
模型按传统固定修复的做法种植钉，有钉的模
型是不被带有编码的完全修复系统（Encode
Complete Restorative System）所接受的，自动控
制装置也无法放置技工用替代体。模型必须被送
回重新制作模型

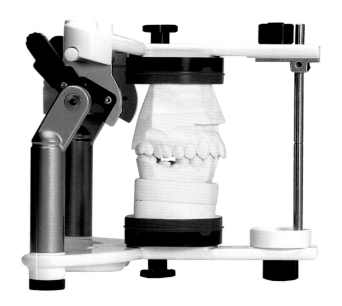 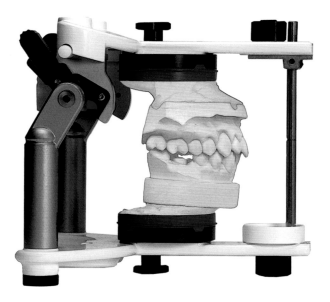

图 4.12 此照片为石膏模型正确定位于兼容系统的𬌗架上侧面观

模型利用配重板直接定位在垂直线上，𬌗平面则垂直定位在𬌗架的正中央

图 4.13 对于带有编码的完全修复系统（Encode Complete Restorative System）而言，图中这样定位是不正确的

𬌗平面在垂直方向上没有在正中央，模型太往前，导致超出配重板

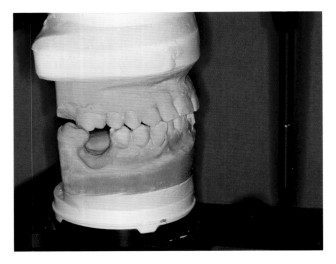 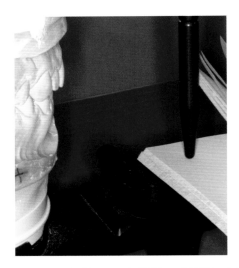

图 4.14 模型被定位在 PSR 部门校正过的𬌗架上，该𬌗架每天校正

从图中可看出这个定位不正确，因为第二磨牙没有咬合接触。模型必须重新定位

图 4.15 切导针（在 PSR 部门校正后的𬌗架上）没有与切导盘接触，相差 4.17mm

注意图中切导针与切导盘间有一叠纸，是用来指出误差数量。原始定位不精确，模型必须重新定位

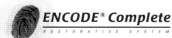
ENCODE® Complete
RESTORATIVE SYSTEM

Work Order

* 1. Account Information

* Laboratory Name:_____

　BIOMET *3i* Account#:_____

* Contact:_____

* Phone:_____

　Fax:_____

* Email:_____

* Patient ID:_____

* Ship To:_____

　　　　　_____

　Bill To:_____

　　　　　_____

* 2. Preparing Your Case For Shipment

• Use only die stone for Encode Complete Casts
• Verify that all of the codes on each healing abutment are completely visible on the cast
• Mount casts on Adesso Split Plates Articulator **only** (Stratos® or Baumann) and verify the vertical pin is set at zero and meets the occlusal table
• Following mounting on the designated articulator, please include the following in the shipment to BIOMET *3i*:
　❏ Encode Cast
　❏ Opposing cast
　❏ Copy of the completed work order
• All unarticulated or misarticulated casts will be returned to the laboratory
• Please **do not** send the articulator
• Analogs cannot be placed in sectioned or pinned casts
• **Please make sure there is no metal in the cast.** The laboratory is responsible for any damage to BIOMET 3i Equipment or personnel caused by metal in the cast

* 3. Case Information

Tooth Position	Connection Type		Gold-Colored TiN** (Titanium Nitride) Yes or No	Analog Placement Yes or No
	Certain®	External-Hex		

** NOTE: TiN Coating will add two working days to the processing of your abutment. If a box is not checked the abutment will not be TiN coated.

* 4. Design Guidelines

Margin Style – Select One
❏ Shoulder
❏ Chamfer (default)

Interocclusal Distance: _____mm

NOTE: Default on all margins = 1mm Subgingival

Buccal Margin Location
❏ Subgingival _____mm
❏ Flush with gingiva

Lingual Margin Location
❏ Subgingival _____mm
❏ Flush with gingiva
❏ Supragingival _____mm

* REQUIRED FIELD

5. Contour Guidelines

Please draw the approximate contour desired over the default images below. Note margin style. Please draw in tissue contour.
(Minimum abutment height = 4mm and minimum collar height = .5mm)

　　　　　　　　　Buccal　　　　　　Interproximal

Anterior

Posterior

6. Special Instructions

❏ Polish entire abutment (default)　　❏ Only polish the subgingival collar

_____
_____
_____

❏ See back or attached page for additional instructions.

7. Screw Ordering

❏ I would not like to order screws at this time.

Certain Abutment Screws	Qty.
Gold-Tite® Hexed (IUNIHG)	_____
Titanium Hexed (IUNIHT)	_____
Laboratory Hexed Try-in Screw - 5 pack (IUNITS)	_____

External Hex Abutment Screws	Qty.
Gold-Tite Square (UNISG)	_____
Gold-Tite Hexed (UNIHG)	_____
Titanium Hexed (UNIHT)	_____
Laboratory Square Try-in Screw - 5 pack (UNITS)	_____
Microminiplant™ Square Try-in Screw - 5 pack (MUNITS)	_____

* 8. Certification — must be signed

I certify that the stated information is correct and that the submitted materials are accurate and contain no metal. All items that have contacted the oral environment have been disinfected. This form authorizes BIOMET *3i* to fabricate the patient specific abutment(s) and place analogs using and consistent with the information provided on this work order.

Technician Signature _____

Date _____

Internal Use Only
Job #: _____
Signature: _____

BIOMET 3i™

Certain, Encode and Gold-Tite are registered trademarks and Microminiplant is a trademark of BIOMET *3i*, Inc. BIOMET is a registered trademark and BIOMET *3i* and design are trademarks of BIOMET, Inc. ©2008 BIOMET *3i*, Inc. All rights reserved.

ART881
REV F 02/08

图 4.16 应用于 Encode Complete Restorative System 的工作记录单

扫描有EHA的硬石膏模型，扫描仪会解读编码，并且记录牙齿及牙龈结构轮廓。数字化数据接着被传送到3i公司由PSR设计师来设计刻有编码的永久性基台，资料也被传送到技工所来制造数控模型（Robocast™，Biomet 3i）。Robocast的模型技术包括移除预计要放置植体替代体位置的硬石膏，然后利用这些从扫描含有EHA模型所得来的数据，来将适当的种植体替代体放置于模型里。利用原来𬌗架配重板，将原始的硬石膏模型定位在数控装置上。数控装置会移除预定部位内的石膏，将种植体替代体定位连接于模型，借此来复制种植体在患者口内的位置。这就是所谓的数控模型，用来制造最终的永久修复体（图4.17～图4.23）。

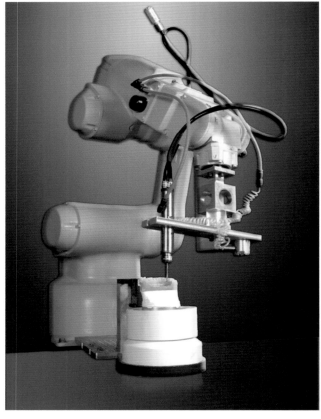

图4.17 数控装置移除主模型上植体位置的石膏
然后在正确的三维位置放入技工用替代体

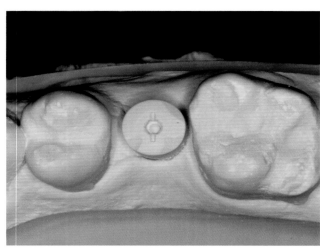

图4.18 硬石膏模型的𬌗面观
刻有编码愈合基台被复制在石膏模型上，注意，该编码清晰可见，整个愈合基台的𬌗面至少高于牙龈缘1mm

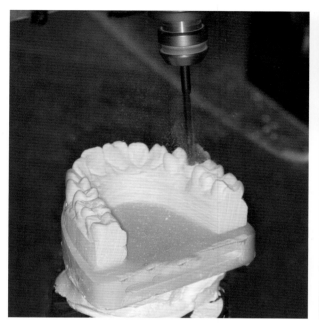

图 4.19 数控装置正在移除主模型中的石膏，会在编码愈合基台的特定位置上移除石膏

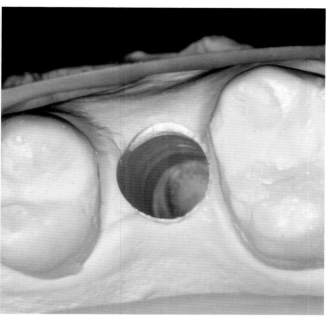

图 4.20 利用数控装置在模型上备出的孔洞的𬌗面观

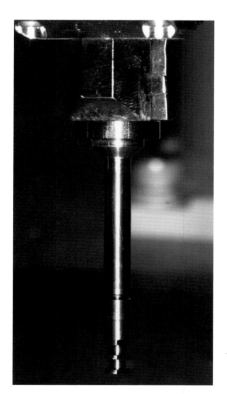

图 4.21 在此照片中，数控装置的固位器夹住一支直径 4mm 的种植体替代体

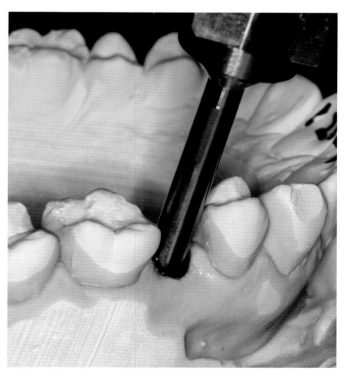

图 4.22 正在将 4mm 的种植体替代体放入正确的三维位置，数控装置的手臂将替代体准确地放入
利用丙烯酸树脂粘接剂将替代体与模型黏合，图中可以看到多余的粘接剂从孔洞溢出

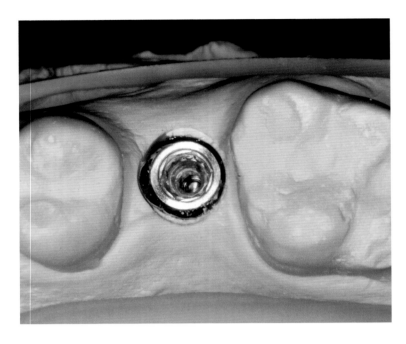

图4.23 模型骀观，种植体替代体被放在主模型上的正确三维空间位置
注意到主模型上并没有任何软组织的自然轮廓或人工牙龈，因为永久性编码基台本身已有自然穿龈轮廓的设计，相应信息储存在扫描后编码愈合基台的数字化信息中

与此同时制作数控模型去设计编码基台（图4.24）。CAD制作的愈合基台的设计图上匹配愈合基台的扫描数据，以求基台在设计与放置上都能达到准确性。采集种植体的深度、连接面、六角卡槽以及平台直径涉及邻近及对骀牙列、天然穿龈轮廓以及龈缘位置。在厂商专利的CAD软件运用下，PSR工程师根据技师及临床医师的指示，设计出具有适当的穿龈高度及穿龈轮廓的个性化基台。模拟基台的设计资料会传到CAM中心，以指导研磨钛金属块。所有的合金块表面都做过预机械处理，以使得种植体/基台连接面达到理想的密合性，并用来研磨永久性带有编码的基台。永久基台被研磨后，在主模型上就位，寄回技工所，用来制作永久性牙冠（图4.25）。

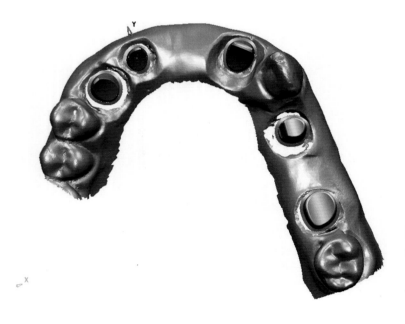

图4.24 图中为5颗编码基台
注意基台的穿龈轮廓与植体周围软组织是分离的因为是根据扫描过的石膏模型轮廓建立的

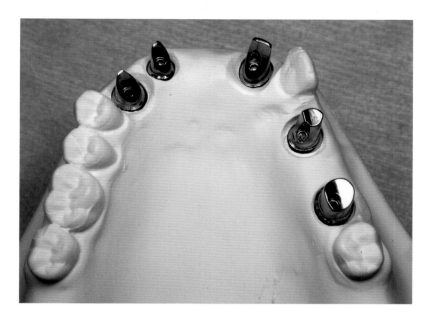

图 4.25 根据图 4.24 中的设计，研磨出来的 5 个编码基台

根据扫描获取的信息来研磨出穿龈轮廓以及龈边缘线。烤瓷技师将在这机械处理后的基台上制作符合这个穿龈轮廓与龈边缘线的修复体

临床病例展示 ▶▶▶

一位 52 岁男性患者到牙周病诊所就诊，主诉为"咀嚼时，下颌右后方会有剧烈疼痛"（图 4.26），被诊断为无保留价值必须被拔除（图 4.27 及图 4.28）。拔牙的同时进行骨移植，接着等待拔牙窝的愈合（图 4.29 及图 4.30）。

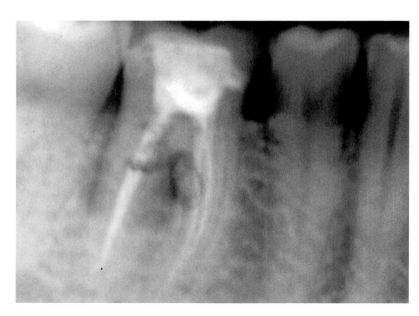

图 4.26 下颌第一磨牙手术前的放射线影像

在牙齿的根分叉处可见外吸收

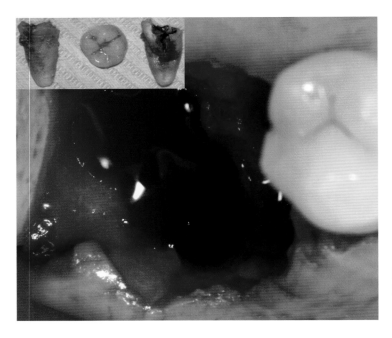

图 4.27 右下第一磨牙被切断及拔除后拔牙窝
𬌗面观
左上方插图是被切断的牙齿碎片

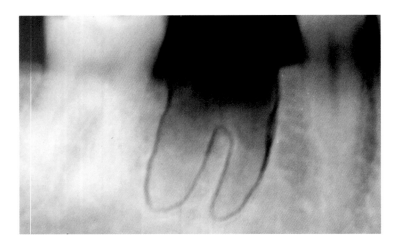

图 4.28 拔牙后即刻的拔牙窝放射性影像，牙
周专科医师将牙根的外形画出来

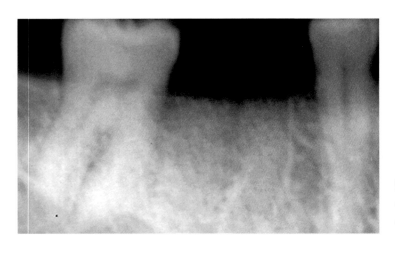

图 4.29 拔牙及骨移植后 4 个月的放射线影像
骨移植看起来很成功，位点显示可以进行种植
体植入

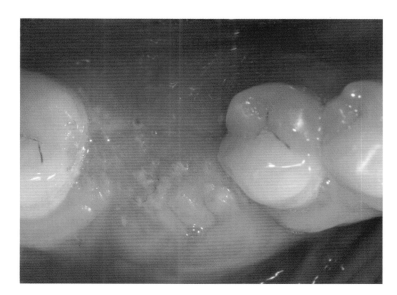

图 4.30 牙拔除骨移植后 4 个月拔牙位点骀面观

嵴顶愈合呈现宽广的 U 形轮廓, 没有任何的倒凹, 该部位也有充足的角化龈

诊断 ▶▶▶

诊断如下:

① 右下颌第一磨牙区骨愈合良好。

② 骨量足以放置直径 5mm 的植体。

③ 缺牙区有足够的空间以容纳一颗磨牙尺寸的种植修复体。

④ 该部位有足够宽度的角化龈组织, 可以进行种植修复。

评估 ▶▶▶

患者的状况适合种植 5mm 直径的植体以及冠修复体 (图 4.31)。这里采用自上而下的治疗计划模式, 也就是以修复为导向的治疗计划。这样的治疗计划是在现有条件下, 先考虑种植体的修复体平台, 之后依照现有的骨解剖条件来决定种植体的部分。这种自上而下的治疗计划能达到较高的生物机械稳定性, 再则因为是以修复平台的考量为优先, 用与被拔除牙齿外形相当的种植体修复连接让软组织可以外展。

患者没有任何种植手术的禁忌证, 骨愈合很好, 评估利用种植体固位冠修复下颌第一磨牙会有良好的预后。

如果种植体的植入扭矩大于 40Ncm, 患者将不需要任何额外的骨移植, 牙周医师将实施一期手术。如果该准则可以达到, 一期手术模式经证明会比二阶段手术的模式更有效率 (Testori 等, 2002; Galli 等, 2008)。

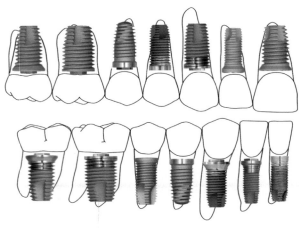

图 4.31 这是自上而下治疗计划的示意图
理想的修复效果必须在治疗计划阶段就决定，理想治疗计划是在现有的条件下，考虑到种植体的修复平台，之后依照骨头解剖条件再来决定种植体的部分。就此病例而言，选择5cm直径的种植体来修复缺失的下颌右侧第一磨牙

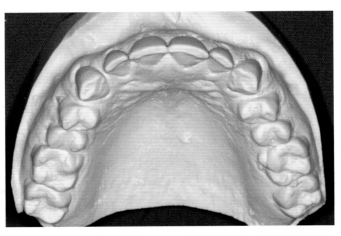

图 4.32 藻酸盐印模使用硬石膏灌注得到上颌诊断用模型

诊断用模型及手术导板制作 ▶▶▶

　　取上下颌牙列的藻酸盐印模，灌注硬石膏以制作诊断用模型（图4.32及图4.33）。

　　牙周医师制作手术导板，放置外科引导套筒在导板中，套筒（SGT 25，Biomet si）大约在缺牙区的中心位置上。值得注意的是，套筒的位置是依据诊断用模型解剖构造以及二维的放射线影像。这样的套筒能作为为牙周医师窝洞预备的起始点。然而，真正的备孔位置必须依据种植体区的特殊解剖构造而作修正。手术医师照了一张放入手术导板的放射线影像（图4.34）。预估种植体的位置后，预约患者行种植体手术。

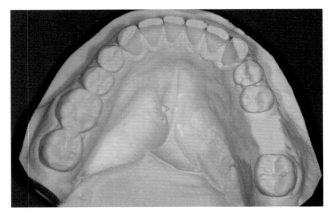

图 4.33 藻酸盐印模使用硬石膏灌注后得到的下颌诊断用模型

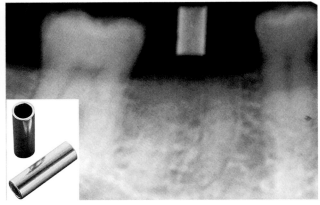

图 4.34 术前戴入手术导板的放射线影像
牙周医师将引导套筒（SGT25）放入手术导板。套筒设计用来引导使用2mm的螺旋钻（左下角插图）

种植手术 ▶▶▶

植入5mm直径的锥形种植体（NanoTite™ Tapered Certain®，NINT511，Biomet 3i）（图4.35及图4.36）。种植机显示植入扭矩为50Ncm，因此，手术医师采用一期手术模式。

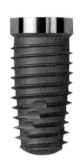

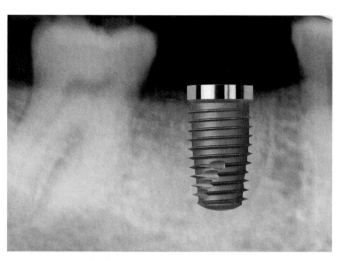

图 4.35 此为修复右下颌第一磨牙的种植体（NINT511）

图 4.36 此为种植体植入前的缺牙区放射线影像
将一颗直径5mm、长11.5mm的种植体重叠在放射线影像上，模拟种植体在牙槽骨内的位置

放置愈合基台 ▶▶▶

依据自上而下的治疗计划模式来选择愈合基台（Lazzarra，1994）。由于现今的种植体直径与长度一样有众多的选择，所以选择种植体就显得更复杂。为了拓展治疗适应证及优化治疗结果，种植体的选择必须依据手术考量因素的多寡及修复体对每一个种植体区的特别要求。小直径种植体适用于狭窄的牙槽嵴宽度，或是修复空间不足。宽径种植体较适合应用在后牙区骨质较差且骨垂直高度受限时。宽径种植体与骨头有较大的结合面，较高的初期稳定度，较少的螺丝应力，且其解剖性的穿龈轮廓会较接近原先的缺牙。

针对直径5mm的种植体，选用了直径7.5mm的愈合基台，穿龈高度为4mm（图4.37）。这些尺寸大小都是为配合下颌第一磨牙的颈部直径（图4.38）。

带有编码的愈合基台的放置及印模 ▶▶▶

为了让转诊后的全科牙医师更容易修复种植体，牙周专科医师决定选用个性化的CAD/CAM基台

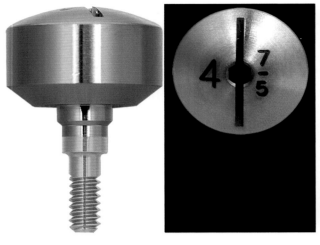
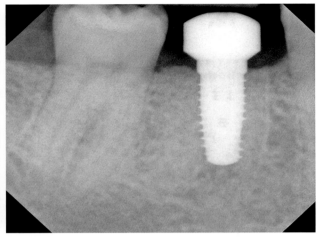

图4.37 用在本病例的愈合基台（IWTH574，Biomet 3i）示意图
左图是愈合基台的外观。黄色螺丝表示此愈合基台用在5mm直径的内连接种植体。右图表示在骀面上显示三个数字：大的数字"4"示愈合基台的穿龈高度是4mm；右侧的"7"表示其穿龈轮廓直径是7.5mm；分母"5"表示愈合基台适用在5mm直径的种植体修复平台

图4.38 患者手术后即刻放射线影像
置入7.5nm直径、4mm穿龈高度的愈合基台。与下颌第一磨牙的颈部直径匹配。愈合基台完全与种植体修复平台密合

来修复下颌第一磨牙。

Jemt（2008）提出一份长期报告，有关于粘接固位及螺丝固位单颗种植体冠修复体的比较。他对这些已使用10年的单颗种植体冠修复体做了临床与X线评估，这些修复体的制作方式有两种：① 实验组的牙冠是直接烤瓷在个性化的TiAdapt®钛金属基台（Nobel Biocare AB，Göteborg Sweden）② 对照组，将牙冠粘合在CeraOne®（Nobel Biocare AB）基台上。总共35位的上颌部分缺牙患者。接受41颗机械处理表面的单颗Brånemark System®植体（Nobel Biocare AB）。

将所有患者随机分配到实验组（15位患者，接受18颗植体）及对照组（20位患者，接受23颗植体）之后，收集临床数据及X线片资料，以比对两组间的不同。Jemt（2008）报告10年内，2组种植体均无失败（CSR=100%），且仅观察到很少的临床问题。10年内所有种植体的平均边缘骨丧失为0.26cm(SD=0.64)。经过第一次将螺丝锁紧后，两组之间无任何显著差异（$P>0.05$）。所以Jemt(2008)得出结论，这两组的单颗种植修复体经过10年追踪期间在临床上与放射线影像上并无明显差异，只有部分修复体在追踪期内有基台螺丝松动和（或）瘘管的情形。这结果暗示单颗种植体牙冠需要某种程度的维护。一体式单颗种植体程序（实验组）可以做到简单的临床种植体放置程序而无粘接方面的问题，并且安装后的单种植体牙冠在长期使用中只需要简单的维护。其他的研究者们所做的单种植体牙冠修复体的研究报告也仅有少数的临床问题（Scheller等，1998；Gotfredson，2004）。

依照种植体的修复平台、天然穿龈轮廓、软组织深度，选择一个独特的愈合基台（Encode

Complete Restorative System）（图4.39）。相较于一般传统愈合基台，EHA的高度比较高，因为它必须能够被准确地扫描，临床医师要能够看到所有在殆面上的编码。愈合基台的圆顶殆面部份，每一个面的高度必须超过牙龈缘1mm，因为部分编码会在EHA的轴面。

EHA为两部分所组成，一部分是大六角基台螺丝（0.048英寸），另一部分为基台本体。基台的本体部分设计成六角形交界面来与植体的六角形相匹配（Biomet 3i的内部连接；4.1mm外部六角）。这必须在X线片上确认，愈合基台必须要完全就位（图4.40及图4.41）。在取永久性印模前，必须先用扳手将基台螺丝以20Ncm锁紧。

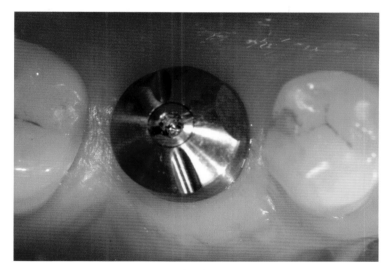

图4.39 编码愈合基台在下颌第一大磨牙的殆面观
可以清楚见到殆面的所有编码

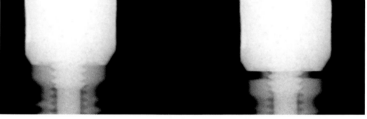

图4.40 左侧显示愈合基台与种植体正确连接的放射线影像
右侧显示愈合基台与种植体没有准确连接的放射线影像

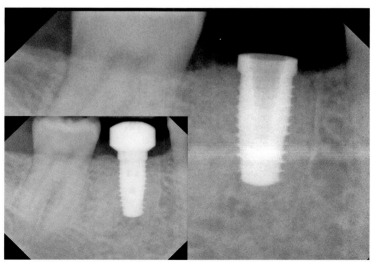

图4.41 种植体刚植入时的放射线影像
种植体位置约比牙槽嵴高1mm。左下插图显示愈合基台与种植体在手术后准确连接

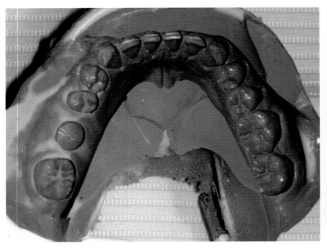

图 4.42 下颌全口牙列印模的𬌗面观

在右下颌第一磨牙处的编码愈合基台被完全记录在印模中

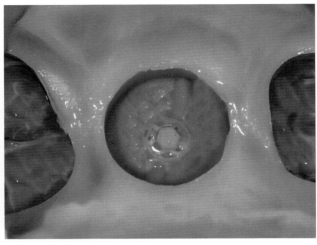

图 4.43 此为图 4.42 中编码愈合基台印模的放大影像

　　大约种植体植入手术后 10 周，牙周医师将传统的愈合基台换成 EHA。然后用全口常用托盘及聚乙烯聚硅氧烷印模材制取印模（图 4.42），待印模材料硬化，将印模托盘从患者口内取出，检查印模是否精确，是否有印到 EHA 𬌗面的编码，印模是否包含全部愈合基台，以及软组织的外形（图 4.43）。

主模型 ▶▶▶

　　将低膨胀系数的模型石膏依照厂商比例调拌，灌注印模中（图 4.44）。模型必须足够大以放入适当的种植体替代体（图 4.45）。

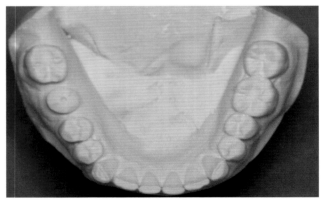

图 4.44 灌注石膏后的全口模型

石膏依据厂商的指示调拌，没有使用植钉

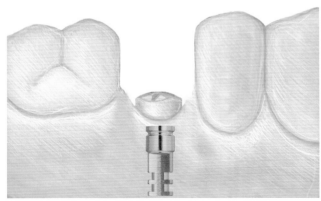

图 4.45 该程序模型必须够厚以承受钻孔洞，而后在模型上放入适当的种植体替代体

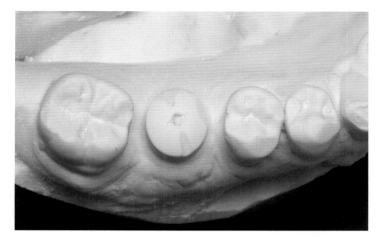

图 4.46 编码愈合基台在石膏上的骀面放大观 位于主模型下颌右后方，所有的编码均可见。在基台螺丝与基台连接面的气泡或缺陷并不重要，因为所有需要被确认、设计及研磨的信息都包含在骀面的密码中

模型必须仔细确认观察，确认所有骀面编码都被完整记录（图4.46）。为达到精确的扫描，EHA模型必须提供以下信息：

① 骀面必须完全可视（没有任何瑕疵）。

② 可以看见至少1mm的轴面。

③ 每一个愈合基台周围的软组织都被精确且零缺陷地复制。

就这种特殊的程序来说，不必常规植钉。取而代之的，是用数控装置放置替代体。因此，此种程序所使用的模型，包括模型的底部都必须是实心的。同时，利用数控装置放置替代体前，不可先固定配重板。

上骀架 ▶▶▶

将模型固位在与Adesso®配重板（Baumann Dental GmbH，Ellmendingen，Germany）相容的骀架上，比如Ivoclar Stratos 100（图4.47）。将模型固位前，骀架必须先依照厂商的指示校正及归零，而且要留意切导针是否归零，且与切导盘接触，这很重要。这台骀架要利用专门的调整锁来调整，厂商宣称，这个Adesso Split System若调整合理，在骀架间交换具有毫米级精确度（www. modelsystem-2000. com/english/pdf/prospekte/e_26660.pdf）。

模型固位在骀架中心，上颌中切牙近中切角对准切导针的水平柱，模型必须在配重板中央，因为扫描仓扫描模型是以配重板在骀架的位置为主，若未将模型放在配重板的中央，模型及愈合基台将不会被准确地扫描（图4.48及图4.49），切导针设定归零。

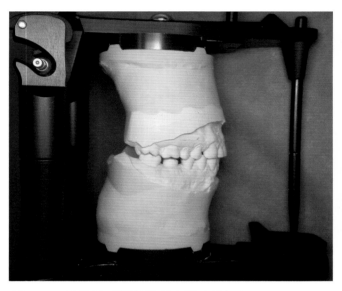

图 4.47 模型利用配重板正确固位在𬌗架上

模型固位在垂直中央，与切导针的水平指示相配合，模型也恰好被置在配重板的正中央

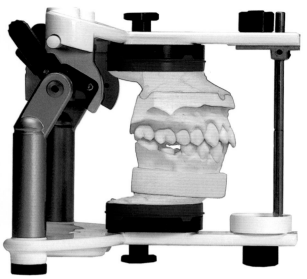

图 4.48 模型利用配重板固位在𬌗架上

该固位是不正确的，垂直方向而言，模型固位在正中央，但是并没有固位在配重板的正中央，这样的固位将无法准确地放在扫描仓中，而且将无法扫描愈合基台的编码，模型必须重新就位

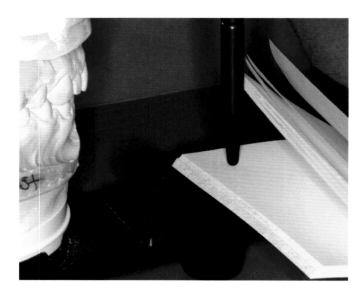

图 4.49 固位在未校准的𬌗架上

模型是中心咬合，但是切导针却与切导盘相差将近5mm

编码完成的工作交接单 ▶▶▶

填写完成工作交接单并且签上技师的名字（图4.50），就这个病例而言，牙技师特别注明以下几点：

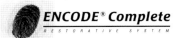

ENCODE® Complete
RESTORATIVE SYSTEM

Work Order

* 1. Account Information

* Laboratory Name: _____

  BIOMET **3i** Account#: _____

* Contact: _____

* Phone: _____

  Fax: _____

* Email: _____

* Patient ID: _____

* Ship To: _____

  _____

  Bill To: _____

  _____

* 2. Preparing Your Case For Shipment

- Use only die stone for Encode Complete Casts
- Verify that all of the codes on each healing abutment are completely visible on the cast
- Mount casts on Adesso Split Plates Articulator **only** (Stratos® or Baumann) and verify the vertical pin is set at zero and meets the occlusal table
- Following mounting on the designated articulator, please include the following in the shipment to BIOMET **3i**:
  ❏ Encode Cast
  ❏ Opposing cast
  ❏ Copy of the completed work order
- All unarticulated or misarticulated casts will be returned to the laboratory
- Please **do not** send the articulator
- Analogs cannot be placed in sectioned or pinned casts
- **_Please make sure there is no metal in the cast._** The laboratory is responsible for any damage to BIOMET 3i Equipment or personnel caused by metal in the cast

* 3. Case Information

Tooth Position	Connection Type		Gold-Colored TiN** (Titanium Nitride) Yes or No	Analog Placement Yes or No
	Certain®	External-Hex		

** NOTE: TiN Coating will add two working days to the processing of your abutment. If a box is not checked the abutment will not be TiN coated.

* 4. Design Guidelines

Margin Style – Select One
❏ Shoulder
❏ Chamfer (default)

Interocclusal Distance: _____mm

NOTE: Default on all margins = 1mm Subgingival

Buccal Margin Location
❏ Subgingival _____mm
❏ Flush with gingiva

Lingual Margin Location
❏ Subgingival _____mm
❏ Flush with gingiva
❏ Supragingival _____mm

* REQUIRED FIELD

5. Contour Guidelines

Please draw the approximate contour desired over the default images below.
Note margin style. Please draw in tissue contour.
(Minimum abutment height = 4mm and minimum collar height = .5mm)

             Buccal   Interproximal

Anterior

Posterior

6. Special Instructions

❏ Polish entire abutment (default)   ❏ Only polish the subgingival collar

_____
_____
_____

❏ See back or attached page for additional instructions.

7. Screw Ordering

❏ I would not like to order screws at this time.

Certain Abutment Screws	Qty.
Gold-Tite® Hexed (IUNIHG)	_____
Titanium Hexed (IUNIHT)	_____
Laboratory Hexed Try-in Screw - 5 pack (IUNITS)	_____

External Hex Abutment Screws	Qty.
Gold-Tite Square (UNISG)	_____
Gold-Tite Hexed (UNIHG)	_____
Titanium Hexed (UNIHT)	_____
Laboratory Square Try-in Screw - 5 pack (UNITS)	_____
Microminiplant™ Square Try-in Screw - 5 pack (MUNITS)	_____

* 8. Certification — must be signed

I certify that the stated information is correct and that the submitted materials are accurate and contain no metal. All items that have contacted the oral environment have been disinfected. This form authorizes BIOMET **3i** to fabricate the patient specific abutment(s) and place analogs using and consistent with the information provided on this work order.

Technician Signature _____

Date _____

Internal Use Only

Job #: _____

Signature: _____

BIOMET 3i™

Certain, Encode and Gold-Tite are registered trademarks and
Microminiplant is a trademark of BIOMET **3i**, Inc. BIOMET is a registered
trademark and BIOMET **3i** and design are trademarks of BIOMET, Inc.
©2008 BIOMET **3i**, Inc. All rights reserved.

ART881
REV F 02/08

图 4.50 编码基台与数控装置放置替代体的工作交接单

① 用牙齿编号来标明种植体区位置。

② 确认本种植体基台的连接方式。

③ 注明最终编码基台不要做黄金色氮化钛的外涂层。

④ 利用数控装置将种植体替代体置入种植体区。

⑤ 边缘为弧形边缘。

⑥ 唇颊侧及邻面的边缘线应该在牙龈缘下1mm处。

⑦ 舌侧边缘线与牙龈缘平齐。

⑧ 基台的𬌗面与对𬌗牙𬌗面的咬合间隙为2mm。

⑨ 标准外形轮廓指导。

⑩ 基台必须抛光。

⑪ 依照EHA在模型上的位置，数控装置辅助放置种植体替代体。

将模型及模型固位后的配重板用泡沫纸包装保护，寄到Patient Specific Products（PSP）Department，Biomet 3i，4555 Riverside Drive，Palm Beach Gardens，FL。

扫描 ▶▶▶

Biomet 3i公司收到模型后，将模型固位在𬌗架上，𬌗架必须每天校正。原始𬌗架固位经确认是准确的。接着将模型放进激光扫描仓中（D-250™ 3D Scanner，3Shape A/S，Copenhagen，Denmark）（图4.51及图4.52）。这家公司提供三维扫描系统，只要按下按钮，就能根据实物创造出准确的三维模型。官网上宣称，所有的扫描系统，都可以利用光学技术，准确地捕捉模型的几何外形，同时也提供非常人性化的视觉操作界面（www.3shape.com）。

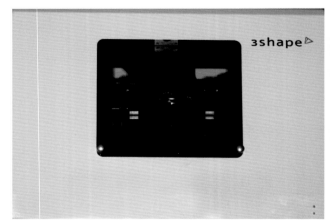

图4.51 D-250 3Shape 扫描仓
打开不透明黑色玻璃可见磁性配重板，设计与 Adesso Mounting Plates 使用

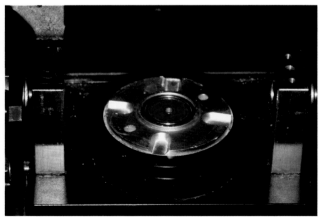

图4.52 D-250 3Shape 扫描仓内部的放大图片
可以看到磁性配重板与 Adesso Mounting Plates 配套使用

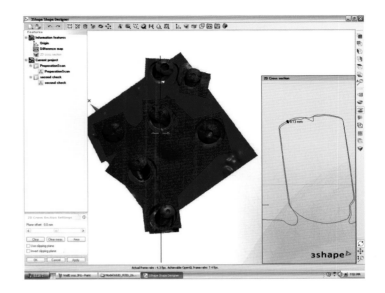

图4.53 此截图的计算机影像为完整编码程序蓝色的部分是扫描编码愈合基台的影像，红色的部分是实际在数控模型上编码愈合基台的影像。右侧剖面图是从石膏模型上扫描下来的编码愈合基台，其重叠在真实编码愈合基台位于数控模型替代体上之影像

根据上述官网，3Shape的牙科解决方案，结合了该公司在三维扫描领域及三维CAD软件的专业经验，提供临床医师与技师整合解决方案，制作精准的个性化CAD/CAM修复体。

3Shape公司的牙科修复系统是一个提供先进三维技术的完全开放系统（输出信息为标准格式）。本系统能够扫描全口模型、分离代型或蜡型，本系统可依据扫描信息来设计全解剖形态牙冠、固定桥或是种植体基台。3Shape的开放系统可以提供给相容的机器或材料厂商自行研磨，也让厂商可以利用日渐增多的生产中心来进行委托生产。

3Shape's DentalManager™软件程序可以自动处理所有产品的信息，传递信息给设备厂商或国外中心。

模型扫描（D-250 3D Scanner）后，从EHA（在模型上）扫描后的数字信息传输到PSP设计师的计算机工作站，接着开始进行一系列匹配步骤，确认扫描所得EHA精确复制口内EHA（图4.53）。

基台的设计及研磨 ▶▶▶

基台依据工作单的要求进行个性化设计：

① 边缘形态及位置。弧形边缘；舌侧的边缘线平齐牙龈缘；唇颊侧及牙邻面的边缘线在牙龈缘下方。

② 轴面聚合度。约为6°。

③ 基台的𬌗面与对𬌗牙𬌗面之间的咬合间隙。约为2mm（图4.54及图4.55）。

基台是在CAD软件下设计，有一些病例，设计后的初步结果会先以邮件的方式传给技师审核与讨论，这样的讨论必须在制作前先进行。

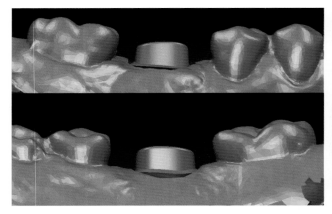
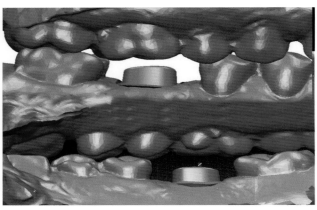

图 4.54 基台的设计计划通过邮件交给牙科技工所技师确认。上图是颊侧面观的图像，下图是舌侧面观的图像。基台颊舌侧边缘设计于龈上，邻面边缘设计于龈下

图 4.55 这两张图描述的是上下颌后牙在虚拟𬌗架中的关系，基台的设计以最终冠修复体为导向，关于基台表面与对颌牙列的𬌗龈距离、牙尖的位置以及其他技师认为需要调整的地方都可以被修改

设计好的信息就送到研磨机（Mikron HSM 400，Mikron Agie Charmilles，Nidau，Switzerland）依据上述的CAD设计来研磨钛金属基台（图4.56）。制造商表示，该研磨机的高精度、极限动力学和高加工速率已经与其他重要的制造方面相结合，譬如出色的碎屑去除、高灵活性、良好的机械工程，以及良好的集成自动化。根据制造商官网的描述，结合了对原型的时间掌握以及对生产力的评估结果，HSM 400U ProMed 牙科切削单元的高灵活性，是这台研磨机成功的关键因素。逆向工程使牙科工程师能够通过读取任何点云数据集，快速准确地连通实际世界与数字化世界，无论这些点云数据集是利用触控启动，还是激光或光学硬件系统生成的（www.gfac.com/gfac/products/high-speed-machining-centers/hsm-prodmed/mikron-hsm-400u-prodmed-dental.html?L=http%3A%2F%2Fwww.t-cross.com%2Fcgi%2Fannounce%2F images%2F asawux%2Fuki%2F）。

将基台研磨、修整并抛光（图4.57）。

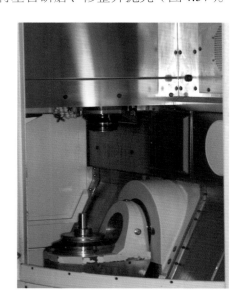

图 4.56 编码基台的切削研磨仪

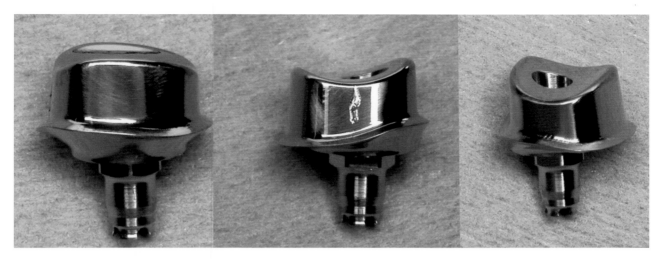

图 4.57 寄出前的编码基台

依据特殊设计原则，由钛金属合金研磨。种植体与基台的连接面则没有任何改变（颜面观、近心端、远心端，从左到右）

利用数控装置将技工用替代体放置于数控模型 ▶▶▶

　　将模型放在数控装置的模型保持器上，操作者先对配备的钻针套件进行校正，这些套件用来移除主模型上EHA位置的石膏（图4.58～图4.62）。校正后，就在主模型上的目标位置钻孔（图4.63）。此过程中的这部分数字信息来自当初对装有EHA主模型所做的扫描。

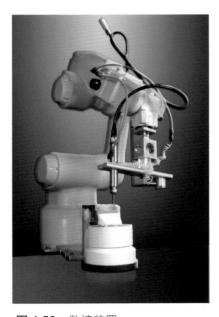

图 4.58 数控装置

依据编码愈合基台将石膏模型钻一个特殊大小的孔洞，其大小是依据扫描编码愈合基台的数字化信息

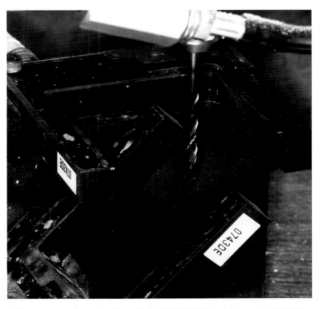

图 4.59 钻孔之前，数控装置必须对每一个案例作校正

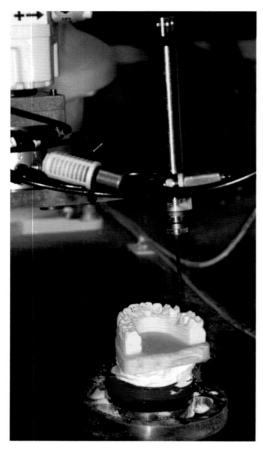

图 4.60 机械手臂上的钻针靠近石膏模型的种植体位置，准备针对种植体大小及位置钻孔

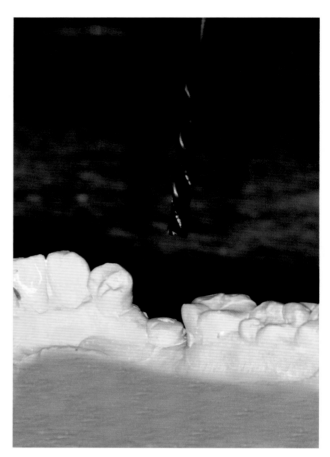

图 4.61 钻针在机械手臂上预备在石膏模型上钻孔

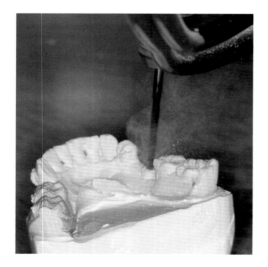

图 4.62 钻针在石膏模型上预设替代体的位置开始钻孔

依据预设种植体替代体的大小移除石膏

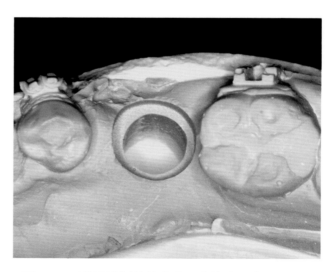

图 4.63 遵循计划的替代体／种植体区大小及位置钻孔

选择5mm直径的种植体替代体（IILAW5，Biomet 3i），并且放到替代体的夹持器上（图4.64及图4.65）。将氰基丙烯酸酯粘接剂（Cyanoacrylate cement）滴到孔洞里（图4.66），数控装置夹起5mm直径的替代体（图4.67及图4.68），并且放入石膏模型的孔洞里。5mm直径的替代体与模型利用这种粘接剂紧紧结合在一起（图4.69～图4.71）。注意，目前不需要技工用的人工牙龈，因为在先前制作CAD设计部分就已完成了基台的穿龈外形轮廓。如此的数控流程，其精准度经证明约为0.2mm（Suttin等，2007）。

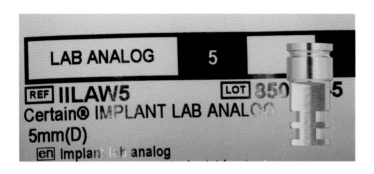

图 4.64 从厂商寄来的包装，内含 5mm 直径的种植体替代体
右侧插图为 5mm 种植体技工用替代体

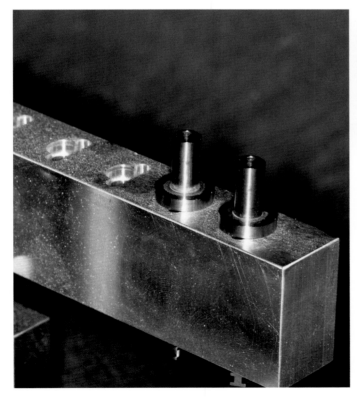

图 4.65 5mm 内连接式种植体替代体在数控装置的替代体夹持器上的状况

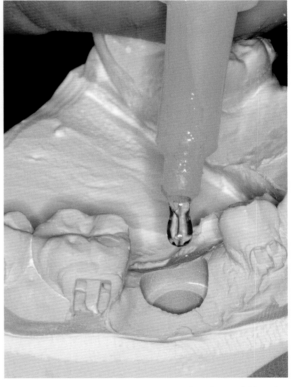

图 4.66 利用机械手臂放置种植体替代体前，氰基丙烯酸酯粘接剂滴到孔洞里的情况

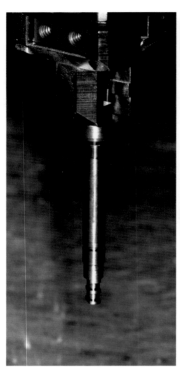

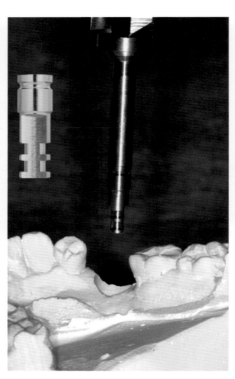

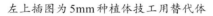

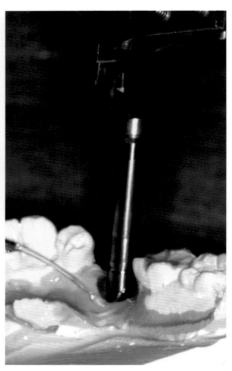

图 4.67　利用机械手臂将适当的种植体技工用替代体（5mm Certain）夹起

图 4.68　5mm 种植体技工用替代体夹在机械手臂上，正接近模型上的孔洞

左上插图为 5mm 种植体技工用替代体

图 4.69　5mm 种植体技工用替代体利用机械手臂放置在正确的孔洞中，粘接剂催化剂使用中

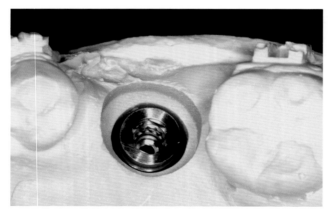

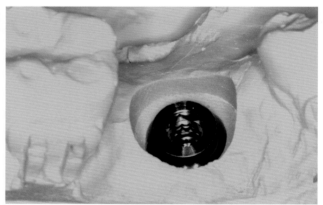

图 4.70　5mm 直径内连接种植体技工用替代体，正确固定在石膏模型上的𬌗面观

图 4.71　5mm 直径的内连接式种植体技工用替代体，正确固定在数控模型上的𬌗面偏颊侧观

注意，目前不需要人工牙龈，因为种植体周围软组织的穿龈轮廓，在之前制作计算机辅助设计的部分就已完成了

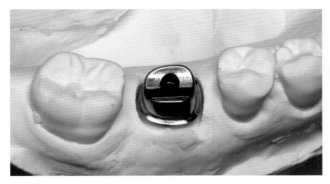

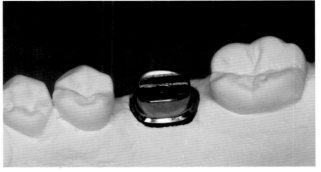

图 4.72 最终编码基台固定在数控模型的替代体上,此为替代体的颊侧及𬌗面观

请注意基台周围并无任何人工牙龈,此种植体区的硬石膏没有与基台接触,因为先前扫描的数字信息中就已明确了种植体周围软组织的边缘,而且与基台的边缘线一同设计完成

图 4.73 机械处理后的基台在数控模型上的舌侧观

在这样的方案下,不需要软组织复制,因为穿龈轮廓在之前进行电脑辅助设计的部分就已完成了。基台的边缘线与原始牙龈外形一同设计,因此不需要在这一个模型上复制

　　最后将这个最终编码基台在数控的替代体上就位,用来确认边缘线的完整性、外形及咬合间隙。因为这是内六角连接所以该步骤没有使用基台螺丝。将模型及基台包装后,寄回修复医师的技工所,准备进行下一个步骤,制作永久性烤瓷熔附金属全冠(图 4.72 及图 4.73)。

烤瓷熔附金属全冠的制作 ▶▶▶

　　在技工所将上述物品拆开,利用试戴螺丝将基台与替代体连接。类似传统的方法,将分离间隙剂涂在基台上,原因是避免将来粘接剂的空间不足,导致虽然牙冠在模型上令人满意,但是在临床上却无法完全就位。就此病例来说,涂上两层的分离间隙剂,涂布的范围包括基台边缘线上 1mm 处,直接涂在轴面及𬌗面上(图 4.74)。

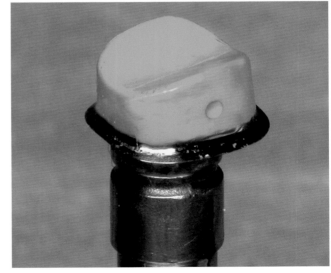

图 4.74 在技工所直接在永久基台的轴面与𬌗面涂上两层的分离间隙剂

图片中,将基台放在种植体技工用替代体上方便操作

在最终的编码基台上雕出完全解剖形态的牙冠蜡型，蜡型具有理想的轴面形态、殆面以及预设的种植体修复体的穿龈轮廓（Burch，1971；Burch and Miller，1973）。

在不影响铸造完整性与强度前提下，对蜡型进行回切以留出烤瓷的空间。美观与功能都必须兼顾，烤瓷在邻面要延伸到接触区避免露出金属，瓷层的设计应往牙邻间充分延伸，以避免露出底下的金属内冠。由于患者的美观需求，牙技师将制作陶瓷的殆面。

最后对蜡型进行铸造与修整，准备烤瓷（图4.75及图4.76）。金属内冠和瓷层表面尖锐的线角都必须避免，因为这会对永久修复体造成内部应力集中（Warpeha and Goodkind，1976）。烤瓷步骤依传统的方式进行，牙冠进行修形、抛光、包装，送回牙周医师进行临床试戴（图4.77～图4.80）。

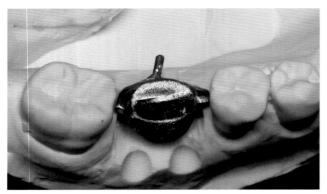

图4.75 套在模型编码基台上的铸造内冠殆面观

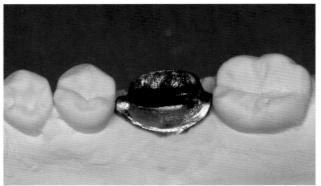

图4.76 套在模型编码基台上的铸造内冠舌面观

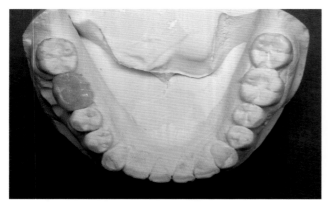

图4.77 烤瓷熔附金属全冠在模型上的殆面观
种植修复体的殆面稍微较窄于右下颌第二磨牙的殆面，这样的设计可以减少相对于种植体修复平台宽度的悬臂作用

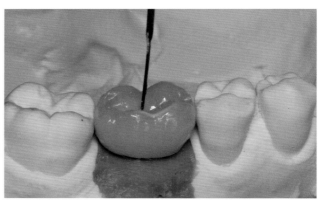

图4.78 烤瓷熔附金属全冠在模型上的颊侧观
在雕刻蜡型时就已决定了解剖穿龈轮廓，并且在内冠的铸造及烤瓷熔附金属全冠的操作中都一直保持。CAD基台可以让烤瓷技师能够在永久修复体上塑造出最佳的穿龈轮廓

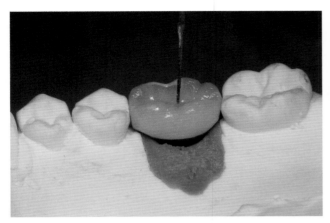

图 4.79 烤瓷熔附金属全冠在模型上的舌侧观

在雕刻蜡型时就已决定了解剖穿龈轮廓，并且在内冠的铸造及烤瓷熔附金属全冠的操作中都一直保持。CAD基台可以让烤瓷技师能够在永久修复体上塑造出最佳的穿龈轮廓

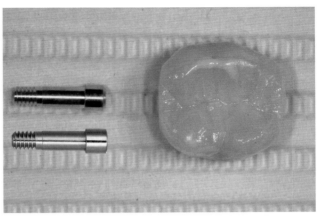

图 4.80 临床基台螺丝的照片（IUNIHG，图左上）及临床／技工用试戴螺丝（IUNIHT［Biomet 3i］，图左下）即将把这些及修复体包装送给临床医生

临床试戴 ▶▶▶

　　取下愈合基台，种植体软组织可以看出顺着愈合基台的轮廓愈合（图4.81及图4.82），这是自从种植体植入后，愈合基台第一次被取下。已有研究指出，若种植体的修复套件重复被取下及戴入意味着种植体周围骨头有容易丧失的危险（Linkevicius和Apse，2008）。

　　借着基台转移附件的帮助，将永久基台就位在种植体上方。此转移附件是在技工将基台正确定位在技工用替代体上后，用成型树脂涂布在模型上邻牙的咬合面，利用光固化及自固化树脂制作完成。

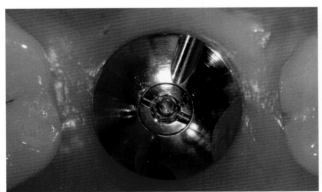

图 4.81 患者复诊要装戴义齿当天的临床𬌗面观

从印模到试戴的约诊，编码愈合基台都一直戴着

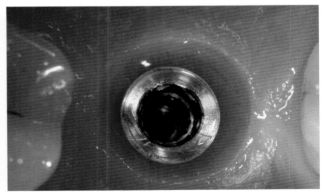

图 4.82 愈合基台取下后，可见种植体修复平台与种植体周围软组织的临床𬌗面观

软组织的外形与愈合基台的外形一致。本次约诊不需要注射麻药

要小心树脂不要超过牙齿外形高点，避免树脂进入倒凹区而卡住。另外，在涂布树脂之前，先将六角螺丝扳手放在试戴螺丝上方，让螺丝穿出孔在整个制作过程保持通畅。基台转移附件有助于基台快速且如预期地被正确戴入到植体的内连结中（Drago，1996）（图4.83～图4.86）。

使用试戴螺丝将基台与种植体相连接（IUNITS，Biomet 3i），拍放射线影像以确认基台与种植体的平台准确密合（图4.87）。

接着，修复医师将牙冠放入，评估边缘是否密合，接触区调整到牙冠完全就位，再照一张根尖平片来确认牙冠与基台是否准确密合（图4.88～图4.90）。

调整椅位开始调整咬合。调整到下颌颊侧牙尖与对殆上颌右侧后牙的中心窝接触。非中心咬合的工作侧由上下颌尖牙引导，平衡侧则没有任何的咬合接触。

将牙冠及基台从植体取下，牙冠抛光，然后利用基台转移附件的帮助再次将基台放入种植体，这

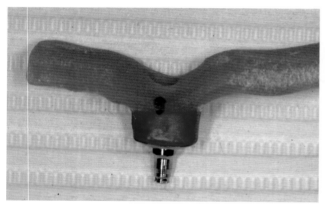

图4.83 当确定基台的位置正确后，利用树脂制作基台转移附件与基台相连
要小心树脂不要超过牙齿外形高点，避免树脂进入倒凹区而卡住附件

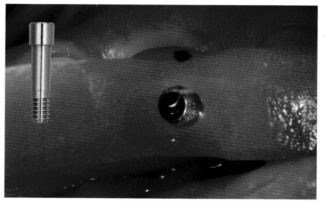

图4.84 基台戴入口内的临床殆面观
在这张照片中没有使用试戴螺丝（见左上插图）

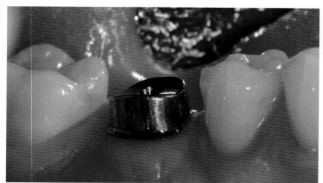

图4.85 永久基台在口内的颊侧观
颊侧与牙邻间基台边缘线与种植体周围软组织牙龈缘平齐

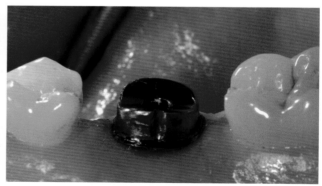

图4.86 永久基台在口内的舌侧观
舌侧的基台边缘线在牙龈缘上方一点点

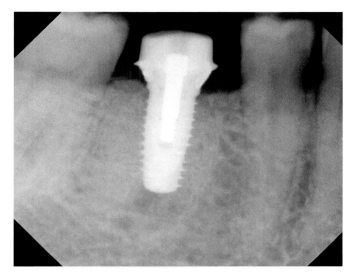

图 4.87 照含有永久基台的根尖平片，确认基台与种植体修复平台准确密合

可以通过基台与种植体修复平台间有透射影像来确定不密合

次使用永久性螺丝（IUNIHG，Biomet 3i），并且使用螺丝扳手（CATDB，Biomet 3i）将螺丝加扭矩到20Ncm（图4.91及图4.92），螺丝穿出孔用棉花塞住（图4.93）。利用暂时性粘接剂将牙冠粘接到基台上（图4.94）。将多余的临时粘接剂去除干净后，患者可以回家（图4.95）。

本章描述的治疗是利用新技术制作粘接固位冠修复体，而不需要做种植体水平印模。本技术流程为CAD/CAM的技术，包括设计、研磨个性化钛合金的基台以及传统烤瓷熔附金属全冠的流程。这样的流程方案对临床牙医师及技师有众多好处，包括技师可以不用购买昂贵的扫描仓与研磨机器，就可以使用高科技的CAD/CAM进行制作。这种简单制作模式可以为临床修复医师提供美观功能的产品，同时也降低了人力成本。可同时增加种植业务量，让更多没有接触过种植的全科牙医师涉足种植，同时对资深牙医师也能提供高质量的个性化CAD/CAM基台等服务。

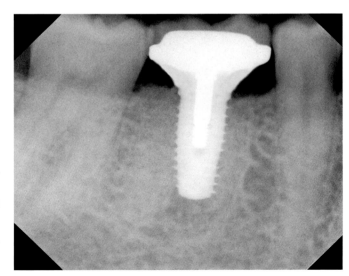

图 4.88 照一张含有种植体固位牙冠的根尖平片，确认牙冠与基台准确密合

若是不密合，可以通过牙冠与基台间有透射影像来确定

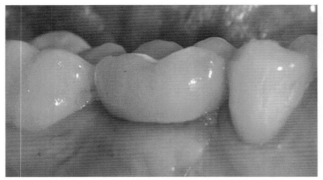

图4.89 牙冠在口内的临床颊侧观

注意观察种植修复体的解剖穿龈轮廓

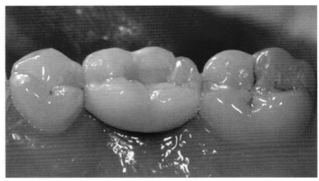

图4.90 牙冠在口内的临床舌侧观

注意观察种植修复体的解剖穿龈轮廓，以及牙冠修复体的舌侧颈部边缘线在牙龈缘上方

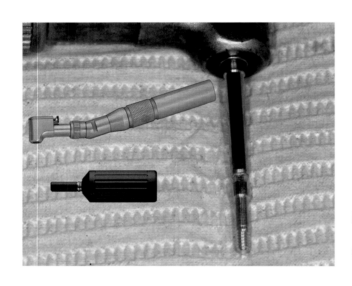

图4.91 临床基台螺丝放在扳手顶端，特殊的扳手（Biomet 3i）包括两个部分：弯机头（左上插图）以及扳手控制器（20Ncm，左下插图）

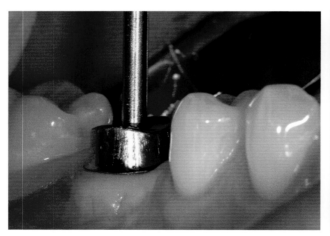

图4.92 扳手顶端用来将基台螺丝接到弯机头，其内有20Ncm的扳手控制器

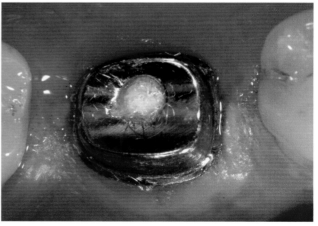

图4.93 牙冠粘接前，将小棉球放在六角基台螺丝上封住螺丝穿出孔，填封材料用来避免粘接剂进入螺丝内孔并卡住螺丝的六角头

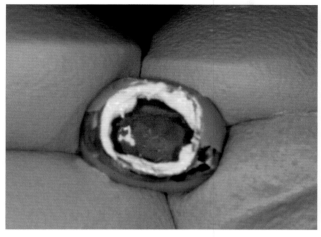 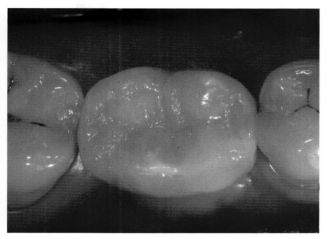

图 4.94 少量粘接剂放在牙冠内面的边缘处，如果临床医师放太多粘接剂，必须花很多的时间及精力清除种植体周围龈沟内粘接剂

图 4.95 永久牙冠在口内的临床𬌗面观

以下几位临床医师及技工师对本章节所提出治疗及说明负责：

牙周手术医师：Garry O'Connor DDS，Ms，LaCrosse，WI。

技师：Patrick Arneaud，Tom Bruner，CDT，North Shore Dental Laboratories，Lynn。

参考文献

Becker, W, Becker, BE. 1995. Replacement of maxillary and mandibular molars with single endosseous implant restorations: a retrospective study. *J Prosthet Dent* 74(1):51–55.

Beier, US, Grunert, I, Kulmer, S, Dumfahrt, H. 2007. Quality of impressions using hydrophilic polyvinyl siloxane in a clinical study of 249 patients. *Int J Prosthodont* 20(3):270–274.

Binon, PP. 1995. Evaluation of machining accuracy and consistency of selected implants, standard abutments, and laboratory analogs. *Int J Prosthodont* 8:162–178.

Binon, PP. 1996. The effect of implant abutment hexagonal misfit on screw joint stability. *Int J Prosthodont* 9:149–160.

Burch, J. 1971. Ten rules for developing crown contours in restorations. *Dent Clin North Am* 15:611–616.

Burch, J, Miller, J. 1973. Evaluating crown contours of a wax pattern. *J Prosthet Dent* 30:454–459.

Byrne, D, Houston, F, Cleary, R, Claffey, N. 1998. The fit of cast and premachined implant abutments. *J Prosthet Dent* 80:184–192.

Drago, C. 1996. A technique to predictably seat multiple fixed abutments onto endosseous implants. *J Prosthet Dent* 75(3):234–237.

Galli, F, Capelli, M, Zuffetti, F, Testori, T, Esposito, M. 2008. Immediate non-occlusal vs. early loading of dental implants in partially edentulous patients: a multicentre randomized clinical trial. Peri-implant bone and soft-tissue levels. *Clin Oral Implants Res* 19(6):546–552.

Gotfredsen, K. 2004. A 5-year prospective study of single-tooth replacements supported by the Astra Tech implant: a pilot study. *Clin Implant Dent Relat Res* 6(1):1–8.

Jemt, T. 2008. Cemented CeraOne® and porcelain fused to TiAdapt® abutment single-implant crown restorations: a 10-year comparative follow-up study. *Clin Implant Dent Relat Res* 11(4): 303–310.

Jemt, T, Book, K. 1996. Prosthesis misfit and marginal bone loss in edentulous implant patients. *Int J Oral Maxillofac Implants* 11:620–625.

Lazzara, RJ. 1994. Criteria for implant selection: surgical and prosthetic considerations. *Pract Periodontics Aesthetic Dent* 6(9): 55–62.

Linkevicius, T, Apse, P. 2008. Biologic width around implants. An evidence-based review. *Stomatologija* 10(1):27–35.

May, K, Edge, M, Russell, M, Razzoog, M, Lang, B. 1997. The precision of fit at the implant prosthodontic interface. *J Prosthet Dent* 77:497–502.

Norton, NR. 2001. Biologic and mechanical stability of single-tooth implants: 4- to 7-year follow-up. *Clin Implant Dent Relat Res* 3(4):214–220.

Priest, G. 2005. Virtual-designed and computer-milled implant abutments. *J Oral Maxillofac Surg* 63(9 Suppl. 2):22–32.

Scheller, H, Urgell, JP, Kultje, C, Klineberg, I, Goldberg, PV, Stevenson-Moore, P, Alonso, JM, Schaller, M, Corria, RM, Engquist, B, Toreskog, S, Kastenbaum, F, Smith, CR. 1998. A 5-year multicenter study on implant-supported single crown restorations. *Int J Oral Maxillofac Implants* 13(2):212–218.

Skalak, R. 1983. Biomechanical considerations in osseointegrated prostheses. *J Prosthet Dent* 49:843–848.

Suttin, Z, Goolik, A, Gubbi, P. 2007. Accuracy of implant analog placement in dental casts using a robot. Poster presented at the 22nd Annual Meeting of the Academy of Osseointegration, San Antonio, TX.

Testori, T, Del Fabbro, M, Feldman, S, Vincenzi, G, Sullivan, D, Rossi, R Jr., Anitua, E, Bianchi, F, Francetti, L, Weinstein, RL. 2002. A multicenter prospective evaluation of 2-months loaded Osseotite implants placed in the posterior jaws: 3-year follow-up results. *Clin Oral Implants Res* 13(2):154–161.

Vigolo, P, Majzoub, Z, Cordioli, G. 2000. Measurement of the dimensions and abutment rotational freedom of gold-machined 3i UCLA-type abutments in the as-received condition, after casting with a noble metal alloy and porcelain firing. *J Prosthet Dent* 84(5):548–553.

Vigolo, P, Fonzi, F, Majzoub, Z, Cordioli, G. 2005. Master cast accuracy in single-tooth implant replacement cases: an in vitro comparison. A technical note. *Int J Oral Maxillofac Implants* 20(3):455–460.

Vigolo, P, Fonzi, F, Majzoub, Z, Cordioli, G. 2008. Evaluation of gold-machined UCLA-type abutments and CAD/CAM titanium abutments with hexagonal external connection and with internal connection. *Int J Oral Maxillofac Implants* 23(2):247–252.

Warpeha, W, Goodkind, R. 1976. Design and technique variables affecting fracture resistance of metal-ceramic restorations. *J Prosthet Dent* 35:291–297.

Wöstmann, B, Rehmann, P, Balkenhol, M. 2008. Influence of impression technique and material on the accuracy of multiple implant impressions. *Int J Prosthodont* 21(4):299–301.

第5章 上颌种植体支持的下部杆卡（CAM StructSURE精密研磨杆卡支架）联合上部铸造覆盖义齿修复及下颌CAM StructSURE精密研磨杆卡辅助混合螺丝固位修复

引言 ▶▶▶

上颌无牙颌的治疗可能是口腔医师与技师经常需要面对的种植治疗需求。学界已普遍接受骨结合的概念，然而，上下颌却存在着不同的种植体累计存活率（CSR）（Adell等，1981，1990）。种植体不相连接的下颌种植覆盖义齿（nonsplinted implant）与种植固定修复体有着相同的存活率（图5.1及图5.2）。Testori 等（2001）对患者进行4年的临床追踪报告显示在实验中所有的种植体成功率为98.7%，下颌后牙为99.4%，上颌后牙为98.4%。Cooper等（1999）报道显示不相连的下颌种植体支持式覆盖义齿存活率为95.7%。Naert等（2004）对36位患者进行10年随机对照临床试验，受试者接受2颗种植体支持式覆盖义齿修复，报告显示下颌种植体的存活率为100%。

与下颌相比上颌种植体的存活率有着极大的不同（图5.3和图5.4）。研究显示，种植体支持的上颌覆盖义齿存在较高的种植体失败率。Mericske-Stern等（2002）设计了一个临床的试验，用于研究种植体支持式上颌覆盖义齿的种植存活率，41位患者参与试验，治疗标准步骤是植入4颗种植体并采用

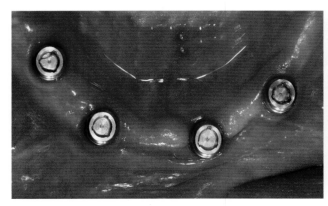

图5.1 4个弹性覆盖义齿附着体位于在4颗不相连的下颌种植体上，𬌗面观

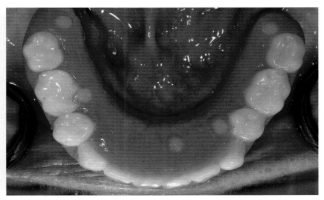

图5.2 刚性连接下颌5颗种植体的螺丝固位固定修复体，𬌗面观

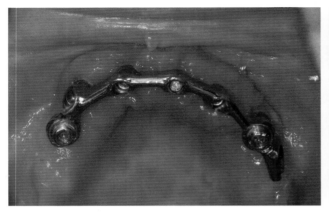

图 5.3　5 颗种植体固位的上颌 CAD/CAM 杆卡𬌗面观

此杆卡为上颌覆盖义齿提供固位和稳定

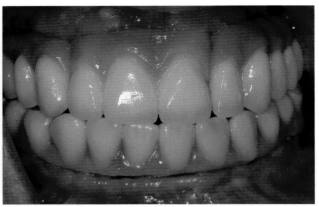

图 5.4　种植体支持上颌和下颌固定修复体颊面观

上颌是 7 颗种植体支持的三段式固定修复桥，下颌是 6 颗种植体支持的一段式螺丝固定修复

U 形杆支持式覆盖义齿修复。患者戴入义齿后，记录种植体周围参数并保留影像数据。利用生命表分析法（life table analysis）分析种植体存活率：其中 3 颗种植体在愈合早期失败，3 名患者共 6 颗种植体在负荷期失败，所有种植体 5 年存活率为 94.2%。平均的牙槽嵴顶骨丧失约 0.7mm，远中和近中存在显著统计学差异（P<0.001）。试验结论表明上颌覆盖义齿种植修复治疗能够达到令人满意的种植体存活率。

　　也有一些报告中指出，上颌种植体必须连结在一起才能达到令人满意的种植体存活率。Jemt 等（1999）临床研究报告显示，覆盖义齿修复治疗 92 位上颌严重吸收的患者，总计使用 430 颗种植体，1 年后，其中 69 颗种植体（16%）发生松动被拔除。失败的种植体造成共计 7 副全口义齿修复失败，导致上颌修复体需要重做。相比较于种植固定修复，种植体支持的覆盖义齿需要更多的后期维护。种植体周围黏膜同样也有类似问题，并且是丙烯酸树脂及固位连接也存在疲劳性断裂。而相较于固定式修复体，覆盖义齿的使用者中较少出现发音方面的问题。

　　Cavallaro 与 Tarnow（2007）的一份临床报告中，5 位上颌无牙颌患者植入至少 4 颗种植体，所有的种植体均分开不连接，经过 12 周无负荷愈合后，装上弹性覆盖义齿附着体，开始咬合负荷后追踪患者 12 ～ 48 周。报告显示无任何的种植体丧失，种植体存活率为 100%。研究结论表示，不连接的上颌种植体可用于支持上颌覆盖义齿。

临床病例报告 ▶▶▶

　　患者，女，72 岁，有长期抽烟史（超过 40 年），牙周医师首诊，主诉为"上颌牙齿疼痛，想将其拔除，但不想戴义齿"（图 5.5）。约 12 个月前，患者对其下颌也有同样的要求。当时的治疗计划为拔

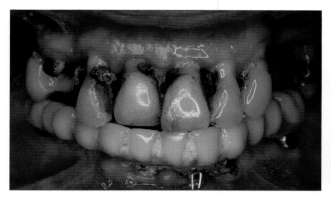

图5.5 患者拔牙前口内照颊面观
此时已完成上颌窦提升术。其家庭护理与口腔卫生需要再加强

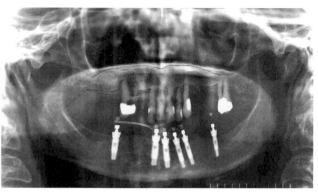

图5.6 患者术前未拔牙时的曲面断层片影像
此时已完成上颌窦提升术。手术医师用黑笔标记出目前的骨高度

除下颌所有的牙齿，制作下颌固定修复体并进行即刻负荷（Lazzara等，2004）。现在所有下颌种植体状态稳定，可以进行永久性修复体制作。为后期植入种植体，上颌手术同期进行上颌窦提升术，接下来需做全身及放射影像评估（图5.6）。

诊断 ▶▶▶

诊断如下：
① 长期重度吸烟史（每天吸烟超过30支，至少40年）。
② 上颌部分牙急性重度牙周炎。
③ 上颌有足够的骨量可供种植体植入。
④ 下颌种植体骨结合完成。
⑤ 口腔卫生不佳。
⑥ 上颌牙列部分缺失。
⑦ 重度龋齿。
⑧ 中度干燥综合征。

评估 ▶▶▶

该患者口内剩余牙不具有保留意义，均需拔除。且该患者适用于拔牙后即刻种植，但因为该患者有长期吸烟史，上颌骨可能是三类和四类混合骨质，同时她的口腔护理配合度也很不好，因此不适合做即刻负荷。通常，种植体位点骨质较松，将无法获得初期稳定性，影响即刻负荷成功率（Ostman 等，2005）。并且位于上颌窦提升术区域的种植体存活率也比天然骨低（Becktor等，2004）。

因上前牙周围骨丧失严重，治疗计划需要在上颌前后牙区域植入6颗种植体。由于前牙骨丧失量较大，以及为满足患者对美观的要求，需要足够的唇侧丰满度，因此上部修复首选可摘式覆盖义齿。该义齿主要由两部分组成，其中一部分是种植体支持式CAD/CAM初级杆卡，另一部分是次级铸造杆卡，此部分将嵌入覆盖义齿内侧，以增强其强度、固位及稳定性。如果一切顺利，该覆盖义齿只有很小的上颌基托覆盖面积。

上颌全口种植体修复有许多的风险因素（Renouard和Rangert，2008）。若患者有显著的骨吸收或上下颌之间水平向距离过大（skeletal discrepancy）就应考虑将修复体连接到初级杆卡之上（图5.7）。种植体固位杆卡式覆盖义齿让种植体在允许的骨量范围内具有更多的可植入位置（图5.8）。这样设计的临床优点是借由覆盖义齿的唇侧基托凸度让患者获得良好的唇侧丰满度（图5.9），减少腭侧覆盖面积，利于患者口腔卫生的维护，也有助于更加自然、清楚的发音（Heydecke等，2004）。

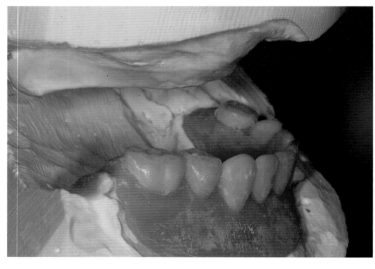

图5.7 𬌗架上的上颌无牙颌模型与下颌全口蜡型侧面观

可见相对于下颌义齿，上颌前牙区域在前后向及垂直向上有严重的骨吸收。因该患者上颌剩余骨量情况以及需要满足唇部支撑和美观的上颌前牙位置的限制，使得该患者上颌并不适合种植体支持式固定修复

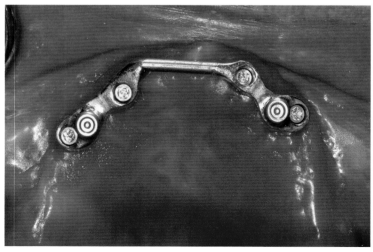

图5.8 上颌种植体固位杆卡𬌗面观

前牙区域没有足够的骨量用于种植体固定式义齿修复。然而，在尖牙及前磨牙位置有足够的骨量，种植体植入此处用以增强种植体支持式覆盖义齿的固位及稳定

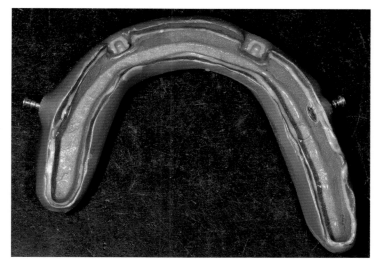

图 5.9 上颌覆盖义齿的内侧面观，可见次级杆卡位于义齿内部

注意此上颌覆盖义齿腭侧并无基托覆盖。该患者需要恢复大量的唇侧丰满度，且只有前后牙区域可以植入种植体。因此采用7颗种植体支持的CAD/CAM杆卡式修复

Renouard 与 Rangert（2008）提出关于上颌种植体支持式覆盖义齿治疗风险因素的评价准则（表5.1及表5.2）。根据其标准，本患者愈合情况评定为不理想。

表 5.1 关于上颌种植体支持式覆盖义齿修复的愈后评价

限制因素	可接受	不理想	差
种植体间距离（mm）	>10	6～8	<5
骨宽度（mm）	7	6	<5
咬合间距（mm）	10～15	6～10	<5

注：这些数据适用于4mm直径的种植体。

表 5.2 上颌种植体支持式覆盖义齿修复体的愈后

特殊风险	可接受	不理想	差（Poor）
骨量	A，B，C	D	E
骨密度	Type I，II 或 III	Type IV	Type IV
种植体数量	4～6	2～4	2

注：骨量与骨密度分类依据Albreksson等（1986）的分类。

诊断模型及手术导板制作 ▶▶▶

使用藻酸盐印模按照传统方式制作诊断模型。利用颌位记录基板及𬌗堤记录的颌位关系，将模型固定于𬌗架上。去除模型上剩余的上颌牙，按照传统方式制作即刻义齿。因为垂直距离不会改变，所以手术导板可以直接复制上颌的即刻义齿来制作（图5.10及图5.11）。

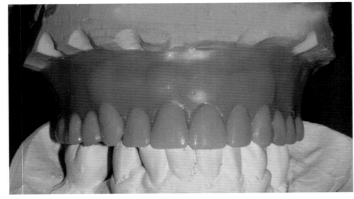

图 5.10　上颌即刻全口义齿装盒前的蜡型前面观

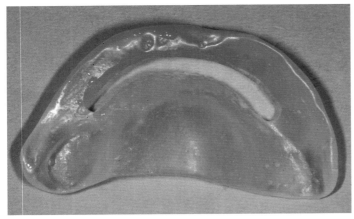

图 5.11　完成的丙烯酸树脂手术导板内侧面观
此导板按照覆盖义齿设计，种植体的位置不必与将来人工牙的三维空间位置一致。因此，仅在其上开一窗口，以作为外科医师植入种植体时的引导，不必为具体牙位制作导向洞

种植手术 ▶▶▶

　　拔除上颌剩余牙齿，翻开全厚黏骨膜瓣预备种植体窝洞，利用方向指示杆确认种植体间平行度（图5.12），植入6颗上颌种植体（图5.13）。由于没有一个种植体的植入扭矩大于20Ncm，因此患者不适合做即刻负荷。利用不可吸收缝线缝合黏膜瓣（图5.14）。使用生物相容性较好的重衬材料将患者的即刻义齿重衬。告知患者摄入软质食物，且在睡觉时摘除义齿。10天后复诊拆线及重衬上颌即刻义齿。

　　由于患者骨质相对松软，且有长期吸烟史（患者治疗过程持续吸烟），所以外科医师决定将种植体埋于黏膜下愈合至少5个月。

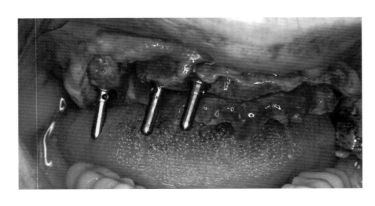

图 5.12　右侧备洞手术完成后图片，方向指示针杆显示种植体间相对平行度及颊侧倾斜度

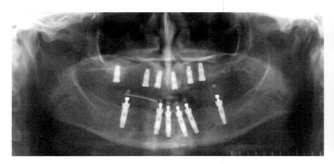

图 5.13 上颌 6 颗种植体刚植入后的曲面断层片
种植体植入扭矩仅20Ncm，不适合即刻负荷。14个月前，下颌植入种植体并戴入即刻负荷修复体

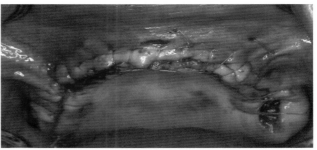

图 5.14 临床图片显示缝合达到完全的初期闭合

种植体水平印模——技工步骤 ▶▶▶

种植体水平印模让临床医师及技师有机会在技工室利用工作模型选择合适的基台。相比于患者口内，在模型上能够更加精准地评估角度、软组织穿龈高度以及咬合间隙。种植体印模的取制方式有两种：

① 提取型印模（pick-up），又名开窗式取模（图5.15）。

② 转移型印模（transfer），又名闭口式取模（图5.16）。

目前尚未有研究证明这两种印模技术的精确度一致或有明显的差异。在一项实验室研究中，Wenz与Herrarpt（2008）比较了开窗式印模及闭口式印模两组印模方式的精准度，他们发现这两组印模方式取制的模型水平方向的变形不会影响种植体支持的上部结构的临床就位。且两步印模法存在较高误差（–113 ～ +124μm），他们不建议临床使用。同时通过实验中测量印模及模型的方法，让我们对误差的来源具有更加深刻的认识。实验结论中也总结道，即使在理想及标准的状态下，也无法将印模中种

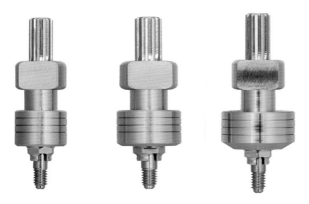

图 5.15 5mm 直径种植体的开窗式印模帽
印模帽穿龈直径分别为5mm、6mm和7.5mm（从左到右）

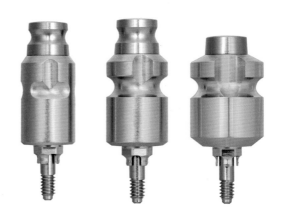

图 5.16 5mm 直径种植体修复平台的闭口式印模帽（transfer impression coping）
印模帽穿龈直径分别为5mm、6mm和7.5mm（从左到右）

植体位置完全精准地转移至模型上。

就本章所展示的临床病例而言，外科医师选择闭口式印模帽（TwistLock™，Biomet 3i，Palm Beach Gardens，FL），使用常规树脂印模托盘来取模。相比于基台端的固位爪，闭口式印模帽尖端的固位爪较少，以减小其固位力（图5.17）。在灌制工作模型之前利用闭口式印模帽制取印模的操作步骤见图5.18～图5.22。

Wenz与Hertrampt（2008）研究中所用的两步印模法是：第一次印模仅用高稠度印模材料，接着将第一次印模从参考模型上取下，移除倒凹，在印模帽的近远中刻出1mm宽、1mm深的两道沟。之后进行第二次印模，将低稠度印模材料注射涂在转移印模帽四周，再将该印模放置于参考模型上并施力按压7s，待其固化。

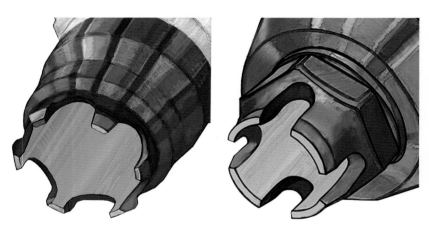 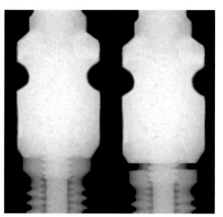

图5.17 图示内连接式钛基台的底端部分（左）与印模帽（右）
注意，基台的连接部有六爪，印模帽的连接部有四爪

图5.18 左边的放射影像显示印模帽与种植体完全密合，右边的放射影像则显示印模帽与种植体不密合

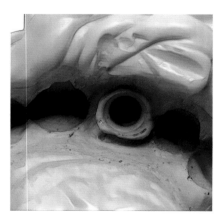 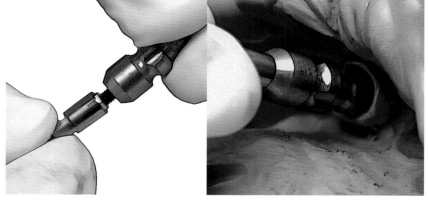

图5.19 利用闭口式印模帽取制单颗上颌前牙种植体印模内侧面
闭口式印模帽仍在患者的口内

图5.20 种植体替代体（外六角）放入闭口式种植体印模帽中（左），替代体／印模帽合体插入闭口式种植体印模的内面（右）
印模帽的垂直线与印模上的垂直印痕对齐并放入，印模帽的水平凹面卡入印模内相对应的位置

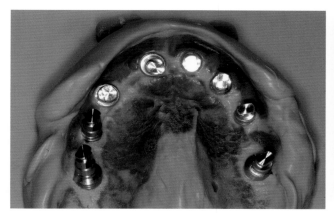

图5.21 终印模内侧面观

闭口式印模帽/替代体组合体已全部放入

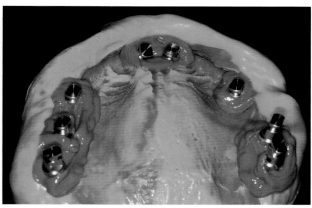

图5.22 将聚乙醚印模材料（polyether impression material）注射在印模帽/替代体交接面周围，待其聚合

此材料模拟种植体周围软组织，且在制作种植体固位支架的过程中可视需要将其移除

工作模型 ▶▶▶

工作模型的准确性会随着印模的准确性而有所不同，研究报告称有许多因素会影响印模的准确度。Kim等（2006）提出一项实验室测评方法用于研究种植体印模到工作模型制作过程中会影响精准度的因素。从患者模型到工作模型的制作过程中，评估了种植体部件可能发生的4种偏移。以找出一套标准的方法能够比较不同种植印模技术的精确度。他们比较了解两种印模技术：非连接的开窗式印模技术以及光固化树脂连接的开窗式印模技术。印模帽与基台替代体连接之间的平均变形分别为31.3μm和30.4μm。结果显示在制取印模过程中相较于连接组，非连接组偏移较少且比较准确（P=0.001）。但是在工作模型上，非连接组反而有较大的偏移（P=0.015）。研究结论得出，连接种植体部件时所产生的偏移与取模印模或制作模型时所产生的偏移一样大。也就是说非连接印模帽组在印模制取时较准确，但是在制作工作模型时准确性较低。

本病例中，利用四级牙科硬石膏灌制模型（GC Fujirock® EP GC America Inc., Alsip, IL）（图5.23，表5.3）。

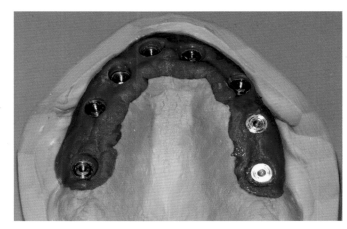

图5.23 工作模型殆面观

利用闭口式印模方式制作的上颌工作模型。CAD/CAM方式制作初级杆卡时，必须要时可取下人工牙龈

表 5.3	Fujirock 硬质模型石膏的物理性能
水粉比	20ml/100g
操作时间（最少）	8min
硬化时间	12min
硬化膨胀	0.08%
1h后抗压强度	53Mpa
24h后抗压强度	7600psi

记录基板/颌位关系记录 ▶▶▶

记录基板及𬌗堤用于准确地记录颌位关系，在蜡型试戴时固位人工牙于蜡基底中以及评估初始颌位关系记录是否准确。医师利用记录基板及𬌗堤将重要信息包括颌位关系，中线、上下唇缘线、尖牙位置、覆𬌗覆盖及唇颊侧丰满度所需支撑量都可以通过𬌗架及颌位关系传递给技师。工作模型灌制完成后，将愈合基台（图5.24）（口内愈合基台替代品）拧入相应的上颌工作模型中的种植替代体中（图5.25）。

利用光固化树脂制作上颌记录基板，基板必须延伸到颊侧前庭沟及后腭封闭区。通过复制口内愈合基台上部形态，上颌记录基板在本质上已成为一个有6颗覆盖义齿基台固位的记录基板（图5.26）。相较于在软组织上制取记录基板，在愈合基台上制取的记录基板会有更加准确的定位，进而能够提供较精准的初始颌位关系记录。将基板蜡添加到记录基板上，以形成接近上颌牙弓的形状（图5.27），𬌗堤的高度（从咬合平面到黏膜边缘的最高点距离）约为22mm。𬌗堤的后缘高度（posterior height）（在第二磨牙处测量上颌记录基板的内凹面到咬合平面）约为8mm（Rudd和Morrow，1980）。

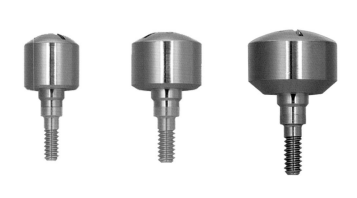

图 5.24 直径 5mm 种植体的愈合基台，修复平台直径有 5mm、6mm 及 7.5mm（从左到右）（Biomet 3i）

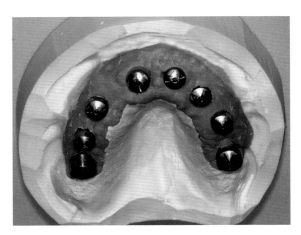

图 5.25 愈合基台拧入上颌工作模型的𬌗面观
选择与口内大小及形状都相同的愈合基台，上颌记录基板直接在工作模型及愈合基台上制作，因此，在接下来的两次复诊时，愈合基台不必取出

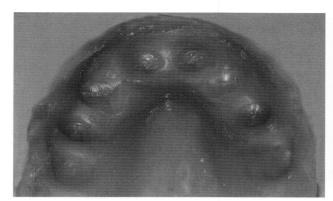

图 5.26 上颌记录基板的组织面观
可见7颗愈合基台印痕，在记录初始颌位关系时，这些印痕能为记录基板提供所需的支撑

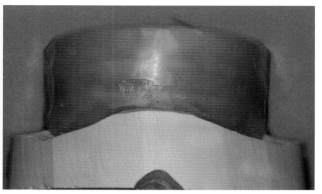

图 5.27 上颌记录基板与𬌗堤唇面观
𬌗堤前牙区高度为咬合平面到黏膜缘的最高点距离约22mm，𬌗堤的后缘高度为测量第二磨牙处上颌记录基板的内凹面到咬合平面的距离约8mm

记录精准颌位关系的诊疗往往会被临床医师所忽视（Phoenix等，2003），然而建立准确的咬合记录是非常重要的，因其直接关系到咬合垂直距离及正中颌位关系。制订种植修复咬合计划的目的是为了建立并维护口腔上部修复体与种植体之间的平衡关系并恢复足够的咀嚼功能。因此必须达到正中和非正中的咬合平衡。

垂直距离指的是垂直测量面部下颌任意两点之间的距离：两点分别位于口唇上下。息止垂直距离（vertical dimension of rest' VDR）是指在患者头直立、无外物支持的情况下，上下颌之间的垂直距离。此距离并非不变，有时候，记录息止垂直距离是修复学中的一门艺术（Rugh和Drago，1981）。为求方便，通常会在患者面部标记两点：一点位于鼻尖，另一点位于下巴。本病例中，嘱咐患者湿润嘴唇，缓缓闭合下颌，直到嘴唇接触，此时的距离就是息止垂直距离（图5.28）。通常在此距离基础上减去3mm就是初始的垂直距离。

上颌𬌗平面、上唇丰满度、休息位、说话及微笑时中切牙暴露量，这些信息都必须记录在初始上颌记录基板与𬌗堤上。利用灰色制模橡胶（KerrModeling Compound，Kerr Manufacturing，Romulus，MI）（表5.4）放在下颌记录基板的前方当作前牙区止点，借以建立初始的垂直高度。之后将同样的材

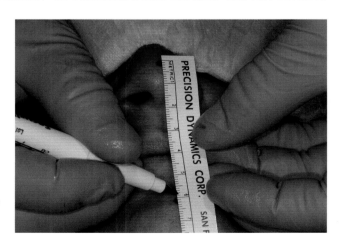

图 5.28 临床测量息止垂直高度，本患者约62mm
初步认为咬合垂直距离（VDO）为此高度（VDR）减去3mm

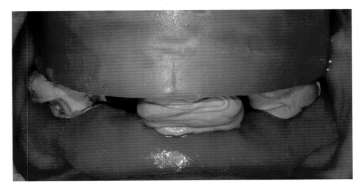

图5.29 根据前面获得的咬合垂直距离（VDO）所取得的正中关系记录

料放在下颌记录基板上的双侧后牙区当作后牙区止点，获得实际颌位关系。在上颌𬌗堤上标记中线，选择人工牙形态及颜色（图5.29），嘱咐患者回家并准备下次口内蜡型试戴。

表5.4 制模橡胶物理及化学特性

沸点	N/A
比重（$H_2O=1$）	>1.0
蒸汽压力（mmHg）	N/A
熔点	42℃（108 ℉）
蒸汽密度	N/A
水中溶解度	不溶解
水中活性	N/A
外观与气味	多种颜色；蜡味

注：N/A，不适用（not applicable）。

上𬌗架/蜡型义齿/确认导板 ▶▶▶

医师临床上取得的颌位关系记录用于模型上𬌗架，有时，可能需要面弓转移确定上颌模型位置。将上颌模型固定于𬌗架上之后，按照咬合记录确定下颌模型位置并固定。也可以不用参考面弓转移记录上𬌗架，若不用，可将上下颌模型置于𬌗架任意位置，使用超硬石膏将其与𬌗架上下部分相连。最好使用口腔专用𬌗架石膏，不要使用牙科硬石膏或熟石膏，因为前者的硬化膨胀较低（表5.5）。

表5.5 Whip Mix 𬌗架石膏物理特性（Whip Mix Corp，Louisville，KY）

水粉比	26ml/100g
操作时间	2 ～ 3min
硬化时间	5min
硬化膨胀	0.08%
1h后抗压强度，湿	4600psi（32MPa）
48h后抗压强度，干	8500psi（59MPa）

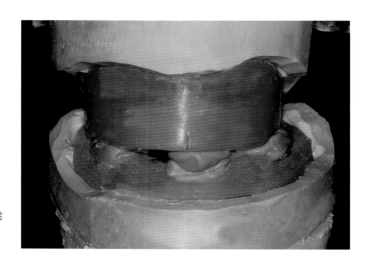

图 5.30 上下颌模型以正中𬌗位关系置于半可调𬌗架上

本病例中将上下颌模型置于在半可调𬌗架上，保持𬌗平面与𬌗架中部水平，上颌中线对准𬌗架切导针（图5.30）。

人工牙可采用陶瓷、丙烯酸树脂、复合树脂及树脂/金属混合等材料制作，所有这些材料各有优缺点。笔者倾向于使用丙烯酸树脂人工牙，因其种类较多、易于获得且美观。选择前牙形态及颜色时应尽量与患者的天然牙一致，或者根据患者的喜好来选择。在全口义齿修复体中，笔者倾向于让患者自行选择喜欢的颜色，至于形态的选择，通常必须考虑两项因素，最重要的应该考虑义齿间隙及缺牙区剩余空间。在无牙颌病例中，有一点很重要必须记住，人工牙的位置必须与天然牙的初始位置一致，而非依据剩余牙槽嵴形状。

在某些情况下，患者可能希望医师帮他们改变其基本牙齿形态。有许多技巧可达到这样的要求，建议读者参考全口义齿修复学教科书，以得到更多信息。

人工牙形态选择的另一因素是可以参考牙齿的整体形态。一般而言，牙齿分为4种基本形态：方圆形、尖圆形、方尖形及卵圆形。牙齿的形态通常与脸型有相关，临床医师应该以自身经验为患者选择合适的人工牙。

本病例中，将人工牙按照上颌𬌗堤轮廓排列，后牙选用20°解剖型人工牙。排列人工牙时注意达到理想的正中接触且左右侧功能运动时为组牙功能𬌗（图5.31）。人工牙排列在记录基板上以便于口内试戴。在制作种植覆盖义齿金属支架前，技师需清楚修复体人工牙位置。因此，本病例中支架设计须在患者认可蜡型美观之后才可进行设计并制造。

CAD/CAM支架制作方案中，另一个重要因素是须确定工作模型中替代体的位置是否精准，可使用自固化丙烯酸树脂或光固化树脂（图5.36）制作位置转移附件达到此目的（图5.32～图5.35），如其与工作模型之间有任何间隙或不密合，临床医师可将其切成数段然后口内再连接，直到达到被动就位。可使用光固化或自固化树脂将切断后的区段再次连接在一起。

关于印模、位置转移附件的准确性以及不密合的种植体支架是否会影响种植体长期存活率，目前

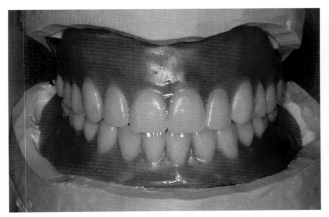

图 5.31 人工牙排列成Ⅰ类咬合关系,后牙选用 20°解剖型人工牙

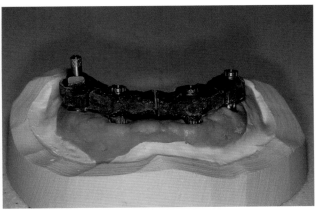

图 5.32 利用自固化丙烯酸树脂制作位置转移附件,连接非抗旋的临时基台,聚合后放置 24h 再分段

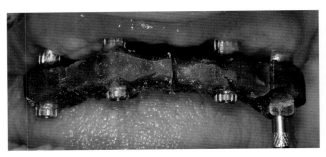

图 5.33 口内位置转移附件正面观
每段之间都存在空隙

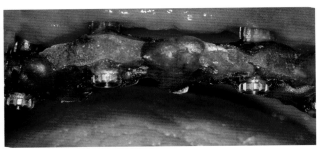

图 5.34 利用自固化丙烯酸树脂,将每段连接在一起,待其完全聚合(15min)

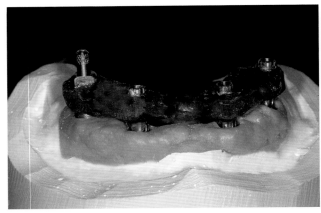

图 5.35 照片显示仅用一颗螺丝固定左侧远中种植体时,位置转移附件在技工用替代体上达到被动就位
在右侧重复此步骤保证转移附件与种植体替代体间无晃动。一旦模型两边最末端基台都通过单螺丝测试,医师与技师便可认定此工作模型是准确的,该模型正确转移了种植体位置

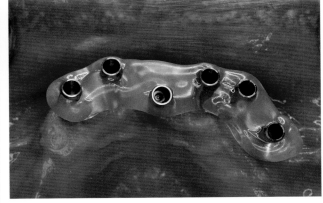

图 5.36 利用光固化树脂制作的位置转移附件的口内骀面观
此附件未分段即通过了"单螺丝测试"

还存有争议。Jemt 与 Book（1996）通过 14 位患者（7 位上颌修复，7 位下颌修复）二期手术后共 5 年的追踪（前瞻性实验 1 年及回顾性实验 4 年）研究种植修复体不密合及放射影像下骨丧失，结果显示口内没有一个修复体与种植体有达到绝对的被动就位。而且，两组修复体不密合程度相似，表示在行使多年的口腔功能后种植体仍然稳定且未移动。1 年组与 5 年组的平均中央点（centerpoint misfit）不密合度分别为 111μm（SD=59）和 91μm（SD=51），最大最小值相差 275μm。相应的两组平均边缘骨丧失分为 0.5mm 和 0.2mm。两组追踪结果显示边缘骨水平变化与修复体不密合程度之间无显著的统计学差异（$P>0.05$）。Jemt 与 Book（1996）猜测，种植体对不密合的支架应该有某种程度的生物适应性。试戴顺利完成，下面准备设计并制作 CAD/CAM 支架。

CAD/CAM 设计／制作支架 ▶▶▶

相比于铸造支架，计算机辅助设计及制造（CAD/CAM）的种植支架能获得更精准的种植体／支架密合度（Jemt，1996；Jemt and Book，1996）。Ortorp 等（1999）对比了计算机数控（CNC）研磨支架（$n=20$）与传统铸造四级金合金支架（$n=5$）的精度。报告显示，CNC 制造支架比传统铸造更密合且精确（$P<0.05$），他们认为 CNC 制造种植固位支架更精准且重复性好。研究所使用的支架是通过扫描技师参照形态要求制作的蜡型，然后根据设计进行研磨而成。

另一种 CAD/CAM 制作完全采用计算机软件设计支架，后将数据传输至研磨机器进行制作。

本病例中所制作的上颌支架将采用复制研磨加工方式，此种支架被称为 CAM StructSURE® 精准复制研磨杆卡。该特殊技术可通过 Biomet 3i 公司获得。复制研磨加工技术让技师有机会利用树脂模型来设计创造自己独有的杆卡，再由 Biomet 3i 公司扫描。其设计的一段式钛合金复制体经过研磨加工在工作模型可达到被动就位。本病例的下颌支架则完全由计算机设计，经确认后再研磨加工。

此 CAD/CAM 技术对技师来说有许多优势：

① CAD/CAM 的精确性。

② 无需大笔投资。

③ 无需蜡型与铸造（不适用于复制研磨加工）。

④ 无需焊接或锻接。

⑤ 由技师设计。

⑥ 可适用于多个种植体系统。

⑦ 与传统铸造相比较，强度高。

⑧ 可在种植体水平或基台水平制造。

CAM StructSURE 精密研磨杆卡适用于以下几种临床情况：

① 种植体或基台水平修复。

② 2 ～ 10颗种植体支持的覆盖义齿、固定活动联合修复体及固定局部修复体。

③ 种植体之间平行度不超过30°。

④ 软组织深度小于4mm。

⑤ 咬合间隙最低7mm。

⑥ 种植体间距不低于2mm。

本病例中CAM StructSURE精密研磨杆卡为初级部分用以支撑/固位上颌覆盖义齿。这些CAD/CAM杆卡由商业级纯钛或钛合金材料制作而成，也可用作固定活动联合修复、Hader及Dolder杆卡或固定局部修复的支架。

Biomet 3i公司制作杆卡需提供以下物品：

① 带有人工牙龈的工作模型。

② 位置转移附件。

③ 已签名的工作单（图5.37）。

④ 蜡型义齿。

为制作CAD设计支架，Biomet 3i公司收到上述物品后，患者个性化定制修复（PSR）技师即刻开始扫描蜡型义齿及带有种植替代体的工作模型，而后在CAD软件中设计支架。设计完成后，以电子邮件的方式将数据传输至技师以确认设计。设计一经认可，便传送到研磨机制作杆卡。如果该设计需要修改，技师可与佛罗里达州的PSR技师电话联系，以修改设计或沟通想法。新的设计完成后，再以电子邮件的方式将数据传输至技师以确认，直到技师确认后方可进行下一个步骤。

在明尼苏达州、威斯康星州与佛罗里达州三所大学实验室正进行关于CAM StructSURE精密研磨杆卡的精度实验。实验摘要在2008年2月的骨结合学大会（波士顿）上发表。此试验性研究中以传统的修复程序，在上颌无牙颌模型上分别制作一个CAD/CAM支架和一个铸造金属支架。无牙颌工作模型使用聚乙烯硅氧烷印模和丙烯酸树脂位置转移附件。使用激光扫描仪扫描带有种植替代体的工作模型，并设计CAD/CAM支架，研磨钛合金金属块切削完成。而铸造支架的模型则是先利用非抗旋的基台及自固化丙烯酸树脂制作，后用金钯合金进行铸造。扫描两个支架的种植体/基台交界面，将图像重叠在原始模型种植体的扫描件中，此步骤称为放样（lofting）。通过虚拟方式，模拟末端种植体"单螺丝测试"，并记录其余另外4颗种植体/基台交界面的体积差距。然后在对侧末端种植体/基台界面，重复进行此虚拟"单螺丝测试"。

实验结果显示CAD/CAM制造的支架比铸造支架更为精确（体积差异：左侧8.4591mm^3，右侧1.2781mm^3）（图5.38及图5.39）。

这项前瞻性研究结果显示，相对于整体铸造一段式杆卡，CAD/CAM杆卡的就位不但更精准且变形较少。目前仍需要更多这方面的实验室研究，以评估其他铸造式支架与CAD/CAM支架密合情况。

Work Order

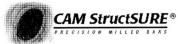

CAM StructSURE® PRECISION MILLED BARS

*1. Account Information (Please Print)

* Lab Name:_____
  BIOMET *3i* Account#:_____
* Contact:_____
* Phone:_____
  Fax:_____
* Email _____
* Patient ID:_____
* Ship To:_____
  _____
  Bill TO: _____
  _____
  Doctor Name (Optional):_____

*Indicates Required Field

2. Preparing Your Case For Shipment

IMPORTANT:
* <u>Only</u> use new implant analogs.
* Please <u>do not</u> send the articulator.

Please include <u>only</u> the following items:
❑ Copy of the completed work order
❑ Verified/accurate soft-tissue cast
❑ Resin pattern if CopyMill bar is desired
❑ Verified wax try-in, disinfected
❑ Disinfected intraorally verified index, (optional)

**3. Structure Type

Overdentures
❑ ☐ Hader
❑ ☐ Dolder© U shape Macro
    ⊢ 2.2mm
❑ ○ Dolder Eggshape Macro
    ⊢ 2.2mm
❑ ☐ Primary_° Taper
❑ ☐ Canada Bar

Fixed Solutions
❑ ☐ Hybrid #1
❑ ☐ Hybrid #2
❑ ☐ Wrap Around
❑ CopyMill (Resin Pattern Enclosed)

Combination
❑ Hader anterior, Primary distal
❑ Hader anterior, Dolder distal
❑ Dolder anterior, Primary distal
❑ Dolder anterior, Hader distal
❑ Primary anterior, Hader distal
❑ Primary anterior, Dolder distal

** See Compatibility Chart in CAM StructSURE Manual (ART868)

**4. Case Information

Tooth Position	Implant Brand**	Implant System	Implant Platform Diameter	Abutment Type	
					or
					or
					or
					or
					or
					or
					or
					or
					or
					or
					or

** See Compatibility Chart in CAM StructSURE Manual (ART868)

5. Design Instructions

✦ See design matrix in CAM StructSURE Manual (ART868)
✦ Maximum implant divergence is 30°
✦ Minimum distance between implants is 2mm

Distal Extensions

Patients Left
❑ To 2nd bicuspid
❑ To 1st molar
❑ To 2nd molar
❑ Specify in mm =_ _mm

Patients Right
❑ To 2nd bicuspid
❑ To 1st molar
❑ To 2nd molar
❑ Specify in mm = _ _mm

Space Between Tissue And Bar

Distance
❑ Close as possible
❑ Specify in mm = _ _ mm

Shape
❑ Follow tissue contour
❑ Straight

Bar Height
❑ Specify in mm = _ _ mm (min. height 2.5 mm)

Tap Areas For Attachments

Occlusal Taps
❑ LOCATOR©
❑ TSB Ball
❑ Ceka© M3
❑ 1.4 mm 0.3 Tap for GSH30
❑ 2.0 mm 0.4 Tap for UNIHT

Vestibular Taps
❑ Swiss-loc
❑ Lew Passive
❑ 1.5 mm no tap drill only
❑ VKS

❑ Design bar according to the drawings below
● = Implant Position ■ = Clip Placement ▲ = Attachment

Maxillary   Mandibular

6. Special Instructions

_____
_____
_____

❑ Please see back or attached page.

7. BIOMET 3i Screw Ordering

❑ I would not like to order screws at this time.

	Qty
Certain© Abutment screws	
Gold-Tite© Hexed Large Diameter (ILRGHG)	_ _
Titanium Hexed Large Diameter (ILRGHT)	_ _
External Hex Abutment Screws	
Gold-Tite Square (UNISG)	_ _
Gold-Tite Hexed (UNIHG)	_ _
Titanium Hexed (UNIHT)	_ _
Laboratory Square Try-in Screw - 5 pack (UNITS)	_ _
Retaining Screws	
Gold-Tite, 2 mm(H) (GSH20)	_ _
Gold-Tite, 3 mm(H) (GSH30)	_ _
Gold-Tite, 7 mm(H) (GSH70)	_ _
Waxing Screws	
Certain - Implant Level Waxing Screw, 16 mm (IWSU30)	_ _
External Hex - Implant Level Waxing Screw, 15 mm (WSU30)	_ _
Abutment Level Waxing Screw, 10 mm (WSK10)	_ _
Abutment Level Waxing Screw, 15 mm (WSK15)	_ _

8. Attachment Ordering

	Qty
LOCATOR Bar Attachment Kit (LOAB)	_ _
Hader Clip Gold (ORCG1)	_ _
Hader Clip Plastic (ORCY1)	_ _

9. Certification

I certify that the analog positions on the cast and the wax try-in have been verified for accuracy and the stated information is correct. All items that have contacted the oral environment have been disinfected. This form authorizes BIOMENT *3i* to fabricate the CAM StructSURE Precision Milled Bar using and consistent with the information provided on this work order.

Technician Signature__ __ __ __ __ __ __ __ __ __ __ __ __

Date __ __ __ __ __ __ __ __ __ __ __ __ __

Job # __ __ __ __ __ __ __ __ __ __ __ __ __

Issued By __ __ __ __ __ __ __ __ __ __ __ __ __

BIOMET 3i

ART880
REV D 08/07

图 5.37　发往 Biomet 3i Architech PSR 部门，交与技师的设计单

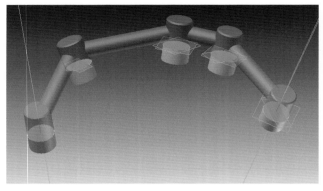

图 5.38 图示铸造杆卡虚拟"单螺丝测试"

将螺丝虚拟放在左侧末端种植体上,测量(以虚拟方式)杆卡中其余基台的种植体修复平面与种植体间之间的体积差异

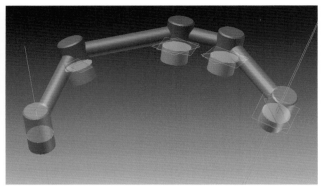

图 5.39 图示 CAD/CAM 杆卡(CAM StructSURE 精密研磨杆卡)虚拟"单螺丝测试"

将螺丝虚拟放在左侧末端种植体上,测量(以虚拟方式)杆卡中其余基台的种植体修复平面与种植体间之间的体积差异

上颌复制研磨加工杆卡

依据上述方法制作工作模型,完成蜡型义齿并试戴,患者对义齿美观度十分满意,修复医师确认殆位关系、中线、唇丰满度以及患者在说话、微笑及休息时前牙的暴露程度(图5.40及图5.41)。

依据上颌初级杆卡设计原则制作树脂模型:

① 每个垂直轴面有1°倾斜(所有咬合面聚合度为2°)。

② 厚度足够,满足刚性及强度要求。

③ 附着体位于最佳位置。

④ 杆卡底端与软组织之间有适当的清洁间隙。

⑤ 理想的穿龈轮廓。

利用试戴螺丝(IUNITS,Biomet 3i)将非抗旋的钛合金种植临时基台固定于替代体上。利用自固化丙烯酸树脂将基台连接在一起,依据上述要求调整模型外形,然后对杆卡的每个垂直轴面进行研磨,使其达到1°的倾斜(所有咬合面聚合度为2°)(图5.42及图5.43)。

杆卡前方设计有两个Bredent 2.2 VKS-OC stud-head螺丝(XPdent Corp,Moami,FL),在杆卡研磨完成之后,Architech PSR部门会在前牙区放置2个自攻螺丝,再将两颗螺丝直接锁入(图5.44)。VKS-SG附着体有两种型号:直径2.2mm和1.7mm。它们适用于多种临床及技工情况,也可安装在杆卡或牙冠的颊面、舌面、远中或是近中面。这种附着体有10种不同程度的固位力,其另一项重要优势还在于可直接在诊室置换它的阴型组件,不会造成患者离开诊所后无修复体可用。

后牙区附着体是6mm SwissLoc附着体(Attachments international,Burlingame,CA)(表5.6),

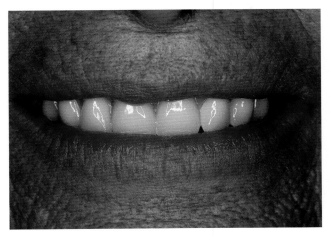

图 5.40　蜡型试戴，患者临床微笑照

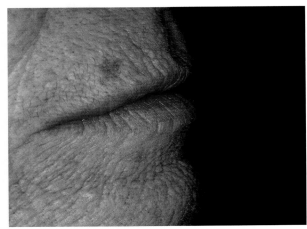

图 5.41　配戴蜡型，休息位侧面照，患者对唇部丰满度很满意

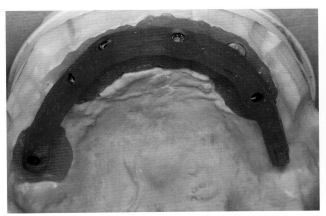

图 5.42　上颌复制研磨杆卡树脂模型𬌗面观

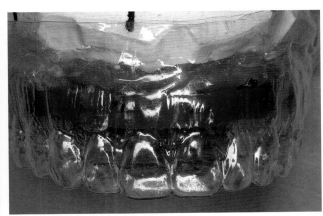

图 5.43　工作模型上，树脂模型位于义齿压膜导板内此义齿压膜导板使技师能够清晰地知道人工牙在修复体上的位置，确保杆卡和上部铸造有足够的厚度，同时为修复体预留足够的塑形空间

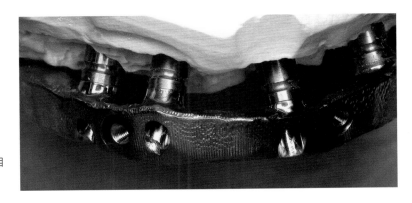

图 5.44　精密研磨杆卡前面观，双侧可见自攻螺丝

精密加工的SwissLoc NG二代是一种冠外栓体栓道式附着体，此设计可防止覆盖义齿翘动，而这样的问题在覆盖义齿中极为常见。SwissLoc NG降低修复体前后方或颊舌向的咬合悬臂力。这样的设计将修复体戴入取出位置整合在一起，避免附着体因意外松动脱落。上述所有附着体由本文第二作者设计。

表5.6 本病例中使用的 SwissLoc NG 附着体尺寸

描述	尺寸	编号
SwissLoc NG	长6～8mm	
6.0mm		
内套	3.4mm	
插销	1.5mm	89-600015
工具		
SwissLoc NG 螺丝刀		89-600015
SwissLoc NG 工作架		89-600015
SwissLoc NG 1.5mm钻针		74-600615

注：根据需要可将SwissLoc 7.5mm和6.0mm的长度修短到4.5mm。如要修短附着体长度，需将插销的顶端完全拉到底。再用金刚砂切盘将金属套与插销一起慢速切割，注意过程中不要过热以免插销变形。预先在金属壳上5.5mm与6.5mm处做出标记以供修短。SwissLoc附着体长度可在7.5mm到4.5mm之间任意修整。

将支架进行扫描并将数据传输至CAD软件中，复制研磨杆卡CAD设计与丙烯酸树脂模型的外形吻合（图5.45）。研磨完成后，将杆卡进行修整、抛光，再寄回技工所（图5.46及图5.47）。

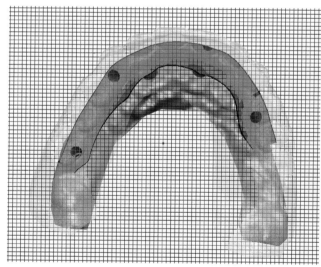

图5.45 CAD 软件中复制研磨杆卡图像

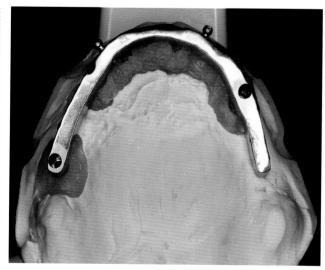

图5.46 Biomet 3i 公司寄回的上颌初级杆卡殆面观外形及体积与树脂模型完全一致。杆卡唇侧可见附着体

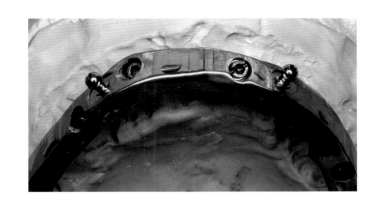

图 5.47 上颌 CAD/CAM 初级杆卡殆观 附着体在杆卡前方

电铸沉积杆卡套管

电铸沉积一词指的是用电流来形成三维的金属结构。在口腔领域，此技术常用于制造纯金构造的牙冠、固定局部义齿以及杆卡的底部结构。该技术在两百多年前由 Luigi Galvani 首先提出，应用于牙科则是在20世纪60年代早期。电铸沉积能够制造极精准且薄的（0.2mm）、厚度均匀的黄金色内冠，以提高牙冠的美观性和边缘完整性（Vence，1997）。

电铸沉积淘汰了失蜡铸造技术，避免了失蜡铸造技术的缺点，尤其是非同质铸造相关的不一致及杂质污染。相较于黄金铸造，电铸沉积黄金更硬，且经研究证明，电镀沉积修复体有较高的密合度、更好的生物相容性，且能作为永久修复体的坚实基底（Stez等，1989；Dietrich，2001；Golger等，2001）。

本病例中使用 Aesthetic Galvanotechnik Crown（AGC®，Wieland Dental System，Milford，CT）方法，在此之前利用超声波清洗 CAD/CAM 杆卡，彻底去除抛光留下的碎屑及其他残留物。研磨杆卡每个垂直轴面有1°的倾斜（所有咬合面聚合度为2°），去除所有倒凹。将杆卡通过螺丝固位于工作模型上，封填螺丝通道、义齿间隙及杆卡组织面与人工牙龈之间的间隙。利用硅胶印模材复制模型与杆卡（图5.48）（Dubli Gum，Wieland Dental+Technik GmbH & Co. KG，Pforzheim，Germany），超硬石膏灌模（Wieland Dental+Technik GmbH & Co. KG）（表5.7）。

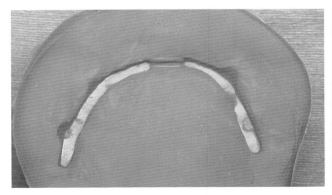 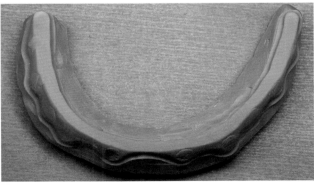

图 5.48 制作电铸沉积杆卡前，上颌初级杆卡印模（上）；相应印模灌注的上颌石膏模型（下）

表 5.7　超硬石膏性能

混水率	100g/20L
操作时间	7min
初凝时间	12min
膨胀率	0.1%
压缩强度	60MPa

在模型的内侧面均匀涂布一层薄薄的AGC导电银漆，一直涂到杆卡印模的末段，至少干燥60min。接着将银漆涂布在杆卡印模与接触杆之间的宽连接处。然后将印模放进AGC Spider电铸机器，进行电铸并完成。

三级铸造

完成了复制研磨杆卡与电铸沉积杆卡制作之后，需要另一个铸造部件用以提高义齿基托强度，此部分能够将附着体稳定在特定的位置，并为上颌覆盖义齿提供足够的强度。

在电铸杆卡上涂布两层代型分离剂，制作表面带有固位珠的蜡型，以利于上部丙烯酸树脂固位。此杆卡采用新的合金材料来铸造（Wiron®99，Bego USA，Lincoln，RI）（图5.49～图5.52，表5.8）。AL-Hiyasat与Dramani（2005）在一项实验中测量了重复铸造对合金的影响及其成分的释放，结果显示Wiron99及其他贱金属细胞毒性最小。然而，Tripuraneni与Namburi（2008）研究结果表明镍铬合金被重复使用时会有较高的遗传毒性，因此不建议仅为了节省成本而重复使用镍铬合金。

用CEKA Site cement将三级铸造杆卡与电铸杆卡粘接在一起。

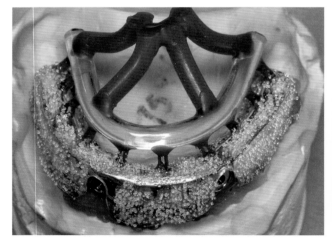

图 5.49　三级杆卡铸造前蜡型的唇面及𬌗面观。在蜡型上散布小珠，用以增加对丙烯酸树脂的固位性

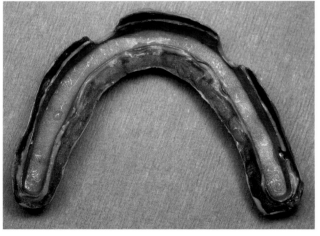

图 5.50　电铸沉积杆卡与三级铸造杆卡粘接后的内侧面观
电铸沉积杆卡为覆盖义齿上部结构与初级杆卡之间提供相当精准的密合性

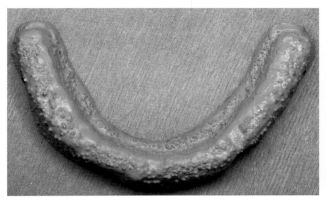

图 5.51 三级铸造杆卡𬌗面观
固位珠为丙烯酸树脂提供机械固位。表面涂布处理剂及遮色剂，表面处理剂为二级杆卡与义齿基底丙烯酸树脂的结合提供固位力

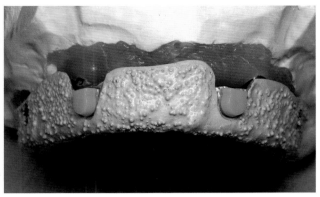

图 5.52 第二、三级杆卡置于初级杆卡上
前牙区树脂附着体已就位

表 5.8 Wiron99 合金成分及特性

成分	组成 /%
镍	65
铬	22
钼	9.5
铌	1
硅	1
铁	0.5
铈	0.5
碳	0.02
铸造温度	1420℃

下颌 CAM StructSURE 精密研磨杆卡

按照上述方法制作下颌工作模型及蜡型并试戴完成，患者对于美观十分满意，修复医师确认𬌗位关系、中线、唇丰满度、发音、微笑及休息时前牙的暴露程度（图 5.38 及图 5.39）。

下颌支架设计为螺丝固位混合型修复物体。下列为 CAM StructSURE 精密研磨杆卡的禁忌证：

① 种植体数目超过 10 颗。

② 种植体间角度大于 30°。

③ 种植体间距小于 2mm。

④ 𬌗间隙小于 7mm。

⑤ 植体周围软组织深度大于 4mm。

为下颌支架单独填写一张设计单（图5.37）。扫描模型及蜡型，将数据传给CAD软件。在最早的CAD软件版本中，设计者能将设计的JPEG图片以电子邮件的方式传给技师（图5.53～图5.55），待技师浏览这些图片，对需要做修改的部分加以标注，然后与CAD设计者电话联系，就需要改变的部分进行讨论。设计者依照技师的指示再次进行设计与修改，重复这样的沟通，直到双方对设计达成共识。此病例而言，就需要将左侧末端种植体悬臂缩短（图5.56）。

目前为止（2008年6月），CAD设计已经可以通过eDrawing软件虚拟查看，该软件可免费下载（www.eDrawingViewer.com/download）。技师将收到PSR公司设计者发送的软件下载操作说明邮件，首次下载时，技师须通读软件的服务使用条款与细则，才能开始下载。

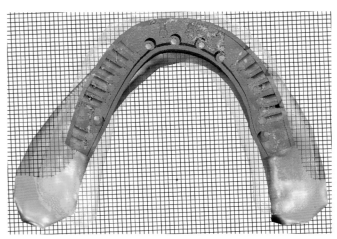

图 5.53 下颌支架 CAD 设计殆面观
人工牙排列位置也可参考

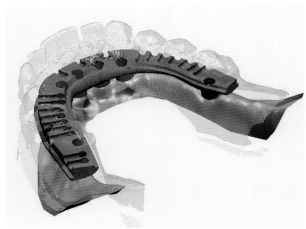

图 5.54 下颌支架 CAD 设计舌面观
二维图片为设计者提供关于支架厚度、人工牙位置及丙烯酸树脂义齿基底间隙的有效参考

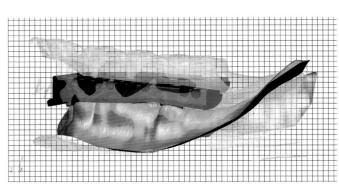

图 5.55 下颌支架 CAD 设计左侧面观

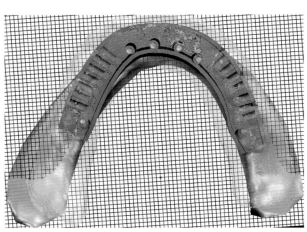

图 5.56 经过修改的下颌支架 CAD 设计
相对于图5.53的原始设计，左侧后方缩短

技师点击打开图片文件，浏览工具位于工具栏（图5.57），CAD文件可旋转、放大缩小，但不能在软件里面修改。如需回到初始状态，可直接点击"Home"键。技师可在标注区点击"text to leader"键，输入希望与设计者沟通的事项（图5.58）。一旦设计改变，技师需在"File"栏下方选择"Save As"来储存档案。储存好的文件通过电子邮件的方式传送至PSR部门预览并进行下一步处理。

本病例中所用支架经过研磨加工，寄回技工所（图5.59），注意在后期处理的整个过程中都必须使

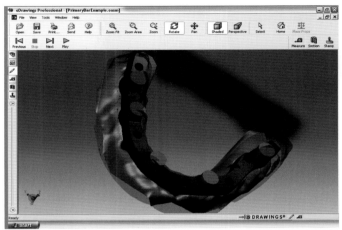

图 5.57 当技师打开来自Architech PSR Deparment 的 eDrawing 文件时，电脑屏幕上便会出现通过电子邮件发送来的原始影像

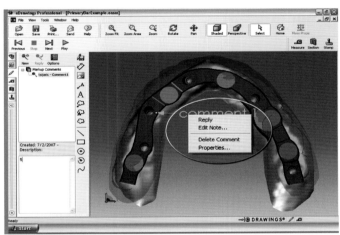

图 5.58 在相应窗口，技师可将自己想要做的设计修改批注直接输入

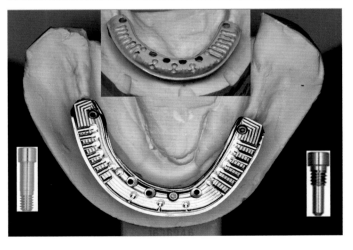

图 5.59 Biomet 3i 公司邮寄回来后，下颌StructSURE 精密研磨杆卡安装于工作模型上𬌗面观

注意螺丝通道中的黄金涂层基台螺丝，在任何技工步骤中不能使用永久性的黄金色基台螺丝（左侧插图），而是使用技工螺丝（右侧插图）。支架在排牙、试戴之前，需表面处理并涂布透色剂

用技工螺丝，因为24K金涂层的临床用基台螺丝其实非常脆弱，容易磨损。因为当临床对螺丝进行加力时，这薄薄的一层黄金能够起到一种润滑作用，如果在技工室过程中就开始使用基台螺丝，将会降低该功能（Grago，2003）。

就本文第一作者的自身经验而言，刚开始使用上述CAD/CAM技术制作的种植体支架时，通常会安排一次患者复诊以进行支架试戴。然而，随着时代的发展，我们发现Biomet 3i公司制作的支架并没有不密合的现象，所以作者决定改变患者的诊疗流程，去除支架试戴的复诊步骤。同时在订单中注明，支架在从Biomet 3i公司返回技师处后，立即进行支架表面处理、遮色及人工牙排列。

表面处理

修复学中，树脂类物质与金属支架的结合可能会有短期或长期的问题，主要在于结合强度及修复材料可用空间。结合强度低将造成微渗漏、变色或断裂。修复空间不足可能会导致人工牙排列位置不理想，并影响修复材料间的结合强度。临床上，空间不足和结合强度低会导致美观上无法接受、咬合调整过多且材料较易断裂。为减少临床问题，最重要的便是提高树脂与金属间的结合强度，确保足够的修复空间。

直到现在，树脂与支架间依然是通过两者间的机械固位的方式获得结合，机械性固位方式包括网格、小珠及多种柱形。目前也有其他形式的结合机制，包含微机械结合系统和化学结合系统。

微机械结合可通过喷砂、电化学酸蚀和化学酸蚀（Adept Institute，1991）获得。化学结合可通过粘接剂、多孔金属涂层、表面处理（Hansson，1989）及Kevloc系统获得。这些结合方法可用以辅助或取代传统的宏观机械固位。

化学性树脂/金属结合系统有许多优势：

① 增加树脂与金属间的结合强度。

② 降低树脂与金属界面的微渗漏。

③ 降低金属所需空间，为义齿树脂基托和人工牙提供更多空间。

④ 金属涂布遮色剂，树脂厚度增加，增强美观性。

本病例所制作的固定活动种植体修复体中，一些部位上义齿基托树脂、人工牙及支架的空间有限。我们希望尽量避免金属支架过厚，并提高装盒后丙烯酸树脂与金属间的结合强度，为此添加固位珠于三级铸造杆卡中，以常规机械方式增加其固位性，同时也在Silicoater MD炉中涂布Siliclean及SiliLink等材料作表面处理。

CAD/CAM 支架人工牙排列 ▶▶▶

在最初的蜡型义齿试戴时，修复医师选择好人工牙，且经过患者确认。将在第一次取颌位关系记录时所选的人工牙转移到上下颌支架上（图5.60～图5.66）。

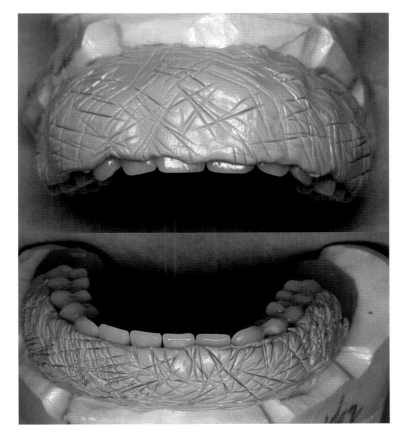

图 5.60 硅橡胶印模材料位于人工牙唇颊侧时的蜡型义齿唇面观

硅橡胶印模外侧做固位沟为石膏提供物理固位。以便将人工牙从蜡型义齿转移至支架上。采用硅橡胶作为印模材料，主要是因为这种材料较易移除掉。上颌义齿（上），下颌义齿（下）

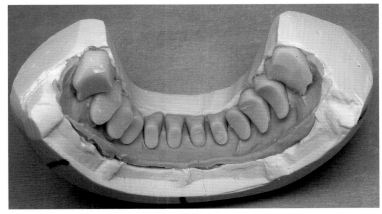

图 5.61 下颌义齿从模型上取下后，置于石膏模具内的舌面观

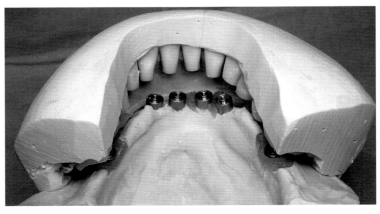

图 5.62 下颌石膏／硅胶导板内附人工牙置于工作模型上的舌面观

人工牙与铸造支架／替代体间的间隙预留给支架与基托

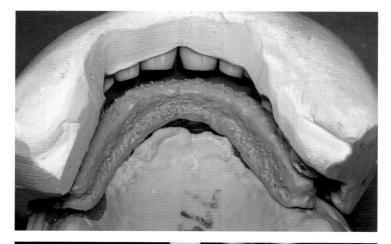

图 5.63 上颌石膏/硅胶导板内附人工牙置于工作模型上的舌面观

可见金属支架。人工牙与三级杆卡间的间隙预留给丙烯酸树脂基托

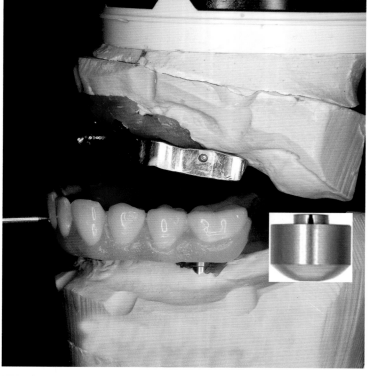

图 5.64 上颌初级杆卡位于模型上且对侧下颌为蜡型义齿的侧面观

注意上颌初级杆卡与下颌前方唇侧的水平覆盖，已超过10mm。此距离可加以弥补覆盖义齿唇侧缘时稍微凸出，不仅能提供理想的唇侧丰满度，满足患者的美观需求，也便于患者清洁种植体与杆卡间的间隙，维护口腔卫生并控制牙菌斑。所有种植支架抛光的操作都必须在抛光保护帽就位的情况下进行

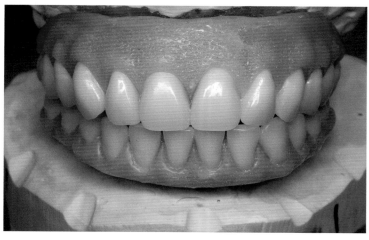

图 5.65 全口种植修复完成后位于殆架上的唇面观

上颌中线位于正中央，与患者面部中线一致。注意，为了满足患者要求，下颌前牙间留有缝隙

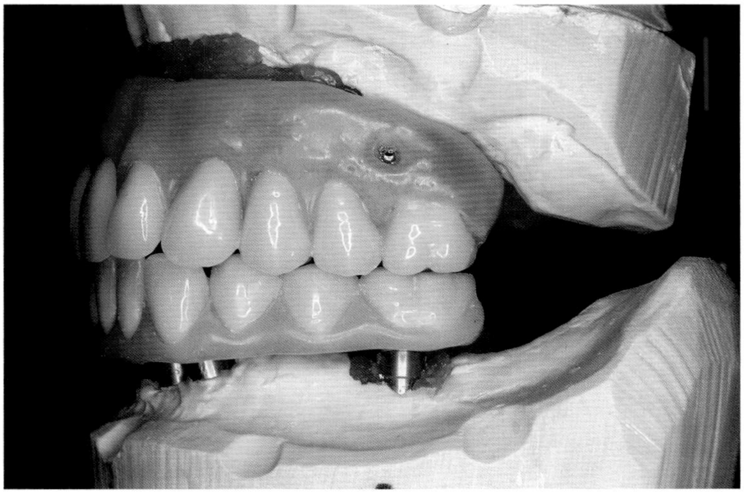

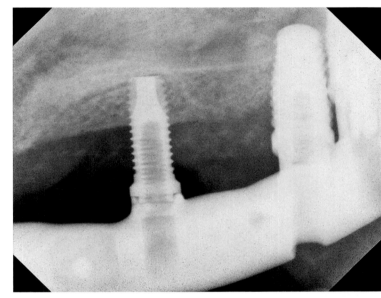

图 5.66 上下颌支架与蜡型的侧面观

注意上颌前磨牙排列位置并不理想，但患者对试戴情况较满意，希望进入下一阶段

图 5.67 放射影像显示上颌支架达到被动就位

基台螺丝拧入第二颗种植体上（从右到左）。可见右侧末端支架与种植体修复颈部间无透射现象，即表示该支架达到被动就位

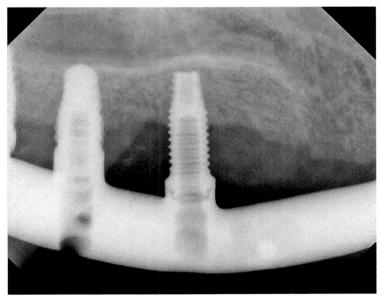

图 5.68 另一组放射影像也显示上颌支架与种植体间达到被动就位

基台螺丝位于影像（左侧远端种植体）之外的种植体上，图中支架与2颗种植体修复颈部间无透射现象

临床试戴 ▶▶▶

本次临床复诊的主要目的如下：

① 试戴金属支架（单螺丝测试）。

② 确认胎位关系（如果需要，记录新胎位关系）。

③ 得到患者的美学确认。

移除所有临时性种植配件，分别试戴支架/蜡型，试戴时将每个基台螺丝分别拧入以检测支架的密合度。在支架一侧末端拧入基台螺丝，然后对另一侧末端种植体拍摄X线影像，如果种植体修复颈部与支架间无间隙，表示支架已经被动就位。本病例中种植支架均达到被动就位（图5.67及图5.68）

继续临床试戴操作，将下颌蜡型义齿戴入口内（图5.69）。确认胎平面处于水平且相对位置合理。然后戴入上颌蜡型，确认正中颌位关系（图5.70及图5.71）。再次确认咬合高度、唇侧丰满度，以及患者发音、微笑及休息时前牙暴露量，直到患者满意（图5.72及图5.73）。本次复诊中，患者表示希望进入下一阶段。

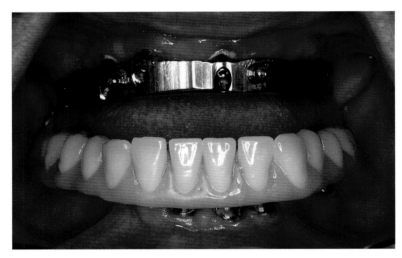

图 5.69 戴入下颌蜡型和上颌初级杆卡
下颌胎平面呈水平，其后端相对于两侧磨牙后垫位置较好

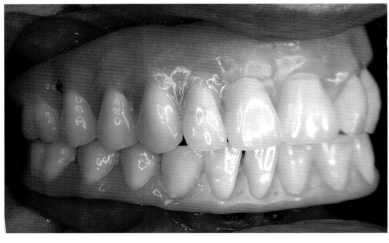

图 5.70 上下颌蜡型正中咬合右侧面观
可见人工牙达到最大牙尖交错且排列合理

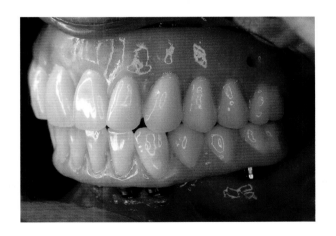

图 5.71　上下颌蜡型正中咬合左侧面观
可见人工牙达到最大牙尖交错（除了左侧第二前磨牙）
且排列合理

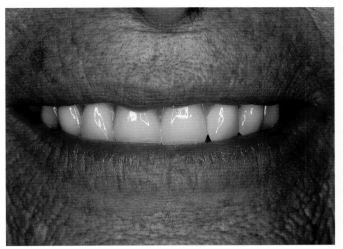

图 5.72　戴入上下颌蜡型后，患者微笑照
前牙暴露量与患者期望及年龄相符

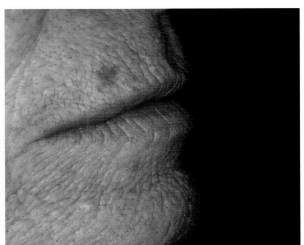

图 5.73　戴入上下颌蜡型后患者侧面照
休息位时上下唇刚刚接触，表示唇部获得了充足的支撑

成型 ▶▶▶

在修复学中，有许多的材料及方法可进行丙烯酸树脂的成型。Turck等（1992）进行了一项实验室研究，针对传统的热塑成型（conventional heat compression）、微波成型（microwave）及光固化成型这3种成型方式，利用密歇根计算机绘图坐标测量系统（Michigan Computer Graphics Coordinate Measurement System，MCGCMS）比较义齿尺寸准确性。硅橡胶模具灌制工作模型，然后在此工作模型上制作义齿。利用亲水胶体复制模型，制作42副义齿（3组，每种方法制作14副）。MCGCMS测量前方两个平面上22个点以比较工作模型与义齿间的差异。结果显示所有义齿并无显著差异。然而，在

几个特殊的位置上，光固化成型明显比其他两组有较大的边缘变形。

注塑成型工艺是一种制作丙烯酸树脂义齿的新技术。丙烯酸树脂全口义齿在聚合反应时可能会产生变形。有研究显示利用注塑成型和微波成型能降低变形，提高临床密合度。Keenan等（2003）在一项实验室研究中，比较注射成型后常规聚合或微波聚合与传统装盒聚合模式制作的上颌全口义齿聚合后的尺寸变化及水中储存后的尺寸变化。

研究者们制备了40个上颌义齿基托蜡型，其上排列有人工牙，后包理、去蜡。每组中随机分配10个义齿，共四组。第一组压铸成型，常规聚合。第二组注射成型，常规聚合。第三组注射成型，常规聚合。第四组注射成型，微波聚合。分别于聚合后及水中储存28天后，测量磨牙宽度和垂直高度变化。利用移动显微镜（准确性高达0.005mm）测量第二磨牙上刻划的两点间距离，重复3次。利用内径千分尺（internal micrometer）（精确度高达0.05mm）测量𬌗架上下刻画两点间距离获得垂直距离。分析数据之后，发现所有组别都有聚合收缩（磨牙间宽度）的现象。

微波技术组样本比传统聚合组样本聚合收缩大，但在统计上并无显著差异。所有注射成型组相较于传统对照组垂直距离增加较少，且存在统计学差异（$P<0.004$）。水中储存28天后，所有组别义齿垂直距离均有增高（0.10%～0.16%），但组间则无显著差异。

在Keenan等（2003）的研究范围内，他们发现注射成型技术相较于传统聚合技术，垂直距离改变较小，而微波聚合与传统方法的对照组则存在显著的统计学差异。

将蜡型义齿重新安装到𬌗架上，以进行最后的蜡型修整及人工牙调整。最终的蜡型修整需要在支架上形成具有牙龈形态的蜡型。

塑型人工牙颈部区域，做出天然牙游离龈的牙龈隆突形态（图5.74及图5.75）。上颌中切牙根部做出根形，侧切牙根部两侧稍微凹陷，两侧尖牙的根性突隆最为凸出（图5.76）。

使用热固化丙烯酸树脂，按照传统方法进行装盒并煮塑（L.ucitone199®Denture Base Resin，Dentsply International，York，PA）（图5.77～图5.80，表5.9）。

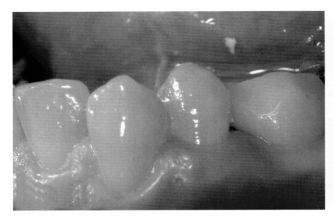

图5.74 天然牙周围游离龈缘卷入
图中前牙卷入比后牙更明显

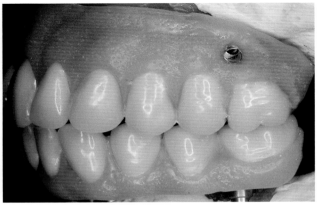

图5.75 模型上种植义齿颈部龈缘包绕，再现天然牙周围游离龈形态

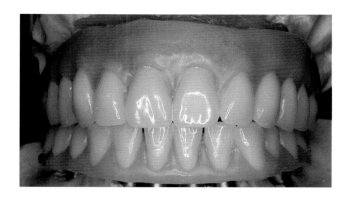

图 5.76 蜡型义齿前面观

可见前后牙基托的牙根隆突与凹陷

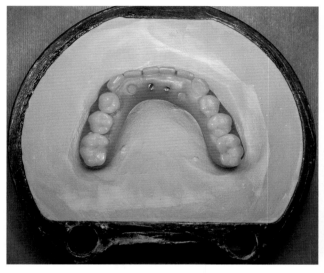

图 5.77 下颌蜡型位于黄铜义齿型盒内，第一次灌注石膏后𬌗面观

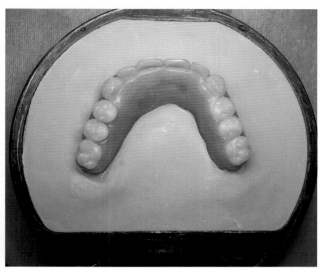

图 5.78 上颌蜡型位于黄铜义齿型盒内，第一次灌注石膏后𬌗面观

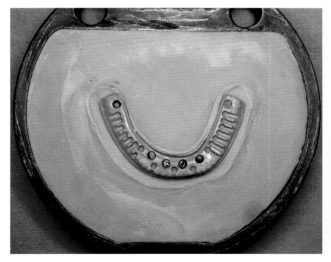

图 5.79 黄铜义齿型盒下半部去蜡后𬌗面观

下颌支架完全暴露，可以进行丙烯酸树脂充填

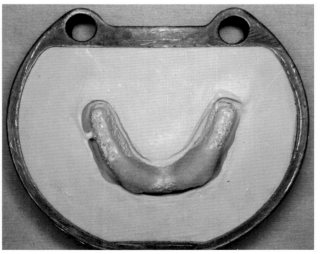

图 5.80 黄铜义齿型盒下半部去蜡后的照片

上颌支架完全暴露，可以进行丙烯酸树脂充填

表 5.9　Lucitone199 义齿基托树脂特性与使用建议

型号与级别（根据美国牙科协会 #12 规格）	Type Ⅰ，Class Ⅰ
粉液存储温度	15 ～ 26℃（60 ～ 80 ℉）
水粉比	21g/10 ml
调拌时间（所有颗粒变湿的所需时间）	15 ～ 30s
（23±1）℃时达到填塞状态所需时间	（9±2）min
操作时间	（10±4）min
准备模具所用材料	石膏（Gypsum）
装盒时模具温度	大约43℃（110 ℉）
建议聚合时间和温度	
第一阶段	1 ～ 1.5h，温度163 ℉
第二阶段	0.5h，温度100℃（212 ℉）
另一种聚合时间和温度	9h，温度72℃（163 ℉）
型盒冷却方法、时间及温度	
第一阶段	空气中0.5h，温度15 ～ 26℃（60 ～ 80 ℉）
第二阶段	水中0.25h，温度15 ～ 26℃（60 ～ 80 ℉）

　　义齿成型后重新放回𬌗架上，可发现一些成型造成的误差（图 5.81 及图 5.82）。调整修复体正中咬合，直到有均匀的咬合接触。左右工作侧咬合设计为组牙功能𬌗，前伸运动时，前牙引导后牙分离，平衡侧皆无咬合接触。按照传统的丙烯酸树脂处理步骤进行修整及抛光，注意需在保护帽就位的情况下进行操作，以保护切削的种植支架的修复肩台（图 5.83 ～图 5.90）。

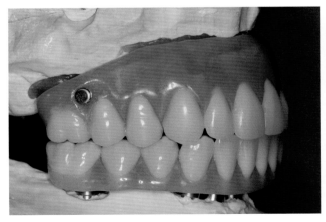

图 5.81　义齿成型后置于𬌗架上右侧面观
垂直距离变化很小

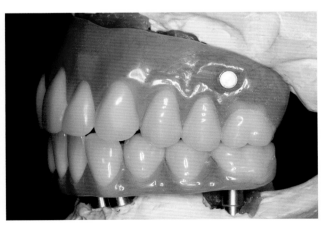

图 5.82　义齿成型后置于𬌗架上左侧面观
垂直距离变化很小

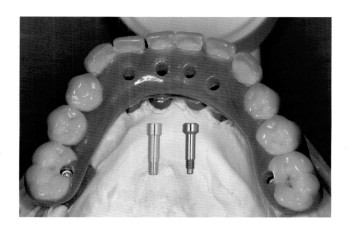

图 5.83 螺丝固位下颌义齿成型后的𬌗面观

修整螺丝通道以利于基台螺丝加力扳手（PHD03，Blomet 3i）通过。注意临床基台螺丝已拧入，将修复体与替代体连接在一起。不应用金色的基台螺丝（UNIHG，Biomet 3i，左插图），而应使用试戴螺丝（IUNTS，Biomet 3i，右插图）

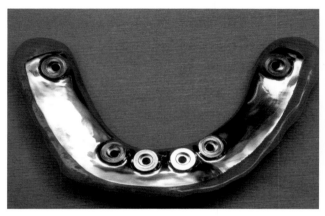

图 5.84 下颌种植修复体组织面观

因抛光过程中使用了抛光保护帽，使得机械切削的种植体修复肩台保存良好

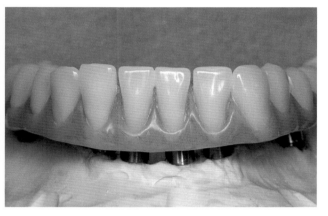

图 5.85 抛光完成的下颌修复体位于工作模型上的前方观

唇侧终止线底部位置及遮色材料使得丙烯酸树脂能够精确地抛光，且不会透出金属支架的颜色

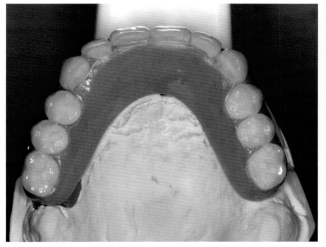

图 5.86 上颌覆盖义齿置于初级杆卡（图中不可见）上的𬌗面照片

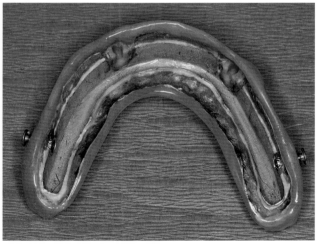

图 5.87 义齿基托内含二级铸造杆卡的上颌覆盖义齿的组织面观

两个后侧附着体位于颊侧，处于未附着状态。丙烯酸树脂进入右侧前牙附着体根方倒凹内，试戴前需将其去除

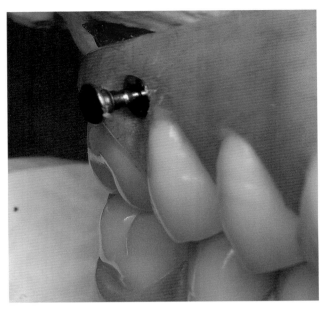

图 5.88 未附着状态下的右上颌后牙附着体

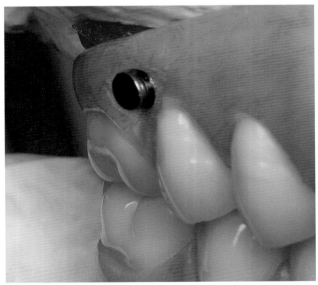

图 5.89 附着状态下的右上颌后牙附着体侧面观
当修复体完全戴入后，附着体颊侧末端不会与义齿基托的丙烯酸树脂完全贴合，此处为患者指甲预留操作空间，以便按钮扣的按入或拉出，该步骤必须在左右两侧重复进行

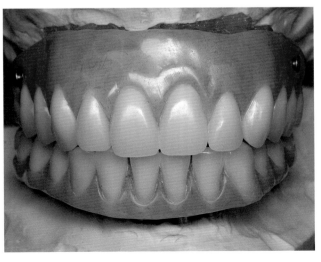

图 5.90 抛光完成后的修复体置于工作模型上，准备送至修复医师诊所以戴入患者口内

由于缺少牙周韧带，骨结合种植体对咬合力的生物机械性反应与天然牙有所不同。种植体很容易验力过载，这也是种植体周围骨丧失和种植体/种植修复失败的潜在因素之一。过度负荷进而影响植体存活率的原因包括悬臂过长、副功能习惯、咬合设计以及侧方咬合接触。因此，为提供良好的种植体负荷并确保种植体长期存活率，将种植体受到的咬合力控制在生理与物理的极限范围内，就显得尤为重要。Kim等（2005）研究讨论了种植修复咬合对种植体存活的重要性，提供了最佳种植修复咬合调整的临床操作指南及相关并发症的解决方案。需要强调的是，到目前为止，没有任何关于种植咬合概念的循证依据。该领域需要更多的研究以理清咬合与种植体长期存活率和修复成功率之间的关系。

戴入 ▶▶▶

患者复诊戴入修复体。取出所有愈合基台，下颌修复体顺利戴入（图5.91）。使用扭力扳手将临床基台螺丝（IUNIHG，Biomet 3i）拧入，扭矩20Ncm。将棉球塞入螺丝头凹处，然后用光固化复合树脂将螺丝通道密封（图5.92）。前牙区螺丝通道用与义齿基托同色树脂封闭，后牙区螺丝通道用与人工牙同色复合树脂封闭。

利用上述相同螺丝和扭力扳手将上颌初级杆卡直接固位于种植体上，扭矩20Ncm（图5.93）。戴入上颌覆盖义齿，戴入前必须去除丙烯酸树脂上的倒凹（图5.94）。后牙区两个附着体完全就位，前牙区附着体也与修复体完全结合，修复体具有很好的稳定性。本次临床复诊中并没有做任何咬合调整，可见在整个复杂的治疗过程中，维持了非常高的咬合精度。

患者对美观非常满意，义齿戴入后，立刻吃梨，修复体没有脱位（图5.95～图5.98）。

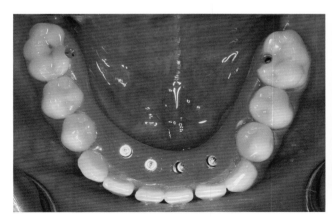

图5.91　下颌种植修复体就位后殆面观
使用金色临床基台螺丝（IUNIHG）将修复体固位在种植体上。扭力扳手将基台螺丝加力到20Ncm

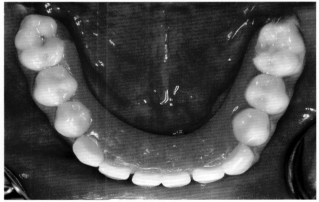

图5.92　利用光固化复合树脂封填下颌种植修复体的螺丝通道后殆面观

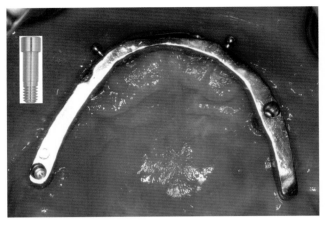

图 5.93 上颌初级杆卡就位后𬌗面观

使用金色的临床基台螺丝（IUNIHG）将杆卡直接固位在种植体上。扭力扳手将基台螺丝加力到20Ncm

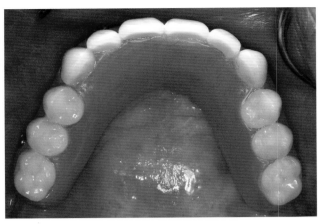

图 5.94 上颌覆盖义齿就位后𬌗面观

后牙区附着体处于连接状态，无软组织泛白

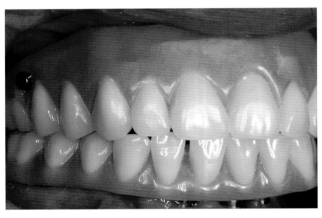

图 5.95 修复体就位后处于正中咬合，右侧颊面观

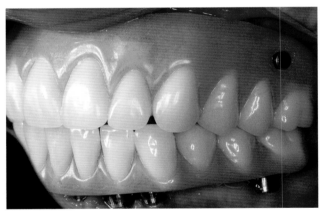

图 5.96 修复体就位后处于正中咬合，左侧颊面观

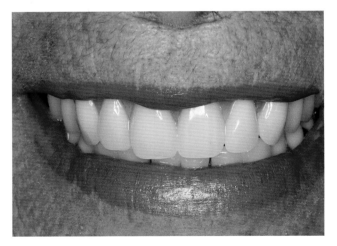

图 5.97 患者微笑照

注意义齿基托具有正常的解剖外形以及个性化的牙齿排列，整体而言，种植修复体外观非常自然

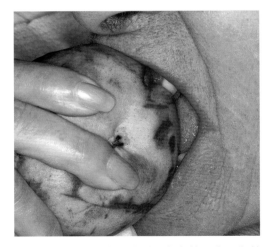

图 5.98 义齿戴入后立刻吃梨，患者将一直具备着正常的咀嚼功能，不需要常回诊所作调整

以下几位临床医师及技师对本章节所示治疗及说明负责：

种植外科医师：Dr. Robert del Castillo，Miami Lakes，FL。

种植修复医师：Dr. Carl Drago，Jupiter，FL。

技师：Thomas Peterson，CDT，MDT；Eunice Park，Robin Devine，Alan Kalivas，MDT，North Shore Dental Laboratories，Lynn，MA。

参考文献

Adell, R, Lekholm, U, Rockler, B, Brånemark, PI. 1981. A 15-year study of osseointegrated implants in the treatment of the edentulous jaw. *Int J Oral Maxillofac Implants* 10:387–416.

Adell, R, Eriksson, B, Lekholm, U, Brånemark, PI, Jemt, T. 1990. A long-term follow up study of osseointegrated implants in the treatment of totally edentulous jaws. *Int J Oral Maxillofac Implants* 5: 347–359.

Adept Institute. 1991. Metal-resin bonding. *Adept Report* 2:25–40.

Al-Hiyasat, A, Darmani, H. 2005. The effects of recasting on the cytotoxicity of base metal alloys. *J Prosthet Dent* 93(2):158–163.

Albrektsson, T, Zarb, G, Worthington, P, Eriksson, AR. 1986. The long-term efficacy of currently used dental implants: a review and proposed criteria of success. *Int J Oral Maxillofac Implants* 1(1):11–25.

Becktor, J, Isaksson, S, Sennerby, L. 2004. Survival analysis of endosseous implants in grafted and nongrafted edentulous maxillae. *Int J Oral Maxillofac Implants* 19:107–115.

Cavallaro, J Jr., Tarnow, D. 2007. Unsplinted implants retaining maxillary overdentures with partial palatal coverage: report of 5 consecutive cases. *Int J Oral Maxillofac Implants* 22:808–814.

Cooper, L, Scurria, M, Lang, L, Guckes, A, Moriarty, J, Felton, D. 1999. Treatment of edentulism using Astra Tech implants and ball attachments to retain mandibular overdentures. *Int J Oral Maxillofac Implants* 14:646–653.

Dietrich, J. 2001. Ceramic fused to electroformed crowns in the anterior region: AGC aesthetic galvano crown. *Int J Dent Technol* 1(5): 380–387.

Dolger, J, Gandau, C, Rathmer, R. 2001. Treatment behavior and complete-mouth rehabilitation using AGC crowns: a case report. *Int J Periodontics Restorative Dent* 21(4):373–379.

Drago, C. 2003. A clinical study of the efficacy of gold-tite square abutment screws in cement-retained implant restorations. *Int J Oral Maxillofac Implants* 18:273–278.

Drago, C. 2008. Volumetric determination of the degree of misfit in CAD/CAM and cast implant frameworks: a pilot laboratory study. Abstract, Academy of Osseointegration Annual Meeting, Boston, MA.

Hansson, O. 1989. The silicoater technique for resin bonded prostheses: clinical and laboratory procedures. *Quintessence Int* 20: 85–99.

Henderson, D, Steffel, VL. 1981. *McCracken's Removable Partial Prosthodontics, 6th Edition.* St. Louis, MO: CV Mosby.

Heydecke, G, McFarland, DH, Feine, JS, Lund, JP. 2004. Speech with maxillary implant prostheses: ratings of articulation. *J Dent Res* 83(3):236–240.

Jemt, T. 1996. In vivo measurements of precision of fit involving implant-supported prostheses in the edentulous jaw. *Int J Oral Maxillofac Implants* 11:151–158.

Jemt, T, Book, K. 1996. Prosthesis misfit and marginal bone loss in edentulous implant patients. *Int J Oral Maxillofac Implants* 11: 620–625.

Jemt, T, Book, K, Lindén, B, Urde, G. 1992. Failures and complications in 92 consecutively inserted overdentures supported by Brånemark implants in severely resorbed edentulous maxillae: a study from prosthetic treatment to first annual check-up. *Int J Oral Maxillofac Implants* 7(2):162–167.

Keenan, PL, Radford, DR, Clark, RK. 2003. Dimensional change in complete dentures fabricated by injection molding and microwave processing. *J Prosthet Dent* 89(1):37–44.

Kim, S, Nicholls, JI, Han, CH, Lee, KW. 2006. Displacement of implant components from impressions to definitive casts. *Int J Oral Maxillofac Implants* 21(5):747–755.

Kim, Y, Oh, TJ, Misch, CE, Wang, HL. 2005. Occlusal considerations in implant therapy: clinical guidelines with biomechanical rationale. *Clin Oral Implants Res* 16(1):26–35.

Lazzara, RJ, Testori, T, Meltzer, A, Misch, C, Porter, S, del Castillo, R, Goené, RJ. 2004. Immediate occlusal loading (IOL) of dental implants: predictable results through DIEM guidelines. *Pract Proced Aesthet Dent* 16(4):3–15.

Mericske-Stern, R, Oetterli, M, Kiener, P, Mericske, E. 2002. A follow-up study of maxillary implants supporting an overdenture: clinical and radiographic results. *Int J Oral Maxillofac Implants* 17:678–686.

Naert, I, Alsaadi, G, van Steenberghe, D, Quirynen, M. 2004. A 10-year randomized clinical trial on the influence of splinted and unsplinted oral implants retaining mandibular overdentures: peri-implant outcome. *Int J Oral Maxillofac Implants* 19:695–702.

Ortorp, A, Linden, B, Jemt, T. 1999. Clinical experiences of laser-welded titanium frameworks supported by implants in the edentulous mandible. A 5-year report. *Int J Prosthodont* 12:65–72.

Ostman, PO, Hellman, M, Sennerby, L. 2005. Direct implant loading in the edentulous maxilla using a bone density-adapted surgical protocol and primary implant stability criteria for inclusion. *Clin Implant Relat Res* 7(Suppl. 1):S60–S69.

Phoenix, R, Cagna, L, DeFreest, C. 2003. Establishing occlusal relationships. In *Stewart's Clinical Removable Partial Prosthodontics, 3rd Edition*. Phoenix, RD, Stewart, KL, Cagna, DR, Defreest CF, eds., pp. 367–371. Chicago: Quintessence International.

Renouard, F, Rangert, B. 2008. Treatment of the edentulous maxilla. In *Risk Factors in Implant Dentistry: Simplified Clinical Analysis for Predictable Treatment, 2nd Edition*. Renouard, F, Rangert, B, eds., pp. 92–98. Chicago: Quintessence International.

Rudd, K, Morrow, R, 1980. Baseplates and occlusion rims. In *Dental Laboratory Procedure—Complete Dentures*. Morrow, RM, Rudd, KD, Rhoads, JE, eds., pp. 82–136. St. Louis. MO: CV Mosby.

Rugh, J, Drago, C. 1981. Vertical dimension: a study of clinical rest position and jaw muscle activity. *J Prosthet Dent* 45(6):670–675.

Setz, J, Diehl, J, Weber, H. 1989. The marginal fit of cemented galvanoceramic restorations. *Int J Prosthodont* 2(1):61–64.

Testori, T, Wiseman, L, Woolfe, S, Porter, SS. 2001. A prospective multicenter clinical study of the Osseotite implant: four-year interim report. *Int J Oral Maxillofac Implants* 16:193–200.

Tirpuraneni, S, Namburi, S. 2008. Evaluation of genotoxicity of recycled Ni-Cr dental casting alloys: an in vitro study. *J Appl Biomaterials Biomech* 6:47–54.

Turck, MD, Lang, BR, Wilcox, DE, Meiers, JC. 1992. Direct measurement of dimensional accuracy with three denture-processing techniques. *Int J Prosthodont* 5(4):367–72.

Vence, B. 1997. Electroforming technology for galvanoceramic restorations. *J Prosthet Dent* 77(4):444–449.

Wenz, HJ, Hertrampf K. 2008. Accuracy of impressions and casts using different implant impression techniques in a multi-implant system with an internal hex connection. *Int J Oral Maxillofac Implants* 23(1):39–47.

第6章 计算机断层扫描引导手术/下颌全牙弓修复体的即刻负荷

即刻负荷 ▶▶▶

Testori 等（2003）将即刻负荷定义为：在下颌无牙颌中植入至少5颗种植体，并在手术当天使用修复体进行刚性连接，建立起完全的功能咬合接触。他们的一项试验研究纳入了15位患者，共103颗种植体，在种植体植入36h后建立咬合负荷，随访48个月，得出结果显示，种植体和即刻修复体的累积存活率（CSR）分别为98.9%和100%。Testori 等（2003）总结认为，5～6颗种植体支持的混合式下颌即刻负荷修复可以作为常规延期负荷修复的替代方案（图6.1～图6.3）。

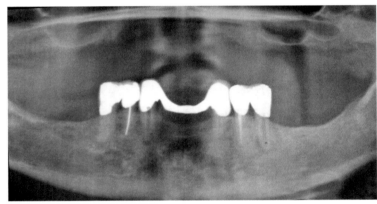

图 6.1 患者的术前全景片

计划拔除下颌余留牙，骨修整，在颏孔前即刻植入5颗种植体，在手术当天制作/安装螺丝固位修复体，建立完全的咬合负荷

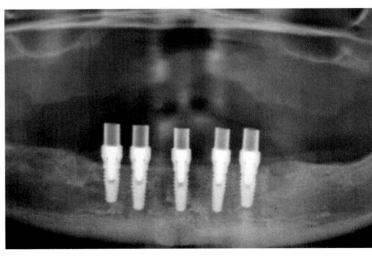

图 6.2 种植体即刻植入并安装基台后的全景片

倾斜种植体 ▶▶▶

Capelli等（2007）评估了由直立和倾斜种植体支持的带有远中悬臂的全牙弓螺丝固位即刻负荷修复体的治疗效果，并对直立和倾斜种植体进行比较。4个研究中心共纳入342颗种植体（Osseotite NT®，Biomet 3i，Palm Beach Gardens，FL），65位患者（96颗种植体/24例下颌；246颗种植体/41例上颌）。远中的两颗种植体平均倾斜25°～35°。手术48h内行全牙弓临时修复（钛支架和丙烯酸树脂牙），并建立功能咬合。3个月后行最终修复（图6.4）。

Capelli等（2007）在报告中指出，有3颗种植体在第一年失败，还有2颗在负荷18个月内失败，且均发生在上颌无牙颌。上颌种植体在40个月随访后的累积存活率为97.59%。下颌种植体则没出现失败，修复体存活率为100%。直立和倾斜种植体周围的边缘骨丧失状况相近。患者对于修复体的美观、发音和功能都很满意。Capelli等（2007）最终得出结论认为，分别由6颗或4颗种植体支持的即刻负荷的上颌及下颌全口混合式修复是治疗无牙颌的可行方案，并且能够大大减少上颌窦提升或块状骨移植等侵入性手术的使用。临床结果显示，倾斜种植体在上下颌的即刻负荷效果与直立种植体相似。许多关于上下无牙颌即刻负荷的研究也报道了相似的高累积存活率（Bergkvist等，2005；Maló等，2005；Tealdo等，2008）。

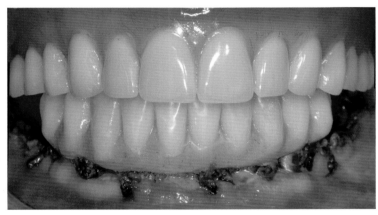

图6.3　完成上述外科及修复治疗后，患者即将出院前的口内状况

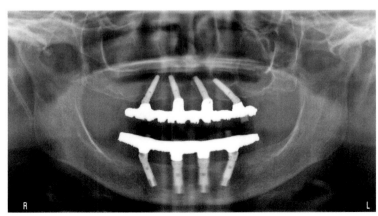

图6.4　采用后牙区倾斜种植体的全口即刻负荷修复的术后全景片

诊断影像 ▶▶▶

诊断影像在综合诊断治疗设计中具有非常重要的作用。Per Kircos 和 Misch（2005）将何时使用影像以及使用何种影像归纳为3个阶段。

第 I 阶段被定义为种植前影像，包括所有必需的手术及修复信息，确定既定种植位点的牙槽骨骨量、骨质、形态，与关键解剖结构的毗邻关系，以及种植位点是否存在病变（图6.5～图6.7）。

Kircos 和 Misch（2005）总结了种植前影像的5个目的。

① 确定是否存在病变。

② 确定骨质。

③ 确定骨量。

④ 确定理想的种植位置。

⑤ 确定理想的种植方向。

第 II 阶段被定义为种植手术影像，在手术中或手术刚结束时用以评估术区，根据预先设计的修复体位置来协助种植体的理想植入以及修复组件的安装。

第III阶段被定义为种植修复后影像，在种植修复体安装后就要立刻获取影像，只要种植体位于颌骨内，就要一直追踪该阶段的影像。目的是评估种植修复体的长期稳定及功能，包括每一颗种植体的牙槽骨水平，以及种植/修复复合体的总体状况（图6.8）。

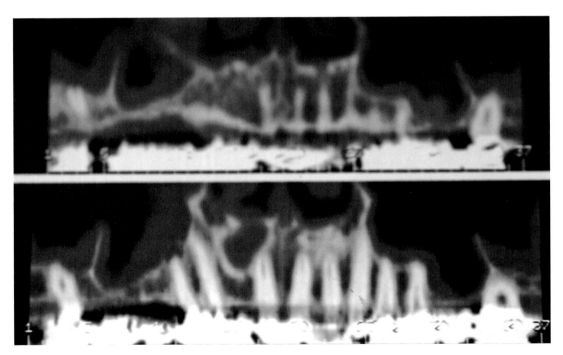

图 6.5 术前 CT 扫描（全景视图）
两幅不同毫米层厚的影像。最显著的发现是右侧上颌窦的严重气化

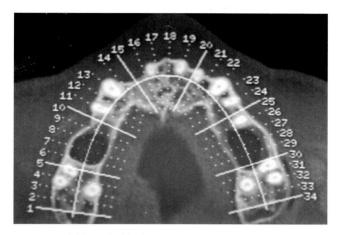

图 6.6 术前 CT 扫描（上颌验面视图）

此断面位于上颌磨牙釉牙骨质界（CEJ）的根方。右侧磨牙与第一前磨牙之间以及左侧磨牙与第二前磨牙之间的投射影像显示上颌窦气腔的垂直深度

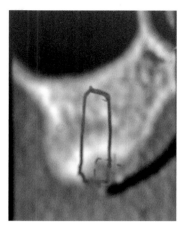

图 6.7 该横断面影像为右侧上颌第一磨牙区

可见上颌窦植骨后的骨组织成熟状况，与图 6.5 的术前 CT 相比，上颌窦内的骨量明显增多。使用 5mm 直径的虚拟种植体来模拟理想的种植位置

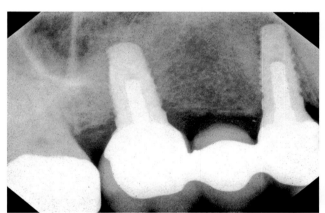

图 6.8 三单位种植固定桥粘接后立刻拍摄数字化根尖片

作为第 III 阶段放射影像的基准线来随访评估骨组织水平的变化和种植/修复复合体的总体健康状态

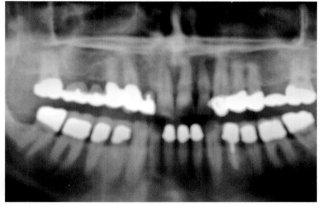

图 6.9 全景片作为传统术前检查影像的典型例子，属于第 I 阶段影像

最常用的修复前检查影像是全景片，由曲面断层扫描而来，一张放射片上同时包括上颌、下颌，以及至少下半部分的上颌窦影像。全景片只能提供定性数据，不能精确地反映解剖诊断数据，因为全景片生成的是不同厚度及放大率的颌骨影像（图 6.9）。

Kircos（1990）将全景片的优势归纳如下：

① 易于确定解剖标志。

② 初步评估垂直骨高度。

③ 对大多数牙科从业人员来说更容易操作。

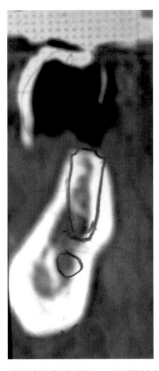

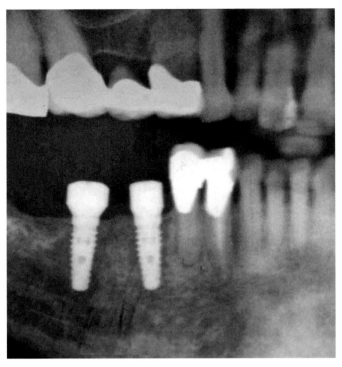

图 6.10 CT 横断层影像显示了下颌神经管的精确位置以及种植的计划位点

暂时选择5mm×11.5mm的虚拟种植体。CT扫描的精准度能够让外科医师充满信心地进行截骨及种植手术，并确保不会侵犯重要的解剖结构

图 6.11 种植术后立刻拍摄全景片

在CT指引下，种植体准确植入，避开了下颌神经管和颏孔

④ 能够评估颌骨的宏观解剖及病理状态。

断层摄影（tomography）是国际辐射单位和测量委员会（1962）采用的通用术语，用于描述所有形式的体部X线摄影（DeLuca，2007）。断层摄影技术能够在X线片上清楚地呈现出感兴趣的部位，并且虚化周围多余影像。

对于牙科患者，高质量的复合动态体层摄影能够清晰地呈现牙槽骨的状况，并能根据放大率量化牙槽骨的解剖结构（Eckerdal和Kvint，1986）。从而能够让医师明确关键结构和种植位点的空间位置关系（图6.10）。理想情况下，1～2mm层厚的断层扫描切片可以评估既定的种植位点，并能够显示牙槽骨和其他解剖结构的三维影像（图6.11）。

计算机断层扫描 ▶▶▶

计算机断层扫描（CT）是一种数字化断层影像，目标区域不会受到周围结构的伪影干扰。CT可以区分软硬组织，能够清晰地成像牙齿、硬骨板、牙周韧带间隙、皮质骨和牙槽骨，并提供垂直于目标结构长轴的切面影像。根据定义，CT是三维影像，图像厚度取决于特定成像模式的预定层厚。CT图像的每个单独元素称为立体像素，并且具有描述图像密度的CT值（亨氏单位，hounsfield units）。每个体素包含12位数据，范围从−1000（空气）到+3000（牙釉质/牙科材料）亨氏单位。CT扫描仪通常使用水密度（亨氏单位值为0）进行校准。CT密度量值在识别和区分结构和组织方面具有重要意义。

CT在颌面部区域的成像效果早在20世纪80年代刚引入CT的时候就有记录（Helms等，1982）。组织密度差异可用于区分每个图像内的组织，并可以判断由Lekholm和Zarb（1985）、Shahlaie等（2003）以及Lee等（2007）所提出的骨密度分类（图6.12及图6.13）。

CT诊断能力的提升已经有很长一段时间了，特别在种植体的治疗设计方面（Eckerdal和Kvint，1986；Stella和Tharanon，1990）。

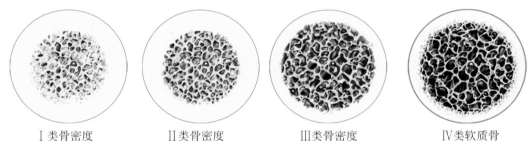

图 6.12 Ⅰ类到Ⅳ类骨密度示意图

Ⅰ类骨密度 Ⅱ类骨密度 Ⅲ类骨密度 Ⅳ类软质骨

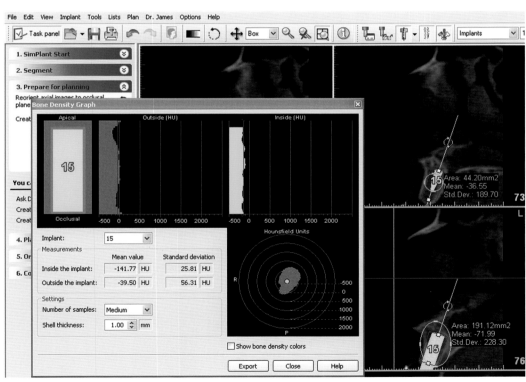

图 6.13 手术设计软件（SimPlant 12.0）的屏幕截图
种植窝骨壁内的亨氏单位平均值是−141.77，骨壁外则为−39.50。较低的数值通常表示相应的解剖位点（上颌后牙区）和Ⅳ类骨质

然而，牙科医师并不能像放射科医师那样熟练地操作CT扫描仪器。CT扫描数据的后期格式化非常烦琐，即使将数据信息反馈，牙科医师也不一定知道如何处理解释。这些困难促使CT扫描逐渐迎合牙科的发展，新型的Dentascan也随之推出（Kircos和Misch，2005）。

　　Kircos和Misch（2005）将Dentascan的局限归纳如下：

① 图像可能会失真，需要进行放大率补偿。

② 需要使用计算机成像来确定骨密度。

③ Dentascan硬拷贝图像仅能显示有限的灰度范围。

④ 在检查过程中，患者头部的倾斜保持非常重要，因为每个横截面图像必须垂直于轴向成像平面。

交互式CT ▶▶▶

　　交互式CT（ICT）克服了许多传统CT相关的局限（Van Steenberghe，2005），数字扫描信息能够从影像中心发送到电脑磁盘，通过适当的软件程序，临床医师可以在个人电脑上制定治疗计划（图6.14）。 Per Parel和Triplett（2004）指出，ICT能实现种植体位置的精确规划，并能够在术前完成手术导板和最终修复体的制作。这项技术功能强大且易于使用，能帮助临床医师在口腔种植领域取得重大进展。

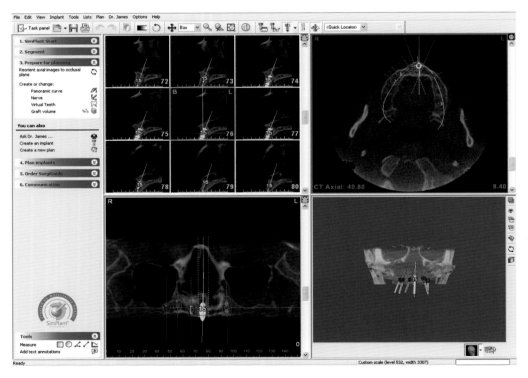

图 6.14　该软件的另外一张屏幕截图
视图内容随着患者的不同治疗设计阶段而变化，不同厂家的不同型号种植体都已经预置在软件的种植体库中。可以将虚拟种植体放置于横断面视图，并根据牙槽骨范围和相邻牙齿位置来从三维方向上进行位置调整

交互式计算机软件 ▶▶▶

　　本章示例均由 SimPlant 12.0（Materialise Dental，Glen Burnie，MD）完成。该软件能帮助医师完成从种植体设计到手术导板及种植临时修复体制作的整个流程（*SurgiGuide Cookbook*，2007）。SimPlant 是开源软件，能够兼容所有类型 CT 和锥形束扫描数据，几乎所有的主流品牌种植系统、种植体的设计参数信息均包含在软件数据库当中，并定期更新。

　　该软件能够用于导板制作，从而将虚拟设计与手术现实完美融合在一起（图6.15）。本示例所使用的引导套筒与 Biomet 3i Navigator ™ System 相匹配，能够精确地指引种植扩孔钻的走向（图6.16）。

手术导板 ▶▶▶

　　手术导板包括两部分：引导套筒和导板体部，均由 CT 扫描数据生成。导板组织面与无牙颌、牙

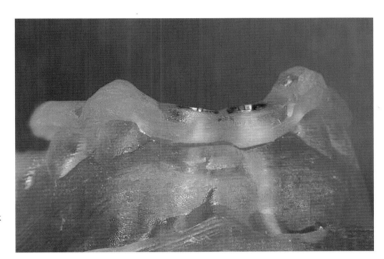

图 6.15　放置于光刻立体模型上的用于上颌牙列缺损的牙支持式导板

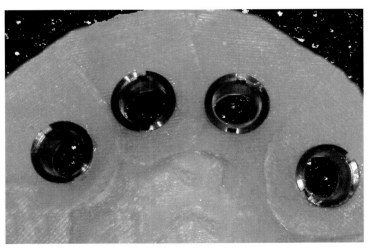

图 6.16　导板𬌗面观
可见套筒上面的凹槽

槽嵴黏膜以及相邻天然牙紧密接触（图6.17）。颌骨和牙齿具有复杂的三维结构，因此每个导板都是独一无二且稳定的。导板由树脂制成，通过光刻立体成型为每一位患者个性化定制。

主套筒 ▶▶▶

主套筒是经过精密加工的金属套筒，与钻针直径相匹配，根据术前设计确定其在导板上的安装位置（图6.18）。套筒能够控制麻花钻的钻孔深度，并具有两个相隔180°的定位凹槽（图6.19），确保模型中种植替代体内部的六角方向能够精确地转移到口内种植体。

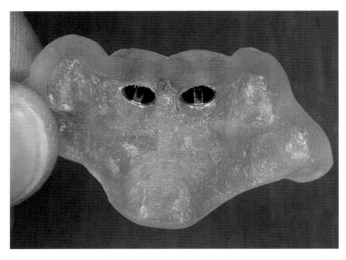

图6.17 导板组织面观
可见上颌前牙区放置了两个根据设计软件中的种植体位置信息而制作的引导套筒

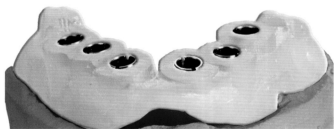

图6.18 手术导板上的6个套筒

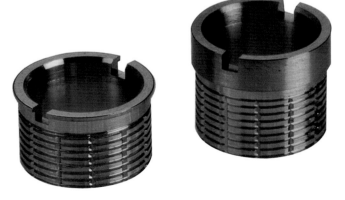

图6.19 用于4mm直径种植体的套筒，具有两种补偿高度
每个套筒上均有两个机械加工凹槽，作为在模型中安装种植替代体及口内植入种植体的参考点

技工修复工具盒——种植替代体适配器 ▶▶▶

技工导航工具盒（Navigator Laboratory Kit）（Biomet 3i）包含种植替代体适配器（表6.1），通过对位连接种植导板套筒，预先确定种植替代体在工作模型中的位置（图6.20）。工具盒中有12个内连接的替代体适配器（Certain® Connection，Biomet 3i）。适配器有三种直径（3.4mm、4mm、5mm）和（1）、（2）、（3）、（4）四种长度（图6.21）。技工要明确每一个种植位点的适配器型号（图6.22）。确保种植替代体适配器上的凸起结构与主套筒上的定位凹槽完全匹配，从而将模型中种植替代体连接结构的六角方向精确地转移到口内（图6.23）。

表 6.1　技工导航工具盒（Biomet 3i）

组件	说明	项目编号
技工工具盒	Complete Navigator Laboratory Kit	SGLKIT
	Navigator Laboratory Tray	SGLTRAY
	Navigator Certain Analog Mount，MicroMiniplant ™ × 1（L）	MSGIAM1
	Navigator Certain Analog Mount，MicroMiniplant × 2（L）	MSGIAM2
	Navigator Certain Analog Mount，MicroMiniplant × 3（L）	MSGIAM3
	Navigator Certain Analog Mount，MicroMiniplant × 4（L）	MSGIAM4
技工工具托盘	Navigator Certain Analog Mount，4.1 mm（D）× 1（L）	SGIAM41
	Navigator Certain Analog Mount，4.1 mm（D）× 2（L）	SGIAM42
	Navigator Certain Analog Mount，4.1 mm（D）× 3（L）	SGIAM43
	Navigator Certain Analog Mount，4.1 mm（D）× 4（L）	SGIAM44
	Navigator Certain Analog Mount，5 mm（D）× 1（L）	SGIAM51
	Navigator Certain Analog Mount，5 mm（D）× 2（L）	SGIAM52
	Navigator Certain Analog Mount，5 mm（D）× 3（L）	SGIAM53
	Navigator Certain Analog Mount，5 mm（D）× 4（L）	SGIAM54

注：L—长度；D—直径。

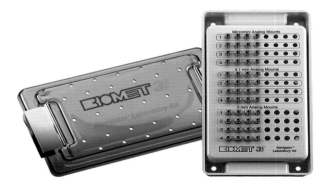

图6.20　技工导航工具盒示意图
种植替代体适配器有3.4mm、4mm、5mm三种直径以及4种长度，适用于内连接种植体，并且与手术工具盒中的种植体适配器型号相匹配

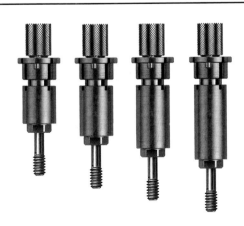

图6.21　4种不同长度的种植替代体适配器
技工要明确治疗设计中的每一个适配器的型号

2	3	4	5	6	7
IFOS511	IFOS411	IFOS485	IFOS485	IFOSM311	IFOS4
5/3.1	4.1/2.6	4.1/2.6	4.1/2.6	3.4/2.4	4.1/2.6
11.1	11.1	8.1	8.1	11.1	12.6
implant Placement					
(2)	(2)	(2)	(2)	(2)	(1)
5	4	4	4	4	4
5	4	4	4	3	4
2(B)/3	2(B)/1	2(A)/1	2(A)/1	2(B)/1	2(B)/1
3.25(B)/4	3(B)/2	3(A)/2	3(A)/2	2.75(B)/1	3(B)/2
3.85(B)/4	/	/	/	/	/
5	4	4	4	3	4
5(2)	4(2)	4(2)	4(2)	3(2)	4(1)
5	4	4	4	3	4
Analog Placement					
5(2)	4(2)	4(2)	4(2)	3(2)	4(1)
IILAW5	IILA20	IILA20	IILA20	IMMILA	IILA20

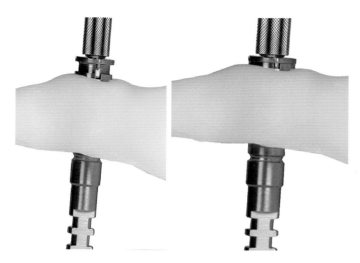

图 6.22　治疗计划的照片
最下面两行标注了每一个种植位点所需要的种植替代体及适配器型号

图 6.23　安装在手术导板上的两个种植替代体适配器
左侧的种植替代体适配器没能在套筒中完全就位，右侧的完全就位

手术工具盒组件 ▶▶▶

　　手术工具盒中的种植体适配器要与手术导板的主套筒配合使用，适合于 3.4-mm、4-mm、5-mm 三种直径以及（1）、（2）、（3）、（4）四种长度的 Biomet 3i Certain Connection 种植系统（图 6.24）。种植适配器有 12 种型号，考虑到每种型号在手术中可能会被多次使用，因此每种型号的适配器都备有 5 个（一个工具盒中共有 60 个适配器）（图 6.25）。种植体适配器上设计有深度止动环，并通过适配器和主套筒上相对应的"花键结构"将模型中种植替代体连接结构的六角方向精确地转移到口内（图 6.26）。

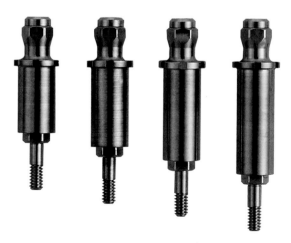

图 6.24　四种不同长度的种植体适配器
要根据导板设计来确定每个种植位点的适配器类型

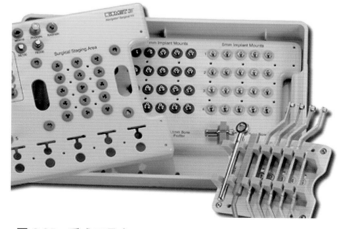

图 6.25　手术工具盒
适配器位于工具盒的第二层，照片上可见 4mm 和 5mm 直径的适配器

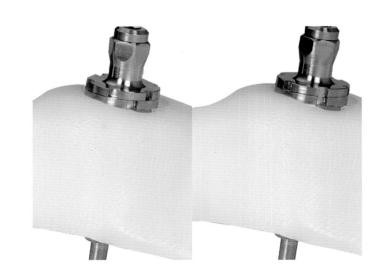

图 6.26 手术导板中的两个种植体适配器
左侧的种植体适配器没能和套筒上的定位凹槽对齐；右侧的则完全对齐

制取工作模型并制作固定式即刻临时修复体 ▶▶▶

根据治疗设计选择合适的种植替代体及适配器的类型。将种植替代体和替代体适配器六角对齐连接，扳手旋转两圈初步锁紧，随后将种植替代体/替代体适配器连接体穿过手术导板套筒，对齐套筒上的凹槽就位，完成治疗计划中种植体位置的转移。[注意：在放入主套筒之前不要过度锁紧，防止破坏替代体适配器（图 6.27）]。

在导板组织面涂布分离剂、围模，在种植替代体周围注射人工牙龈（图 6.28）。按厂商说明的水粉比真空下调拌石膏，灌注工作模型。将义齿放射导板安放于上颌工作模型并确认就位。通过预先制取的上颌义齿放射导板与下颌模型之间的咬合记录将模型固定于半可调𬌗架（图 6.29）。

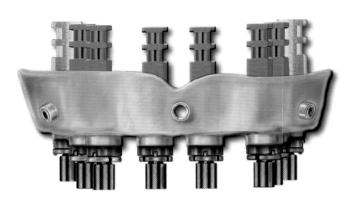

图 6.27 种植替代体精确地安装在导板上
蓝色替代体是 4mm 直径，金色替代体为 5mm 直径。所有的替代体适配器都与主套筒精准匹配

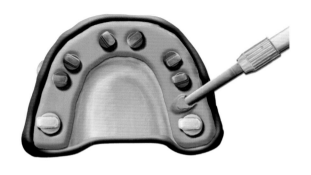

图 6.28 在种植替代体周围注射人工牙龈

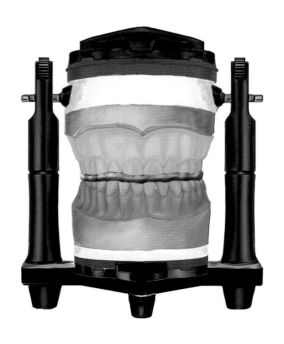

图 6.29 将义齿放射导板完全就位在上颌工作模型，通过咬合记录与下颌模型一起固定于半可调𬌗架

螺丝固位临时固定修复体的基台选择 ▶▶▶

全口即刻修复体的基台通常由修复医师和牙科技师选择。实际上，我们使用CT进行治疗设计时就能够确定修复体采用粘接固位还是螺丝固位，同时选择配套的基台。关于粘接固位和螺丝固位修复体的优缺点已经在第1章讨论过，这里不再赘述。

对于螺丝固位修复体，作者偏爱Biomet 3i的圆锥形系列基台，角度包括直型、17°和25°（图6.30）。在工作模型上测量种植替代体周围的龈沟深度来确定基台的穿龈高度。如果希望做成龈下边缘，则在龈沟测量深度基础上减去1mm。随后，选择正确的角度：直型、17°或25°，这在CT导板手术的治疗设计软件中就能确定（图6.31）。基台咬合面与对𬌗牙列之间保留2mm间距。

将基台安装到每一个种植代替体，基台/种植体之间是六角连接，完全就位时会听到"咔嗒"声。

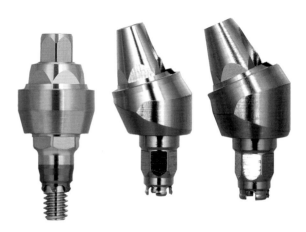

图 6.30 直型（4mm 穿龈）、17°（4mm 穿龈）、25°（4mm 穿龈）基台［ICA004、ICA4417、ICA4425（Biomet 3i，从左到右)］

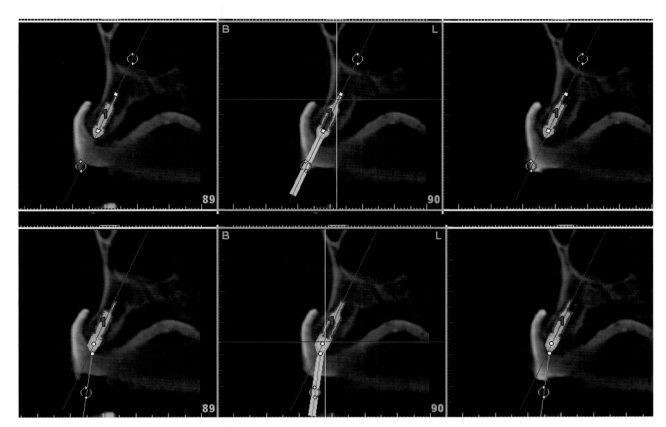

图 6.31 计算机屏幕截图显示左上后牙区的横断面影像

本病例设计1颗4mm×13mm种植体。放射导板显示出人工牙的位置。如果选择直基台，螺丝通道开口将位于人工牙的唇侧，因此改用17°的角度基台，将螺丝通道开口置于殆面

螺丝固位临时修复体的制作 ▶▶▶

制作螺丝固位修复体时，将临时基底与锥形基台连接，然后制作丙烯酸树脂修复体。Biomet 3i锥形基台具有配套的临时基底（CC300，Biomet 3i），多单位修复体要使用非抗旋基底，使用六角扳手将技工螺丝（WSK15，Biomet 3i）拧紧（图6.32及图6.33）。

螺丝固位临时修复体有多种制作方法：可以像传统全口义齿一样做蜡型、煮盒，也可以使用真空压膜义齿导板和自固化丙烯酸树脂，或者使用光固化树脂。作者偏好复制工作模型，安装基台和临时基底，利用咬合记录上殆架，制作蜡型和压膜导板（图6.34）。注入丙烯酸树脂，固化后在技工室进行调殆、精修、抛光（图6.35）。

作者认为，多单位的种植螺丝固位修复体不大可能实现被动就位。因此，作者习惯在技工室只在临时修复体中固定一个临时基底，其他的基底则在口内采用开窗式技术固定（图6.36）。

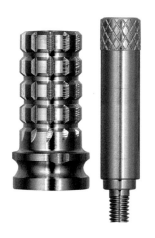

图 6.32 左侧是与锥形基台相配套的临时基底
（CC300）
带有或不带有六角结构，分别用于单一单位修复体
和多单位修复体。右侧是技工固位螺丝

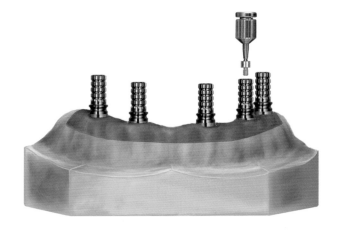

图 6.33 示意图显示使用六角扳手将临床用固位螺丝放
入金属基底
注意临床螺丝不能用于技工室

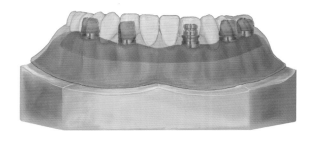

图 6.34 示意图显示基台和临时基底在模型上就位
预先将真空压膜义齿导板放置于模型上，然后注入
自固化丙烯酸树脂

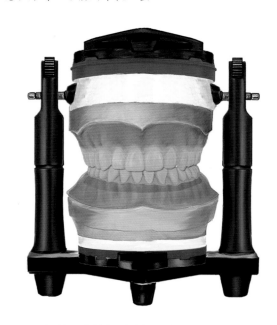

图 6.35 螺丝固位修复体在技工室经过调𬌗、精修、抛
光之后在手术当天送到临床

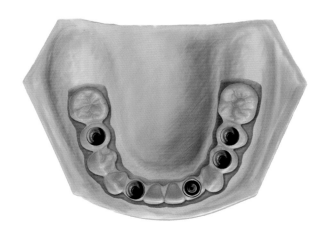

图 6.36 在原始工作模型上试戴螺丝固位修复体
为了在口内获得精确就位，作者建议在技工室时只在丙
烯酸修复体中固定一个临时基底，剩余的临时基底在口
内采用开窗式技术固定

临床病例展示 ▶▶▶

52岁男性患者，在牙周门诊就诊时的主诉是，"我厌倦了旧的假牙，我希望种植牙，我不希望有缺牙期"（图6.37～图6.39）。

患者的上颌牙齿于3年前拔除，目前已经有了向上向后方向的正常吸收，也导致上颌义齿的不稳定以及中线右侧偏移（图6.40及图6.41）。

口内状况，上颌牙槽嵴较宽，附着龈充足（图6.42）。下颌在3年前行种植治疗，目前轻度骨吸收，附着龈也较为理想。上下颌骨为Class Ⅰ关系（图6.44～图6.46）。患者对下颌种植覆盖义齿的功能及固位不满意。

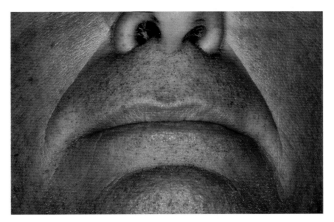

图6.37 患者佩戴原义齿正中咬合时的正面照
可见垂直距离过短，鼻唇沟较深

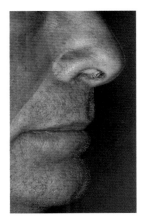

图6.38 患者佩戴原义齿正中咬合时的侧面照
可见上唇丰满度欠佳

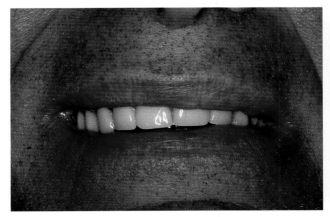

图6.39 患者佩戴原义齿时的微笑像
可见上前牙呈反笑线排列，右侧后牙暴露多，左侧后牙暴露少

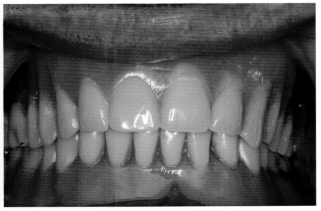

图6.40 原义齿正中咬合时的口内正面照

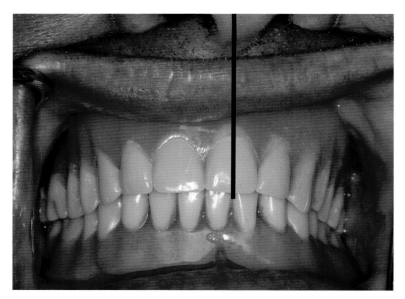

图6.41 原义齿正中咬合时的口内正面照
可见中线右偏约4mm

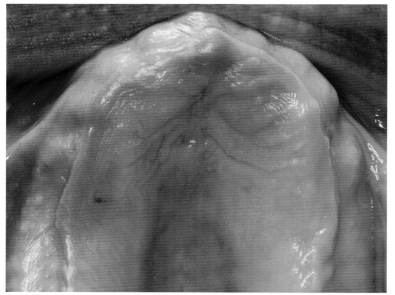

图6.42 上颌无牙颌口内照
可见牙槽嵴中度吸收，角化龈充足

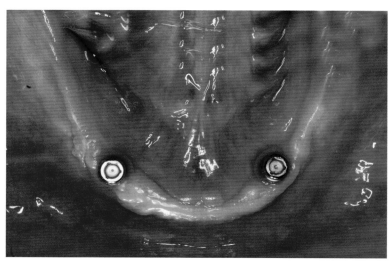

图6.43 下颌无牙颌口内照
可见2颗完成骨结合的种植体，过去3年一直采用弹性附着体的覆盖义齿修复。下颌牙槽嵴在水平及垂直方向上有轻度吸收

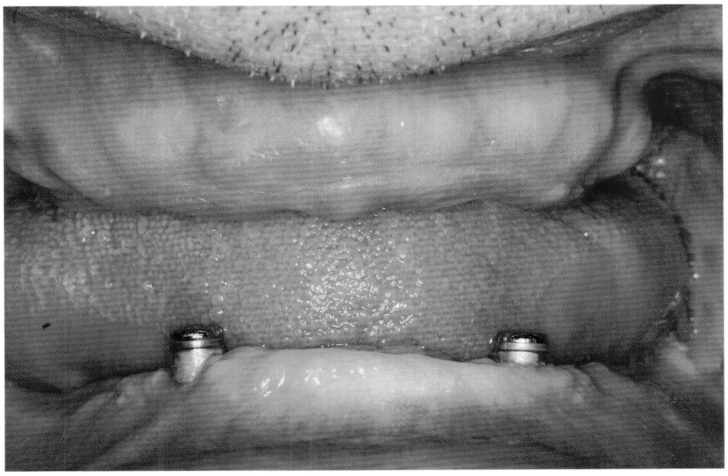

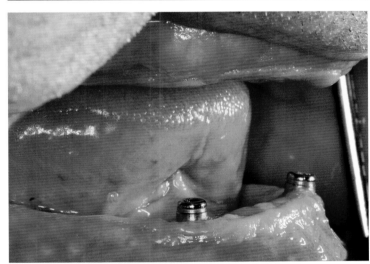

图 6.44 无牙颌正面照

上下颌均无显著的垂直或水平向骨吸收

图 6.45 无牙颌侧面照

上颌颌骨为 Class Ⅰ 关系

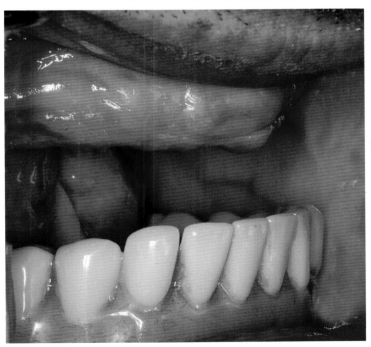

图 6.46 佩戴下颌种植覆盖义齿的口内侧面照

可见上下颌骨存在轻度的前后向吸收，适合行
固定式的上下颌种植义齿修复

放射影像 ▶▶▶

种植外科医师最近购买了一台诊所使用的CT扫描仪，他现在都使用CT影像进行诊断设计（图6.47）。颊舌向及垂直向可见下颌有充足的骨量进行种植治疗。CT的优点是可以从三维方向上观察解剖结构，必要的时候，患者可以佩戴放射导板进行诊断设计。

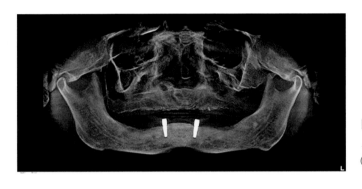

图6.47 CT全景视图
显示下颌的2颗种植体骨结合良好，有充足的骨量（二维方向）行下一步的种植治疗

诊断 ▶▶▶

基于生理和放射学的检查结果，诊断如下：
① 上颌无牙颌中等程度骨吸收。
② 下颌无牙颌的尖牙区有2颗已经获得骨结合的种植体；中等程度吸收。
③ 义齿不密合。
a.上颌义齿中线右偏约4mm。
b.垂直距离短。
c.前牙笑线不对称。
④ 种植骨量充足。
a.上颌6～8颗种植体。
b.下颌6～8颗种植体。
⑤ Class Ⅰ骨型。

评估 ▶▶▶

患者的旧义齿不密合，希望拥有一副固定式的种植义齿。上下颌骨量充足，并且咬合空间可以制作固定式修复体。颌骨关系良好，仅有轻度的前后向骨吸收。需要上颌义齿基托来支撑上唇以达到理想的美学效果。患者非常适合行多单位的固定式即刻临时义齿修复。为了尽可能减少种植体植入以及固定临时修复体即刻负荷过程可能出现的问题，作者认为，CT导板手术和临时修复体的技工制作是治疗的首选方案。CT影像能够确定上下颌骨密度，以及是否可以进行即刻负荷。

治疗方案 ▶▶▶

下列治疗方案经过患者及其配偶、种植外科医师、修复医师、牙科技师的共同讨论。

① 制作蜡型义齿，恢复理想的咬合垂直距离、唇丰满度、颌骨正中关系，排列义齿中线与面中线对齐。

② 制作CT放射导板。

③ 患者佩戴放射导板行无牙颌CT扫描。

④ 通过CT扫描和计算机软件进行治疗设计，根据人工牙确定种植体的理想位置，同时评估骨密度。

⑤ 将设计好的手术及修复方案数据通过E-mail发送给软件厂商。

⑥ 制作计算机生成的光刻立体成型手术导板。

⑦ 在技工室通过手术导板翻制工作模型并上𬌗架。

⑧ 参照修复设计方案在技工室安装基台。

⑨ 制作种植固定临时修复体。

⑩ 种植体植入，安放基台，并于手术当天安装种植固定修复体。

蜡型义齿的制作 ▶▶▶

使用成品托盘取无牙颌终印模，并灌制诊断模型（图6.48及图6.49）。下颌则利用种植转移体来获得2颗种植体的位置。

制作基托和蜡堤的目的是获得精确的颌骨位置关系，随后制作蜡型义齿并在口内试戴，并评估初始咬合记录的准确度。临床医师通过基托和蜡堤为技工传递重要的信息。通过𬌗架和义齿排列确定颌位关系、中线、高低位笑线、尖牙线，覆𬌗覆盖以及必要的唇颊侧支撑。修复治疗的成功就取决于这些信息的精确程度。

使用光固化树脂（Triad®，Dentsply International，York，PA）制作上下颌基托；在口内通过蜡堤记录颌位关系，上半可调𬌗架，切导针指数归零（图6.50～图6.54）。

有时候临床医师会忽略利用这次机会来获取精确的颌骨位置关系（Phoenix等，2003）。垂直距离和正中关系必须准确。我们希望建立并维持和谐的种植修复咬合模式，口腔结构与种植体完美融合，维持协调一致的正中及非正中咬合关系，提供功能及美观俱佳的咀嚼系统。

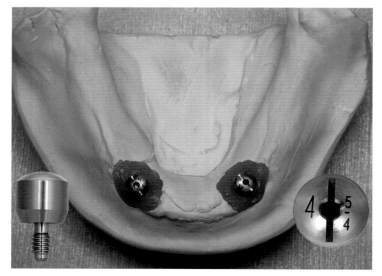

图 6.48　下颌诊断模型殆面观
通过种植转移体取模制取模型，安装与患者口内同样型号的愈合基台，这将会降低下颌基托和咬合记录的制取难度。左侧显示愈合基台的侧面观。右侧显示愈合基台的殆面观，大数字表示愈合基台的高度；分子表示穿龈高度，分母表示种植体平台的尺寸

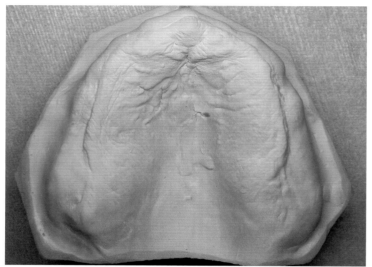

图 6.49　上颌诊断模型殆面观

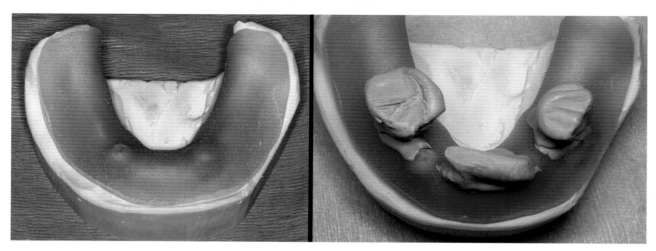

图 6.50　下颌基托殆面观（左），带有灰色硅胶记录的下颌基托殆面观（右）
首先在前牙区使用灰色硅胶初步确定垂直距离，在此基础上于后牙区添加灰色硅胶。下颌2颗种植体的覆盖义齿基台能够为基托提供很好的稳定性，提高咬合记录的精度

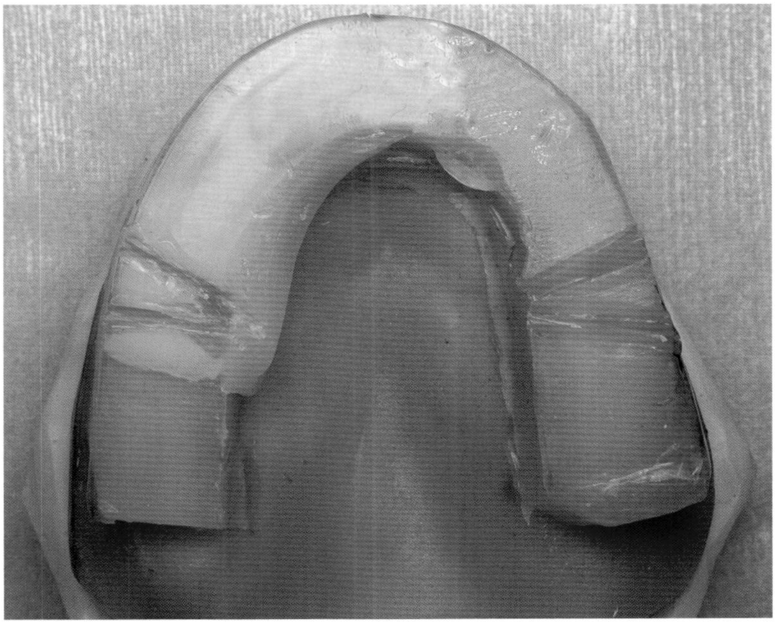

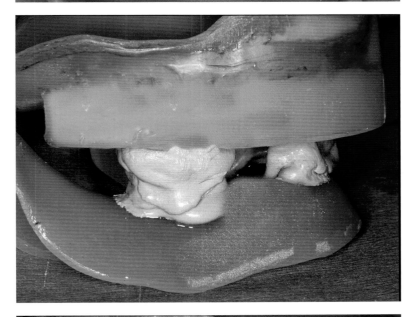

图 6.51 带有蜡堤的上颌基托殆面观
当时使用蜡堤确定好殆平面方向，唇侧支撑以及休息位切牙暴露量后，由临床医师在蜡堤后牙区刻出两个 V 型沟槽，以记录正中颌位关系

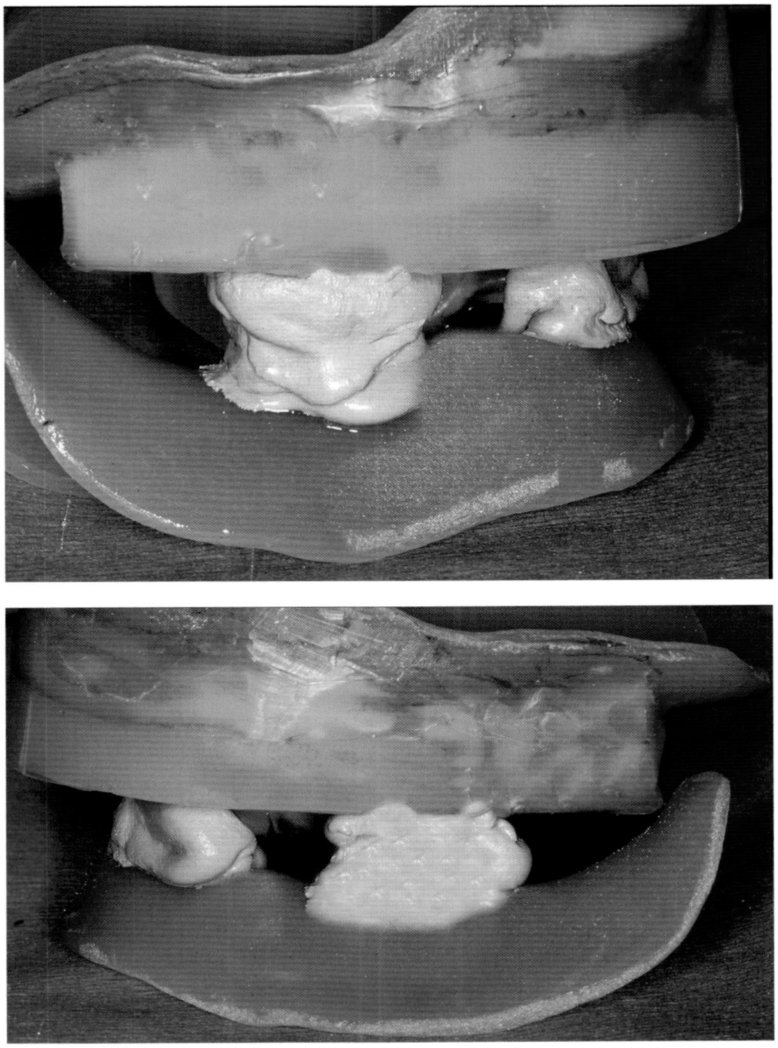

图 6.52 上下基托蜡堤咬合在一起
左：左侧后牙区。右：右侧后牙区。基托之间不能有任何干扰，只能咬合记录相互接触

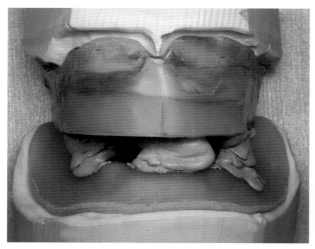

图 6.53　将模型按照殆记录咬合在一起

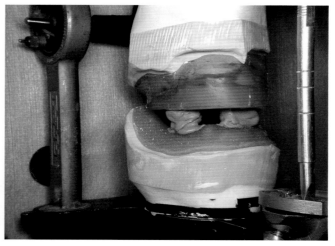

图 6.54　将模型安装在半可调殆架上，切导针指数归零咬合面位于殆架中央，平行于水平面。上颌中线对齐切导针垂直方向

　　义齿可以由陶瓷、丙烯酸树脂、复合树脂、树脂/金属复合体制成，每种材料都各有其优缺点。作者偏好使用具有多功能性、易得性、合理耐用性和美观性的丙烯酸树脂义齿。前牙的形态或颜色可以参照患者天然牙来制作，也可以根据患者意愿做出改变。这样的选择标准在形态和颜色上皆然。在全口义齿修复中，作者偏好请患者选择自己喜欢的颜色。而形态则需要考虑两个因素，其中最重要的因素是缺牙间隙。在全口无牙颌病例中，很重要的一点是要记住人工牙应位于原来天然牙的位置，而不是依据剩余牙槽嵴的形态位置。

　　有些时候，患者希望改变现有牙齿的基本形态，有很多种方法可以实现，请参考全口义齿教科书。

　　形态选择的第二个因素是牙齿的总体形态。通常，牙齿可以分为四种形态：方形、尖形、方尖形、卵圆形。牙齿形态与脸型相关，临床医师通常根据自己的经验来为患者选择义齿。

　　本病例中，按照上颌蜡堤形态排列人工牙。后牙区人工牙角度为22°。确保理想的正中咬合和左右运动时的工作侧接触（图6.55～图6.57）。

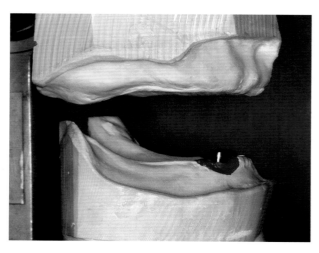

图 6.55　可见轻度的颌骨前后向骨吸收，咬合间距充足

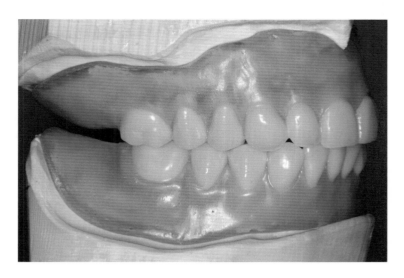

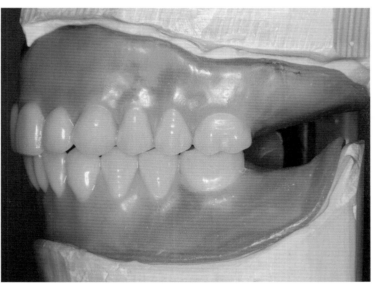

图 6.56 临床试戴前的蜡型义齿

上：左面观；下：右面观

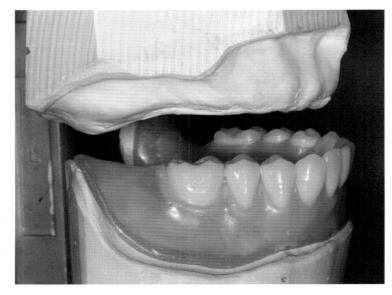

图 6.57 下颌蜡型义齿右侧面观

可见上颌无牙颌牙槽嵴唇侧与下颌蜡型义齿唇侧的水平及垂直向位置关系。该患者不需要唇侧基托来支持唇侧丰满度，种植固定修复没有美学风险

蜡型义齿的临床试戴 ▶ ▶ ▶

在口内试戴蜡型义齿，确认咬合记录的准确性以及患者是否对垂直距离、唇侧丰满度，以及讲话、微笑、休息时的切端暴露量感到满意（图6.58～图6.60）。

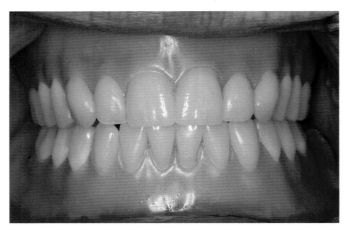

图 6.58 蜡型义齿正中位咬合，义齿中线与面中线对齐

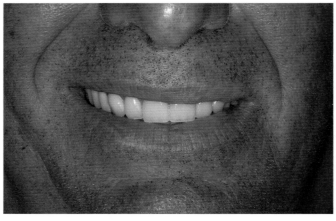

图 6.59 患者佩戴蜡型义齿的微笑像
可见笑线不对称，右侧的牙齿暴露量大于左侧。旧义齿存在的反笑线问题已经解决，符合患者的术前预期

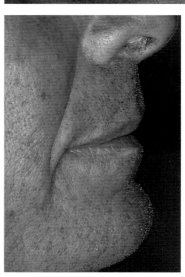

图 6.60 患者佩戴蜡型义齿处于休息位时的面部垂直高度
患者对休息位和咬合时的垂直距离以及唇侧丰满度表示满意

CT放射导板的制作 ▶▶▶

按照传统方法，使用包埋盒复制蜡型义齿形态（图6.61）。真空下调拌牙科石膏，注入下半部分包埋盒。将下颌蜡型义齿与模型放入石膏中（凹面朝下），使石膏与模型底座平齐。在包埋石膏和蜡型义齿上涂布分离剂（Isodent，Kerr Manufacturing Co，Romulus，MI），待其干燥。真空下调拌石膏，注入上半部分包埋盒，然后将上下两部分包埋盒对齐，加盖，待石膏硬化后分离上下部分包埋盒，去除蜡型义齿。

将30%硫酸钡（E-Z-HD Barium Sulfatefor Suspension 98%W/W，E‑Z‑EM Canada，Inc，a subsidiary of E-Z-EM Inc，Westbury，NY）与牙齿颜色的自凝树脂（Jet Tooth Shade 6/1 Kit，LandDental Manufacturing Co，Inc，Wheeling，IL）混合后注入上半部义齿包埋盒中蜡型义齿阴模的𬌗面（图6.62），在其凝固之前，将10%硫酸钡和自凝树脂混合，注入其上方。关闭包埋盒，加压，待其聚合后打开包埋盒，取出放射导板，按传统方法修整、抛光。

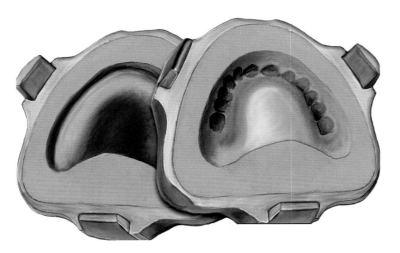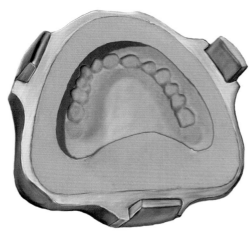

图6.61 示意图显示已经去除蜡型义齿，准备制作丙烯酸树脂放射导板的两部分义齿包埋盒

图6.62 将30%硫酸钡和70%自固化树脂混合后注入上半部分义齿包埋盒

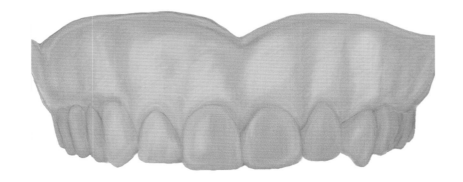

图6.63 抛光后的放射导板

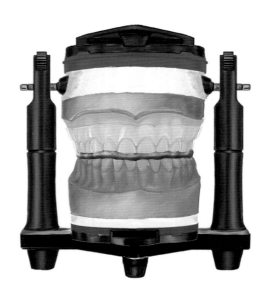

图 6.64 将戴有放射导板上颌模型与下颌模型通过咬合记录固定在 𬌗架

去除放射导板组织面的倒凹，在模型上调整就位，使用加成硅橡胶制取咬合记录（图6.64）。随后在口内试戴、修整放射导板，使患者佩戴舒适。确认咬合记录准确后，将放射导板及咬合记录交给手术医师。

口内CT扫描 ▶▶▶

医师将放射导板戴入患者口内，检查导板密合度及咬合记录是否准确，一切就绪后，就可以开始CT扫描。CT引导手术的最大优势是能够准确地识别重要解剖结构的位置，确定骨量是否充足，并可以设计人工牙的理想位置（图6.65）。可以选择种植体/基台的连接方式，种植体直径、长度以及三维方向。还可以选择基台的穿龈高度、类型以及修正角度（图6.66～图6.69）。

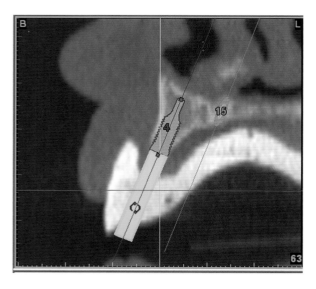

图 6.65 截图显示该位点计划植入 4mm 直径种植体，可见方向较好不需要使用角度基台
种植体周围软组织深度约3mm，因此种植团队决定直接行种植临时修复。放射导板可以清晰地显示人工牙的唇侧轮廓

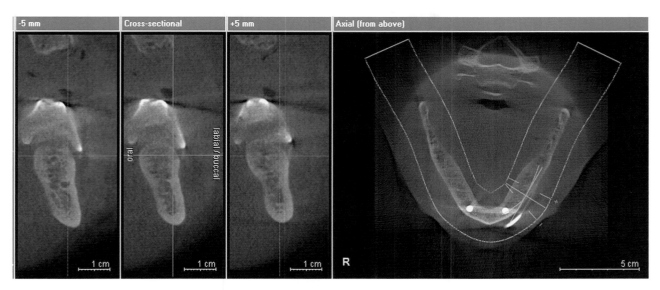

图 6.66　戴有放射导板的左侧后牙区的 CT 横截面影像，神经管清晰可见（紫色圆圈）
该横截面所示的是下颌𬌗面观影像中黄色截线的位置（右侧影像）

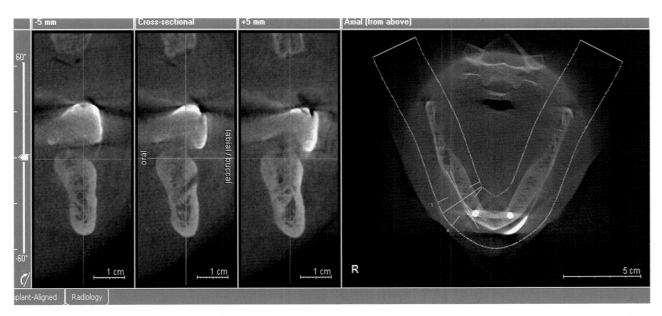

图 6.67　戴有放射导板的右侧后牙区的 CT 横截面影像，横断面图像清晰显示右侧颏神经的位置（左侧图像），右侧牙槽神经也很明显（紫色圆圈）
该横截面所示的是下颌𬌗面观影像中黄色截线的位置（右侧影像）

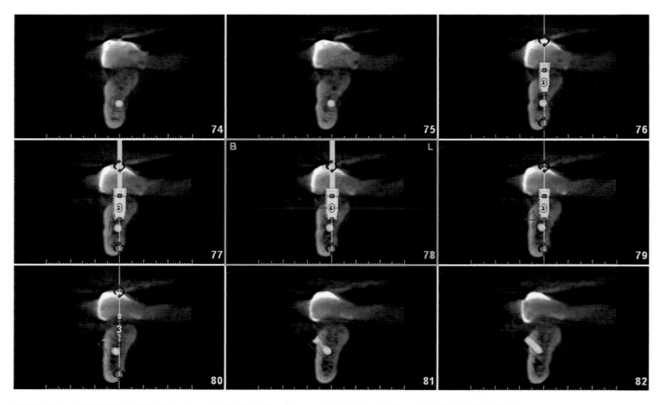

图 6.68 右下后牙区虚拟植入 4mm 直径种植体（74 ～ 82 切层），安装 3mm 的虚拟锥形基台
颏神经和下牙槽神经清楚。虚拟种植体位于牙槽骨中间位置，种植体方向从放射导板人工牙正中穿出

　　种植团队确认治疗计划后，将数据通过电子邮件发送给 Materialise Dental 公司（www.materialisedental.com）制作手术导板（图 6.70 ～图 6.72）。本病例使用的是 12.02 版本的 SimPlant 软件。

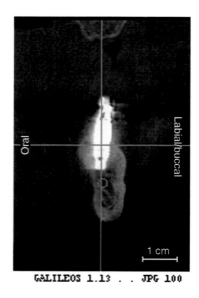

图 6.69 右侧后牙区种植体植入 1 周后的放射影像
种植体位置与虚拟设计的种植体位置一致

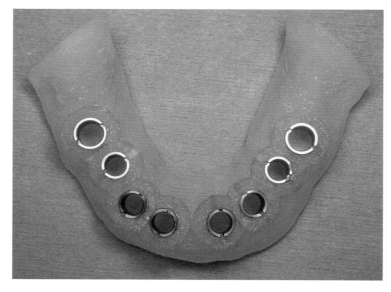

图 6.70 下颌立体光刻手术导板𬌗面观
蓝色套筒适用于 4mm 直径种植体；金色套筒适用于 5mm 直径种植体

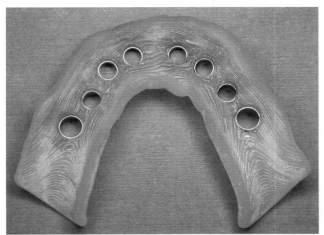

图 6.71 下颌立体光刻手术导板组织面观
内侧面倒凹已经全部去除，导板能够精确就位

图 6.72 Materialise Dental 发送来的治疗计划表
种植体编号与预先设计的植入顺序相符合（1 ~ 8），与牙齿位点无关。最下面两行的"Analog Placement"是修复部分的治疗设计

Implant Label	4	3	2	1	5	6	7	8
Implant Reference	IFOS585	IFOS413	IFOS413	IFOS413	IFOS413	IFOS413	IFOS413	IFOS585
Planned implant	5	4	4	4	4	4	4	5
Planned implant	8.5	13.0	13.0	13.0	13.0	13.0	13.0	8.5
Implant Placement								
Depth Line	(2)	(1)	(1)	(1)	(1)	(1)	(3)	(2)
Tissue Punch	5	4	4	4	4	4	4	5
Starter Drill	5	4	4	4	4	4	4	5
Drill / Handle	2(A)/3	2(B)/1	2(B)/1	2(B)/1	2(B)/1	2(B)/1	2(C)/1	2(A)/3
Drill / Handle	3.25(A)/4	3(B)/2	3(B)/2	3(B)/2	3(B)/2	3(B)/2	3(C)/2	3.25(A)/4
Drill / Handle	3.85(A)/4	/	/	/	/	/	/	3.85(A)/4
Tap	5	4	4	4	4	4	4	5
Implant Mount	5(2)	4(1)	4(1)	4(1)	4(1)	4(1)	4(3)	5(2)
Bone Profiler	5	4	4	4	4	4	4	5
Analog Placement								
Analog Mount	5(2)	4(1)	4(1)	4(1)	4(1)	4(1)	4(3)	5(2)
Analog Type	IILAW5	IILA20	IILA20	IILA20	IILA20	IILA20	IILA20	IILAW5

Please note that the final drill diameters are recommended for use in *medium* bone densities. In soft or dense bone scenarios the osteotomy should be sized in accordance with BIOMET 3i standard drilling protocols, and the corresponding Navigator Drill Positioning Handle should be selected.

制作带有种植替代体的工作模型 ▶▶▶

光刻立体成型手术导板能够将设计好的种植体位置准确地转移到实际手术当中。与种植体直径相匹配的套筒安装在手术导板上（图6.73），引导钻针和种植体至预定的位置及方向。套筒由软件程序来选择，不需要种植团队费心。

替代体适配器可以单独购买，或从修复器械盒中选择（图6.74）。适配器共3种直径——3.4mm、4.1mm、5mm；4种长度——1、2、3、4（图6.75）。根据治疗计划选择合适的替代体适配器并连接到种植替代体上（图6.76）。

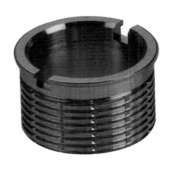
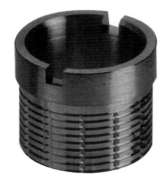

图 6.73 示意图显示 4mm 直径的套筒（左：4mm 长；右：5mm 长）
机械加工的沟槽（相隔180°）能与种植替代体精准对位

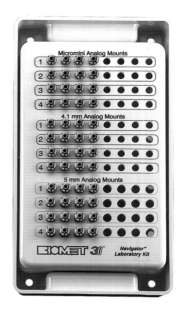

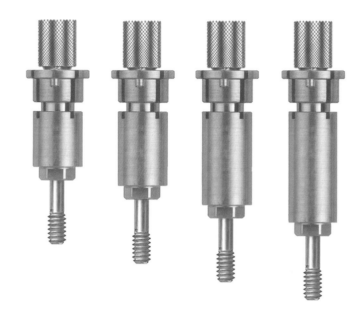

图 6.74　图示包含替代体适配器的修复技工盒
最上方一组是直径 3.4mm 的适配器，中间组直径
4.1mm，最下方直径 5mm。适配器同样按照 1、2、
3、4 的长度排列。技工要严格按照修复治疗计划
来选择适配器的型号

图 6.75　替代体适配器按 1—4 的长度排列（从左至右）

　　将种植替代体与适配器六角对齐相连，扳手螺丝旋转约两圈，然后放入各自的套筒中，确保适配器上的定位柱与套筒上的凹槽匹配就位，螺丝手动拧紧（图 6.77 及图 6.78）。要注意，过度拧紧螺丝可能会损伤适配器。

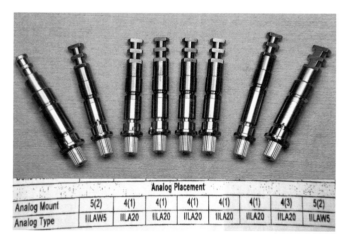

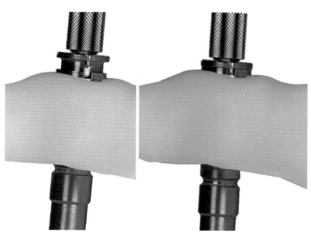

图 6.76　首先将适配器以小扭矩连接到种植替代体，然后将替代体 / 适配器连接体穿过套筒，确保与套筒上的凹槽匹配就位，随后拧紧螺丝
图片的最下方两行内容是治疗计划的修复部分

图 6.77　左侧示意图显示，适配器 / 替代体连接体没能与套筒完全就位；右侧示意图显示适配器 / 替代体连接体与套筒完全就位

将导板𬌗面放入硅胶基座中（图6.79）。在导板组织面涂布分离剂，将加成硅胶注入种植体周围以模拟牙龈组织。随后用蜡对手术导板进行围模灌注，在真空下调拌石膏（图6.80及图6.81）。石膏凝固后，拧松螺丝，将导板从模型上取下（图6.82）。

将义齿放射导板在模型上就位，随后利用先前制取的咬合记录上𬌗架。

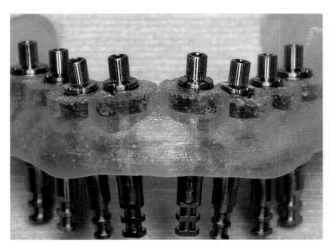

图 6.78　适配器／替代体连接体位于导板内的正确位置

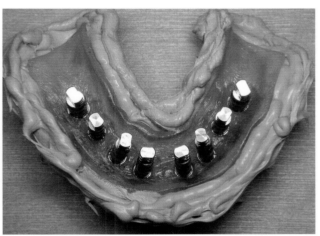

图 6.79　先用加成硅橡胶印模作为基底固定手术导板，随后围模

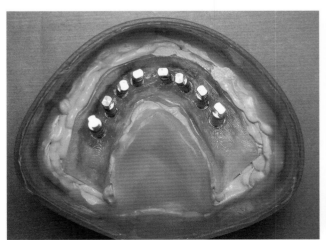

图 6.80　按传统方式用蜡进行围模

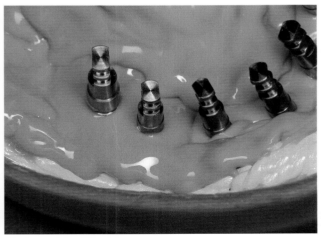

图 6.81　将加成硅橡胶加注到手术导板组织面的种植替代体和适配器周围，用以模拟上颌软组织

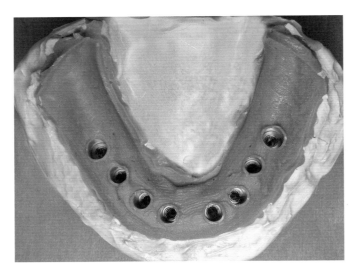

图 6.82　去除手术导板后的下颌工作模型
种植替代体准确的安置于软件所预先设计的位置

基台的选择与放置 ▶▶▶

患者确认过蜡型义齿的美观及垂直高度后，制作硅橡胶导板（图6.83及图6.84）。通过软件设计，种植团队知道下颌种植体不需要使用角度基台。

螺丝固位的种植修复体更加灵活方便，因此在治疗设计阶段就决定使用锥形基台和非抗旋的临时基底。

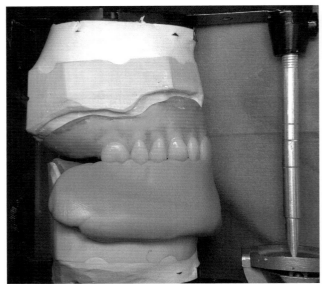

图 6.83　右侧面观
患者对下颌蜡型义齿的美观、垂直高度以及唇侧丰满度满意后，制作硅橡胶导板，用于以后的下颌义齿支架及临时修复体的制作

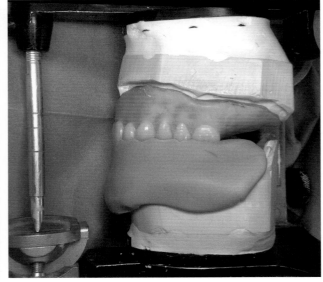

图 6.84　左侧面观
患者对下颌蜡型义齿的美观、垂直高度以及唇侧丰满度满意后，制作硅橡胶导板，用于以后的下颌义齿支架及临时修复体的制作

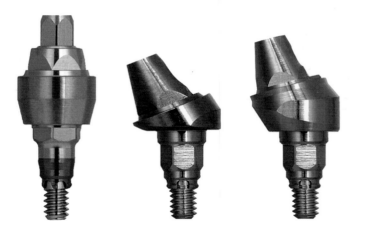

图 6.85 直角度、25°和 17°的锥形基台

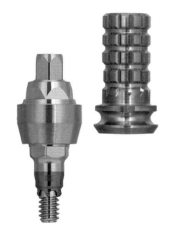

图 6.86 3mm 穿龈高度的锥形基台（左）和非抗旋的临时基底（右）

基台与种植体之间为内连接，临时基底为桥基底，没有抗旋结构

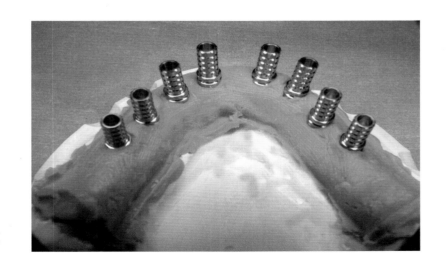

图 6.87 安装在锥形基台上的临时基底

　　种植团队希望下颌基台的边缘刚好位于种植体龈缘上方。因此，选择2mm和3mm的锥形基台安装在种植替代体上；然后选择非抗旋的临时基底安装在下颌锥形基台上（图6.85～图6.87）。

支架制作（临时修复体）▶▶▶

　　患者希望这幅临时修复体至少能够使用18个月。因此，医师决定使用金属铸造支架来加强修复体。参照已有的全口蜡型义齿，雕刻全轮廓外形的临时修复体蜡型（图6.88～图6.90），然后回切，安插铸道，普通金属铸造（Wiron® 99，Bego，Konstantz，Germany）（图6.91及图6.92）。Wiron 99是一种抗腐蚀的、高弹性模量的普通金属（表6.2）。

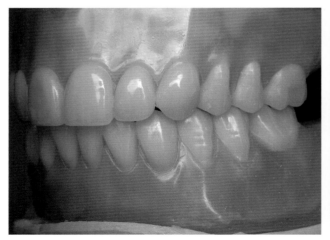

图 6.88 上下颌蜡型义齿在口内试戴后上𬌗架
用于后续临时修复体的制作

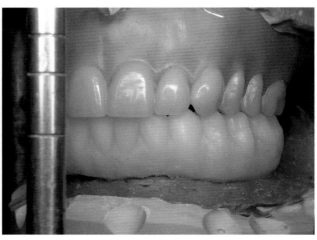

图 6.89 下颌临时修复体蜡型，与上颌全口蜡型义齿咬合对位上𬌗架
下颌临时修复体的全轮廓蜡型与全口蜡型义齿一致

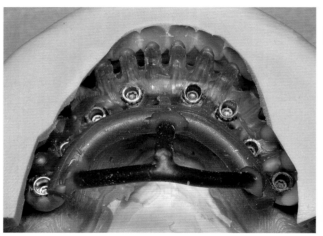

图 6.90 下颌临时修复体全轮廓蜡型回切
将全口蜡型义齿硅胶指示器安装到模型上，作为技工操作时的参照

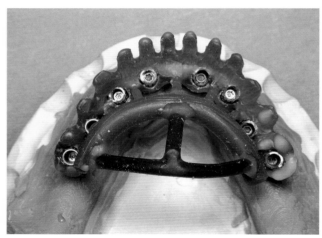

图 6.91 𬌗面观
回切完成后的下颌修复体蜡型

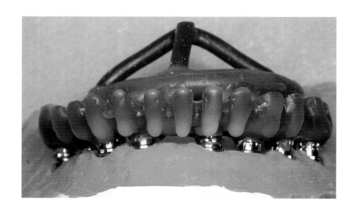

图 6.92 正面观
回切完成后的下颌修复体蜡型

表 6.2 Wiron 99 的物理参数和性能

	标准值
颜色	银灰
密度	8.2g/cm³
熔距	1250～1310℃
铸造温度	大约1420℃
热膨胀系数	
20～600℃	14.0×10⁻⁶/K
25～500℃	13.8×10⁻⁶/K
延性屈服	25%
拉伸极限	330MPa
热收缩（熔融温度到室温）	大约2.2%
弹性模量	大约205000 MPa
铸造后维氏硬度	180
质量组成	
镍	65%
铬	22.5%
钼	9.5%
铌	1%
矽	1%
铁	0.5%
铈	0.5%
碳	0.02%（最大）

注：来自 Wiron 99 的使用说明。

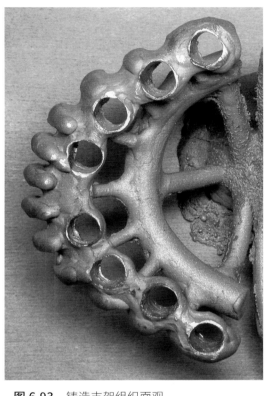

图 6.93 铸造支架组织面观
可见支架上的环形结构，在口内的临时基底上试戴时几乎不用调整就位，最后使用自固化树脂填补间隙

为了减小12单位修复体支架的制作难度，将不制作与基台圆柱匹配就位的铸造蜡型，而是制成环绕在下颌基台周围的圆环状结构（图6.93）。基台与支架之间的孔隙由自固化丙烯酸树脂充填。在临床操作时，使用树脂将基台圆柱与新植入的6颗种植体连接在一起。而原有2颗已经骨结合种植体的基台圆柱则提前固定在支架上，因为位置已经明确。这将会大大降低支架制作的难度和成本。最后将支架精修抛光。

临时修复体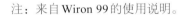

按传统流程完成修复体蜡型后，进行包埋、去蜡、热固化树脂（Lucitone 199®，Dentsply International）煮盒（图6.94及图6.95，表6.3）。

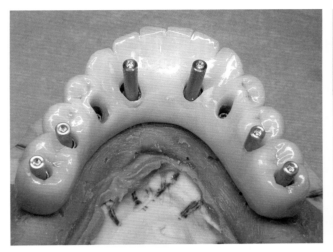

图 6.94 丙烯酸树脂修复体的殆面观
使用蜡型的技工螺丝来保持螺丝通道开口。与技工螺丝相连接的临时基底没有固定在临时修复体上

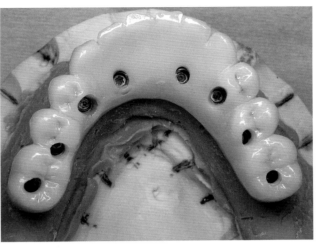

图 6.95 丙烯酸树脂修复体的殆面观
使用试戴螺丝将修复体固定在基台和替代体上

该树脂被称为"高压缩树脂"。Latta等（2002）的一项研究报道，在4种牙科树脂测试中，Lucitone 199具有最高的悬臂梁冲击强度 [（4.05±0.90）ft/lb]。最后，调殆纠正极小的垂直误差，按传统方法修整抛光（图6.96及图6.97）。

表 6.3 Lucitone 199 的物理特性

甲基丙烯酸甲酯（MMA）残留量	最大2.2%（％质量分数）
种型与分类（根据美国牙科协会ADA，#12规格）	Type Ⅰ，Class Ⅰ
粉末和液体的储存温度	15～26℃（60～80 ℉）
粉液比	21g（32ml）/10ml
调拌时间（所有粉末均匀浸湿时间）	15～30s
（23±1）℃下，达到充填塑形期所需时间	（9±2）min
操作时长	（10±4）min
所需的包埋材料	石膏
充填时所需的包埋材料温度	室温到43℃（110 ℉）
建议的固化时间和温度	
第一阶段	1½ h，72℃（163 ℉）
第二阶段	½ h，100℃（212 ℉）
交替固化时间和温度	
第一阶段	9 h，72℃（163 ℉）
第二阶段	½ h，100℃（212 ℉）
包埋冷却方法和温度	
第一阶段	½h，在空气中，15～26℃（60～80 ℉）
第二阶段	¼h，在水中，15～26℃（60～80 ℉）

注：来自Lucitone 199的使用说明。

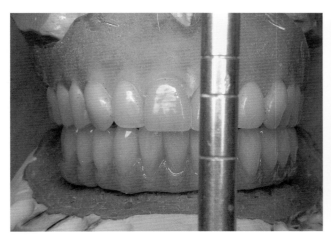

图 6.96 下颌临时修复体制作完成
可见轻微的垂直向误差，并修整

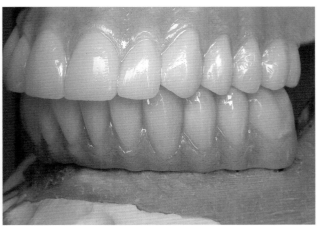

图 6.97 下颌临时修复体左侧面观
可见轻微的垂直向误差，并修整

　　据报道，丙烯酸树脂具有0.1%～0.15%的线性收缩（Dixon等，1992）。该修复体较大，因此只将2个与已经取得骨结合的种植体（#22和#27）相连接的圆柱基底固定在修复体上（图6.98及图6.99）。临床计划是，使用手术导板植入所有种植体，去除导板后安装基台，随后将修复体螺丝固位于那2颗原有的种植体上，确保修复体不接触到其他的任何一个基台基底。然后，使用自固化树脂将其他圆柱基底通过pick-up方式连接到修复体上。

　　将下颌临时修复体、基台、圆柱基底、螺丝一同打包寄给临床医师，并附上每个种植体所需组件的清单（图6.100）。

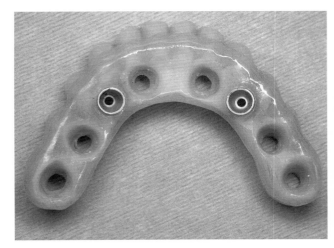

图 6.98 下颌临时修复体组织面观
只预先连接2个圆柱基底。其他基底则在种植体植入后使用自固化树脂通过开窗式方法在口内连接

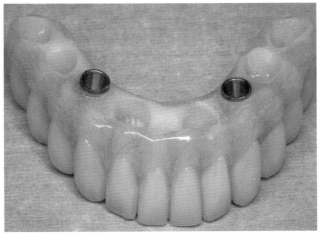

图 6.99 下颌临时修复体组织面观
为了清洁维护方便，修复体组织面采用凸面设计

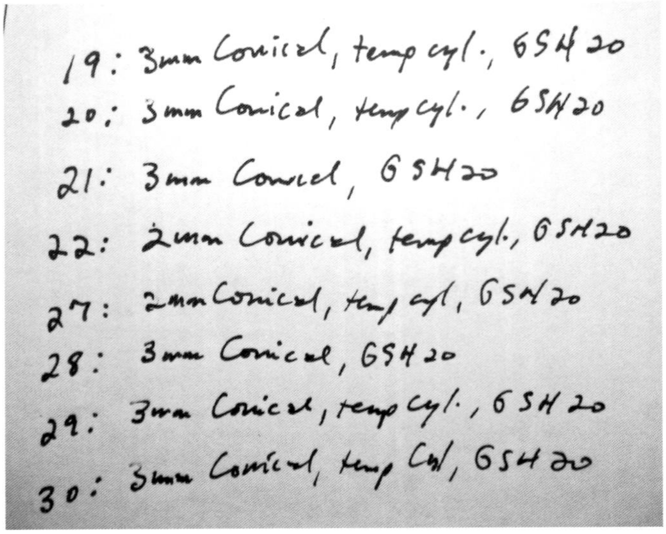

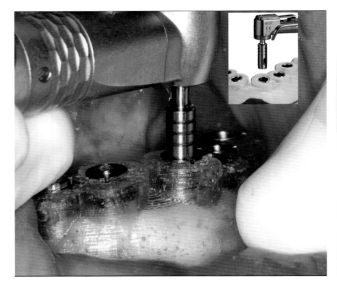

19: 3mm Conical, temp cyl., GSH 20
20: 3mm Conical, temp cyl., GSH 20
21: 3mm Conical, GSH 20
22: 2mm Conical, temp cyl., GSH 20
27: 2mm Conical, temp cyl, GSH 20
28: 3mm Conical, GSH 20
29: 3mm Conical, temp cyl., GSH 20
30: 3mm Conical, temp Cyl, GSH 20

图6.100　技工为临床医师手写的种植体组件说明

种植体的手术植入 ▶▶▶

　　下颌局部麻醉下，使用导板按预先设定的钻孔顺序进行种植位点的手术预备（图6.101～图6.104）。

　　手术完成后，种植体的位置应当与预先设计的工作模型和手术导板上的种植体位置一致（图6.105及图6.106）。

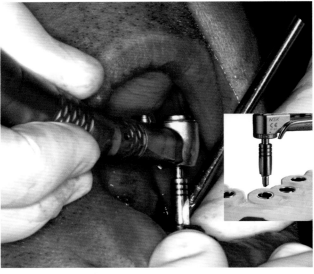

图6.101　首先通过导板使用环钻切除每个种植位点的软组织
右上角示意图显示环钻准备就位

图6.102　使用导向钻预备皮质骨
右上角示意图显示导向钻准备就位

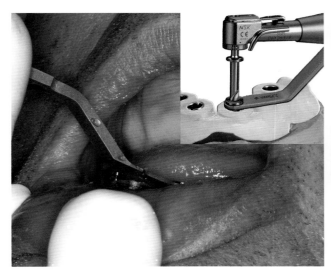

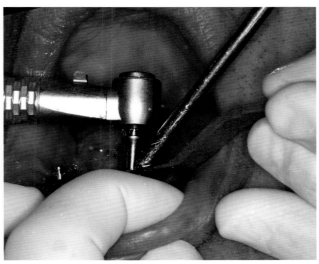

图 6.103 将适配于 2mm 直径麻花钻的钻针手柄放入 4mm 直径的套筒中，确保种植体的位置准确 右上角示意图显示，适配于 2.75mm 直径麻花钻的钻针手柄就位于 4mm 直径套筒

图 6.104 图示 2mm 直径麻花钻及适配手柄 钻针长度在设计时已经提前确定，深度止动结构可以防止钻孔过深，因此医师要注意将钻针完全预备到位

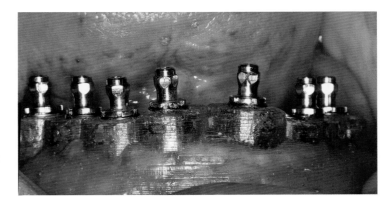

图 6.105 所有种植体植入完成，安装种植体适配器

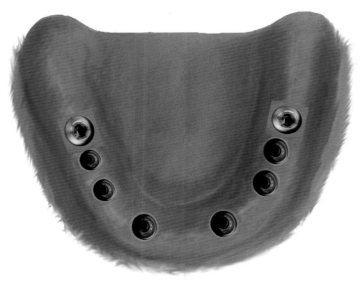

图 6.106 种植术后，下颌无牙颌𬌗面观 由于采用不翻瓣手术，种植位点出血很少。两侧后牙区是 2 颗 5mm 直径种植体；其他 6 颗种植体是 4.1mm 直径

临床放置基台 ▶▶▶

根据治疗设计，将锥形基台安装到每一个相匹配的种植体上（图6.107及图6.108）。确保基台安装就位，扭力扳手加力至20Ncm。

在新植入种植体的锥形基台上安装临时基底（图6.109）。已经取得骨结合的两颗种植体（#22和#27）的临时基底已经提前固定在临时修复体上（图6.110）。使用蜡型螺丝将其他几颗种植体的临时基底固定在基台上。为了不妨碍咬合，使用固位螺丝（GSH30，Biomet 3i）将临时修复体固定在那2颗骨结合的种植体上（#22和#27）。修整螺丝通道，确保任何一个临时基底都不接触到临时修复体。使用消毒后的记号笔在临时基底上标记人工牙的高度，取下蜡型螺丝和临时基底，口内切除标记线以上的多余的临时基底，随后重新安装到基台上（图6.111）。

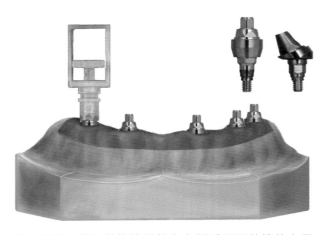

图 6.107 图示安装锥形基台右侧后牙区种植体上是ASYST 基台安装扳手（Biomet 3i），基台就位后，手动拧紧。去掉塑料扳手后，加力至预设扭矩。右上角示意图显示直型基台和 17°角度基台

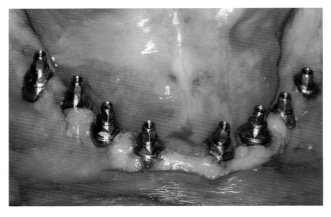

图 6.108 所有锥形基台安装就位
不需要纠正角度，所有基台都是不同穿龈高度的直基台

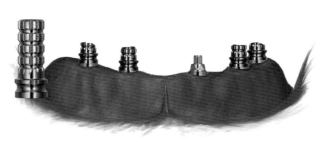

图 6.109 将临时基底安装到锥形基台
左起第 3 颗种植体的临时基底已经固定在临时修复体上。左上方示意图显示，锥形基台的临时基底（CC300）

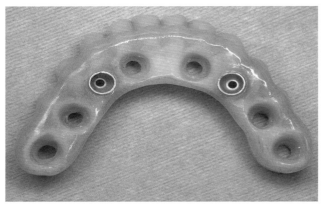

图 6.110 临时试戴前的临时修复体组织面观
尖牙区的 2 颗已经获得骨结合的种植体的临时基底提前安装在临时修复体上，其他的临时基底采用开窗式方法口内固定

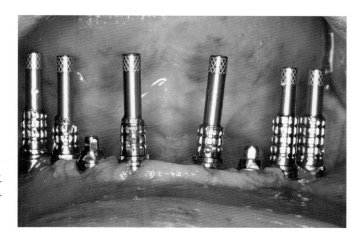

图 6.111 口内安装基台和临时基底
使用蜡型螺丝固定临时基底，随后根据人工殆面高度在口外调磨临时基底的高度。#22和#27种植体没有安装临时基底，因为基底已经提前安装在临时修复体上

戴入临时修复体 ▶▶▶

使用蜡型螺丝将修复体固定在所有的种植体上。分两组调拌自固化树脂（Jet Acrylic，Land Dental Manufacturing Co，Inc）。将第一组树脂注入修复体与锥形基台/临时基底之间的间隙；将第二组树脂在口内注入临时基底周围。此时，咬合问题不是重点，因为修复体已经被固定在2颗骨结合的种植体上。用毛刷修整临时基底与蜡型螺丝周围的树脂（图6.112）。树脂固化后，取下修复体。

将锥形基台抛光保护帽（PPCA3，Biomet 3i）安装在临时基底上，蜡型螺丝固定；添加树脂，修整出理想的穿龈轮廓（图6.113）。修复体抛光后（图6.114）重新在口内安装。固位螺丝（GSH30）加力至10Ncm。使用棉花和光固化树脂封闭螺丝口（图6.115～图6.117）。

给予患者术后指导，嘱应用非类固醇抗炎药物，流质饮食。术后24h才能清洁口腔卫生。患者对美学效果非常满意，出院时状态良好。

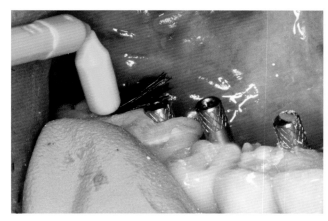

图 6.112 安装临时修复体
使用毛刷修整临时基底和蜡型螺丝周围的丙烯酸树脂。修复体的三维位置由固定在已经骨结合的种植体的基台上的临时基底所保持

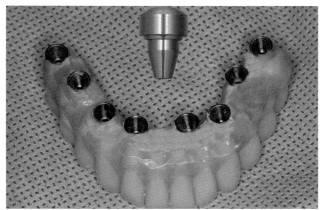

图 6.113 初步完成的临时修复体组织面观
需要添加树脂进一步修整穿龈轮廓。在添加树脂和抛光时一定要使用抛光保护帽（PPCA3，中央插图），确保临时基底/基台连接不受破坏

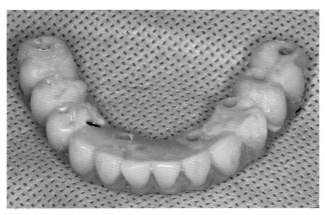

图 6.114　抛光后的临时修复体

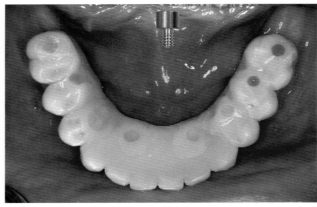

图 6.115　临时修复体安装后的殆面观

使用固位螺丝固定修复体（GSH30，中央插图），加力至
10Ncm。使用棉花和光固化树脂封闭螺丝孔

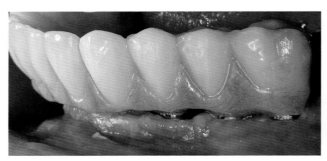

图 6.116　临时修复体左侧颊面观

修复体组织面的波状轮廓非常利于卫生清洁，与种植体
周围软组织之间的间隙也不会影响发音

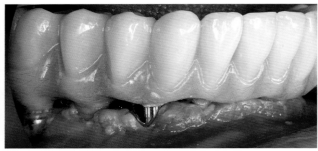

图 6.117　临时修复体右侧颊面观

修复体组织面的波状轮廓非常利于卫生清洁，与种植体
周围软组织之间的间隙也不会影响发音

术后随访 ▶▶▶

　　术后2天，患者第一次复诊，他和他的配偶对美观非常满意，患者表示没有任何不适，咬合也没有变化。给予患者口腔卫生指导，包括牙线的使用。建议患者1个月后复查。

　　下列医师和技师对本章病例负责：

　　手术医师：Dr. Robert del Castillo，Miami Lakes，FL。

　　修复医师：Dr. Carl Drago，Jupiter，FL。

　　牙科技师：Thomas Peterson，MDT，CDT；Alexey Zorin，North Shore Dental Laboratories，Lynn，MA。

参考文献

Bergkvist, G, Sahlholm, S, Karlsson, U, Nilner, K, Lindh, C. 2005. Immediately loaded implants supporting fixed prostheses in the edentulous maxilla: a preliminary clinical and radiologic report. *Int J Oral Maxillofac Implants* 20(3):399–405.

Capelli, M, Zuffetti, F, Del Fabbro, M, Testori, T. 2007. Immediate rehabilitation of the completely edentulous jaw with fixed prostheses supported by either upright or tilted implants: a multicenter clinical study. *Int J Oral Maxillofac Implants* 22(4):639–644.

DeLuca, P. 2007. The international commission on radiation units and measurements. *J Int Com Rad Units* 7(2):83–92.

Dixon, DL, Breeding, LC, Ekstrand, KG. 1992. Linear dimensional variability of three denture base resins after processing and in water storage. *J Prosthet Dent* 68(1):196–200.

Eckerdal, O, Kvint, S. 1986. Presurgical planning for osseointegrated implants in the maxilla: a tomographic evaluation of available alveolar bone and morphological relations in the maxilla. *Int J Oral Maxillofac Surg* 15:722–726.

Helms, C, Morrish, R, Kircos, L. 1982. Computed tomography of the TMJ: preliminary considerations. *Radiology* 141:718–724.

Kircos, L. 1990. *Preprosthetic Imaging in Prospective*. Chicago: University of Chicago.

Kircos, L, Misch, C. 2005. Diagnostic imaging and techniques. In *Dental Implant Prosthetics*. Misch, C, ed., pp. 53–70, St. Louis, MO: Elsevier Mosby.

Latta, MA, Meng, T, Wedel, G, Haftings, T. 2002. Physical properties of 4 denture base resins. *J Dent Res* 81(Spec Iss):167. (Abstract 1193)

Lee, S, Gantes, B, Riggs, M, Crigger, M. 2007. Bone density assessments of dental implant sites: 3. Bone quality evaluation during osteotomy and implant placement. *Int J Oral Maxillofac Implants* 22(2): 208–212.

Lekholm, U, Zarb, G. 1985. Patient selection and preparation. In *Tissue-Integrated Prostheses: Osseointegration in Clinical Dentistry*. Brånemark, PI, Zarb, G, Albrektsson, T, eds., pp. 201–202. Chicago: Quintessence Publishing Co., Inc.

Maló, P, Rangert, B, Nobre, M. 2005. All-on-4 immediate-function concept with Brånemark System implants for completely edentulous maxillae: a 1-year retrospective clinical study. *Clin Implant Relat Res* 7(Suppl. 1):S88–S94.

Parel, S, Triplett, G. 2004. Interactive imaging for implant planning, placement, and prosthesis construction. *J Oral Maxillofac Surg* 62(9 Suppl. 2):41–47.

Phoenix, R, Cagna, L, DeFreest, C. 2003. Establishing occlusal relationships. In *Stewart's Clinical Removable Partial Prosthodontics, 3rd Edition*. Phoenix, RD, Stewart, KL, Cagna, DR, Defreest CF, eds., pp. 367–371. Chicago: Quintessence International.

Shahlaie, M, Gantes, B, Schulz, E, Riggs, M, Crigger, M. 2003. Bone density assessments of dental implant sites: 1. Quantitative computed tomography. *Int J Oral Maxillofac Implants* 18(2): 224–231.

Stella, J, Tharanon, W. 1990. A precise radiographic method to determine the location of the inferior alveolar canal in the posterior edentulous mandible: implications for dental implants. 2. Clinical applications. *Int J Oral Maxillofac Implants* 5:23–29.

SurgiGuide Cookbook. 2007. Glen Burnie, MD: Materialise Dental. (www.materialisedental.com).

Tealdo, T, Bevilacqua, M, Pera, F, Menini, M, Ravera, G, Drago, C, Pera, P. 2008. Immediate function with fixed implant-supported maxillary dentures: a 12-month pilot study. *J Prosthet Dent* 99(5): 351–360.

Testori, T, Del Fabbro, M, Szmukler-Moncler, S, Francetti, L, Weinstein, RL 2003. Immediate occlusal loading of Osseotite implants in the completely edentulous mandible. *Int J Oral Maxillofac Implants* 18(4): 544–551.

Van Steenberghe, D. 2005. Interactive imaging for implant planning. *J Oral Maxillofac Surg* 63(6):883–884.

第7章　使用固定穿龈轮廓的预成型基台制作的三单位种植金属烤瓷固定桥

引言 ▶▶▶

为种植修复体选择合适的基台是临床医师所面临的一个重要挑战。Binon在2000年的一份报告中提到，单在美国国内，就有超过1300种的种植体和1500多种的基台可供选择。基台是种植修复体的一部分，用以支撑及固位种植修复体或支架（Glossary of Prosthodontic Terms，2005）。

有4种类型的基台可供于种植单颗或多单位修复体使用：

① 预成基台，预加工的金属或陶瓷基台，基台边缘随牙龈轮廓起伏。

② 预成基台，预加工的金属或陶瓷基台，具有固定的基台边缘。

③ 个性化铸造基台。

④ 计算机辅助设计/制造（CAD/CAM）的金属或陶瓷基台。

本章将介绍使用成品预加工钛基台（Provide® Abutment Restorative System，Biomet 3i，Palm Beach Gardens，FL）制作右下后牙区三单位固定桥（FPD）的优势和缺点（图7.1）。

Provide基台有4.1mm、5mm和6mm三种直径，基台柱高4mm或5.5mm；穿龈高度有1mm、2mm、3mm、4mm；采用Osseotite® Certain®内连接（Biomet 3i）（图7.2及图7.3）。适合用于非扇形的平整龈缘区（图7.4）。该基台系统的最大纠正角度是10°，所需的最小殆间距是6mm，并配有按扣式印模组件（图7.5）。

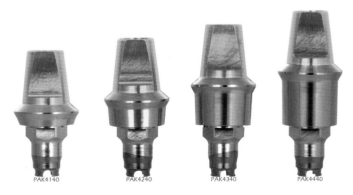

图7.1 适配于4.1mm种植体修复平台的Provide基台
具有1mm、2mm、3mm、4mm穿龈高度。所有基台都是4mm柱高。每个组件下方的数字是目录编号

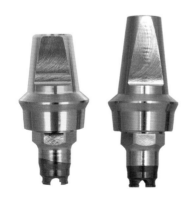

图7.2 2mm穿龈高度的Provide基台
左侧是4mm柱高；右侧是5mm柱高

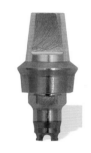

图 7.3 具有 4.1mm 连接直径、2mm 穿龈高度、4mm 柱高的 Provide 基台

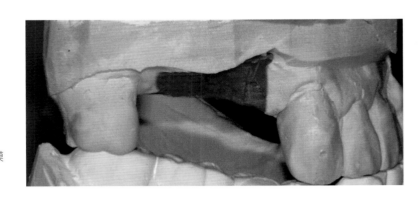

图 7.4 牙龈平坦的右上后牙非美学区的模型。适合使用固定边缘的基台

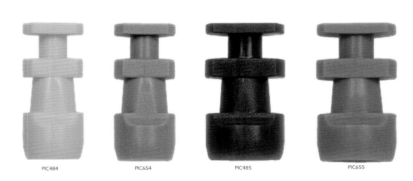

图 7.5 与 Provide 基台匹配的按扣式印模帽，采用颜色标识
首先将按扣式印模帽安装在基台上，取模时随印模材料取下，适用于闭口式取模。每个组件下方的数字是目录编号

　　通常，在患者转诊到修复医师那里之前，由外科医师安装基台。当然，这应当在术前设计时，由外科及修复医师共同讨论决定。

　　首先，外科医师测量愈合基台位于龈缘上方部分的最大高度，但不包括弧顶（图7.6）。用基台高度减掉上述测量的高度就是穿龈距离，若想将基台边缘置于龈下，则可以多减掉1mm。固定边缘基台的一个主要缺点是，可能只能保证 1 ~ 2 个面的理想的穿龈高度，而在其他轴面则可能会过深或过浅。尖圆型牙龈是使用固定边缘基台的禁忌证之一。

　　使用0.048-in大号六角扳手将愈合基台从种植体上取下（图7.7）。用QuickSeat® Activator Tool（Biomet 3i）激活Provide基台的爪扣结构，然后安装到种植体/基台连接处（图7.8及图7.9）。医师要通过清晰的就位手感和咔嗒声来判断基台是否就位。初次试戴时要用试戴螺丝（IUNITS，Biomet 3i），并拍摄放射片确认基台就位，然后取下试戴螺丝，安装最终基台螺丝（Certain® Gold -Tite® Abutment Screw，Biomet 3i），并用0.048-in大号六角扳手加力至20Ncm（图7.10），然后转诊给修复医师。

该系统配有全套的技工组件，包括替代体（图7.11）、蜡型套筒（图7.12）和临时柱状基底（图7.13）。根据颜色匹配替代体和按扣式印模帽。Provide基台提供外科和修复两种套装（图7.14及图7.15）。

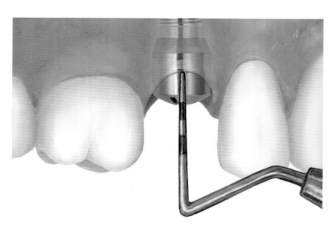

图7.6 示意图显示，牙周探针放置于种植体周围的软组织边缘
测得愈合基台的龈上暴露高度是3mm；本示例采用的是4mm高的愈合基台，因此龈下高度是1mm。取决于患者的美学需求，可以选择1mm或2mm穿龈高度的Provide基台

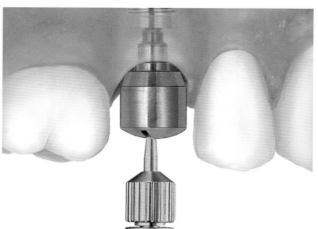

图7.7 使用大号六角扳手（0.048-in）取下愈合基台（PHD02，Biomet 3i）

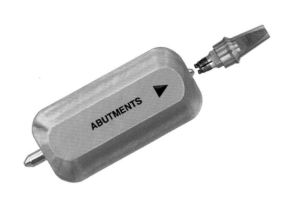

图7.8 激活 Provide 基台的爪扣结构
爪扣在种植体或替代体就位时具有清晰的咔嗒手感和声音

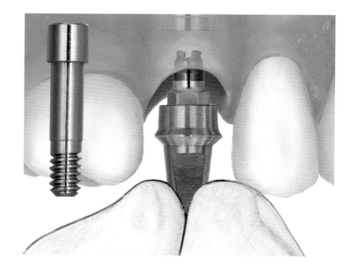

图7.9 口内安装基台之前要调整对位种植体／基台的六角连接结构
医师要明确的感受并听到咔嗒声，才能确认基台就位。左侧图像是试戴螺丝（IUNITS）

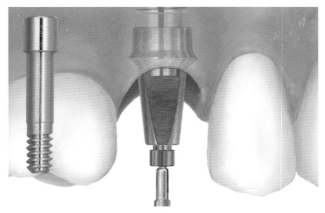

图7.10 基台螺丝示意图（IUNIHG；左上插图）
使用与取下愈合基台时同样的六角扳手将基台拧紧到种植体上（IUNIHG and PHD02，Biomet 3i，Palm Beach Gardens，FL）

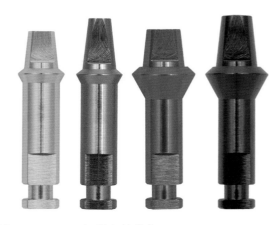

图7.11 Provide 基台替代体
从左到右分别是：4.8mm平台，4mm柱高（PAA84）；4.8mm平台，5.5mm柱高（PAA485）；6.5mm平台，4mm柱高（PAA654）；6.5mm平台，5.5mm柱高（PAA655）

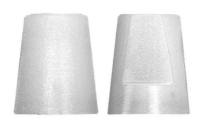

图7.12 Provide 基台蜡型套筒
桥用（PWS48M；左）；冠用（PWS48S；右）。适用于4.8mm或6.5mm平台和4mm或5.5mm柱高的Provide基台

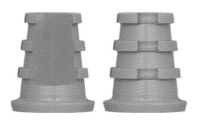

图7.13 Provide 基台临时基底
冠用（PUA65S；左）；桥用（PUA65M；右）。适用于4.8mm或6.5mm平台和4mm或5.5mm柱高的Provide基台

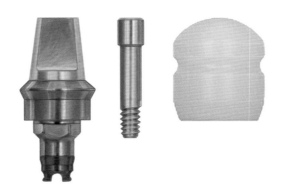

图7.14 Provide 基台安装套盒（PAK4440）
从左至右：4.8mm平台，4mm柱高（IP4440）；基台螺丝（IUNIHG）；保护帽（PPC484）

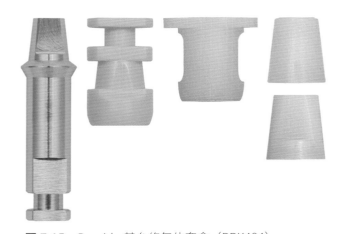

图7.15 Provide 基台修复体套盒（PRK484）
从左至右：Provide基台替代体（IPA4440）；印模帽（PIC484）；用于预先调磨基台的印模帽（PIC484H）；蜡型套筒（PWS48S；右上）；冠用临时基底（PUA48S；右下）

临床病例展示 ▶▶▶

62岁患者，主诉："右下后牙疼痛"。疼痛不能准确定位，大概位于#28和#30牙附近（图7.16）。

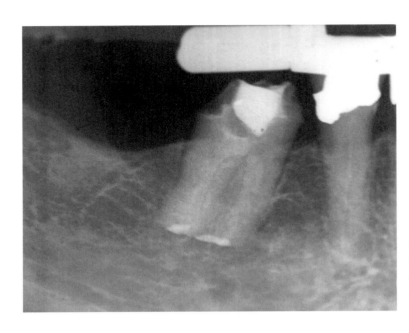

图 7.16 #28 和 #30 牙术前放射片
两颗牙的远中面均有龋坏。若要保留患牙，需
行根管治疗、临床冠延长、桩核预备以及制作
新的牙冠

诊断 ▶▶▶

诊断如下：

① #28和#30牙远中面继发龋。

② #28和#30牙慢性牙髓炎。

③ 右下颌种植位点骨量充足。

④ 右下缺牙区修复空间充足。

评估 ▶▶▶

如果患者想要保留右下第一前磨牙和第一磨牙，那么就需要接受根管治疗、牙冠延长术获得充足
的临床冠高度和生物学宽度，并且重新预备桩核，制作新的牙冠。

上述治疗均花费不菲，并且远期预后不能保障。另一种方案是拔除这两颗牙齿，待牙槽窝愈合后
植入种植体，行三单位种植固定桥修复。与患者讲明这两种方案的优缺点后，患者选择拔牙后种植
修复。

基台选择 ▶▶▶

基台选择应当在治疗设计阶段完成，应当由种植外科医师、修复医师和牙科技工共同参与，并且需遵循以下标准（Lazzara and Drago，2009）：

① 种植体/基台连接（内连接/外连接）。

② 种植体修复平台（毫米直径）。

③ 临时基台或愈合基台的穿龈轮廓（毫米直径）。

④ 种植体角度（颊舌侧；近远中）。

⑤ 软组织深度（毫米）。

⑥ 咬合间距（毫米）。

右下后牙缺牙区属于非美学区，并且只有近中的种植体毗邻天然牙，因此种植团队决定采用固定边缘的基台（图7.17）。计划在远中植入5mm直径种植体，近中植入4mm直径种植体。制作诊断蜡型来决定2颗种植修复体的理想位置。

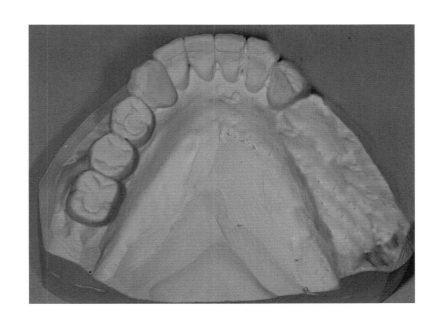

图 7.17 下颌诊断模型𬌗面观

诊断 ▶▶▶

藻酸盐取模，石膏灌注诊断模型，按正中咬合记录上简单𬌗架（Hanau Mate，Waterpik Technologies，Fort Collins，CO）（图7.18）。排列人工牙和蜡型来确定种植修复体的理想位置（图7.19）。利用缺牙区的近中天然牙固位，制作简易压膜导板（图7.20）。

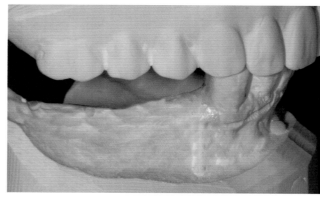

图 7.18 上下颌研究模型上颌架后的咬合状况
可见右下后牙区牙龈的扇贝状轮廓消失，𬌗间距足以容纳种植固定桥修复

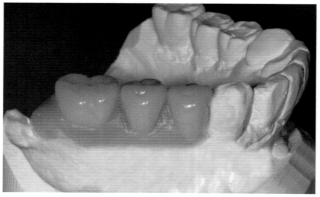

图 7.19 排列人工牙确定种植体修复体的理想位置

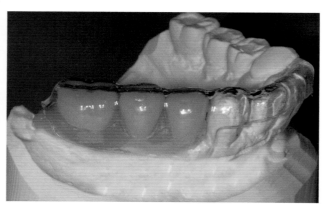

图 7.20 使用排列有人工牙的诊断模型制作压膜导板

手术 ▶▶▶

采用二期种植方式植入两颗种植体（图 7.21）。安装覆盖螺丝后，缝合切口，使种植体无咬合负荷下愈合。

骨结合顺利完成后，术者决定做小切口暴露种植体，并同时安装 Provide 基台（图 7.22 及图 7.23，表 7.1）。扭力扳手加力至 20Ncm，在牙科技工的协助下制作临时 FPD。

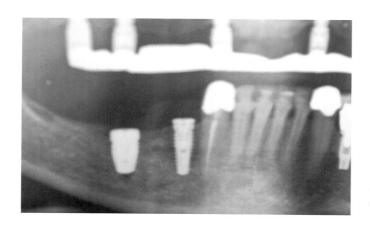

图 7.21 种植体植入当天的全景片
原计划在磨牙区植入 5mm 直径种植体，但由于初期稳定性的问题，最后植入 6mm 直径种植体

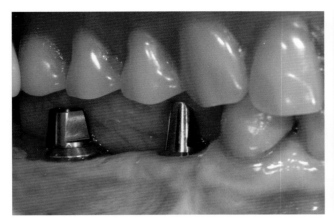

图 7.22 二期手术安装 Provide 基台后的颊面观
基台抗旋平面放置于近中，以维持理想的固位和抗力

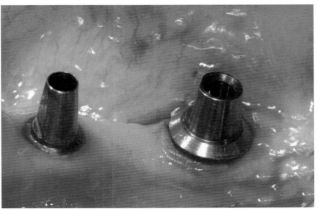

图 7.23 二期手术安装基台后的𬌗面观
可见近中基台的近中边缘有少量出血，这是因为基台近中边缘略位于龈下

表 7.1 本病例使用的 Provide 基台

牙位	轮廓直径 /mm	穿龈高度 /mm	柱高 /mm	目录号
＃28	4.8	3	5.5	IPA4355
＃30	6.5	2	4	IPA6240

可见近中基台的近中边缘较其他边缘更位于龈下，这也是固定边缘基台的一大缺点。部分基台边缘会理想的贴合牙龈轮廓，而其他基台边缘则可能会过度位于龈上或龈下，不符合临床医师的要求。

为了在种植体二期暴露的同时建立起咬合接触，可以先在技工室通过诊断蜡型制作硅橡胶导板（Imprint TM 3 Penta TM Putty Impression Material，3M Co.，St.Paul，MN）（图 7.24）（硅橡胶不会产热，是制作导板的首选材料），然后通过树脂重衬制作三单位临时固定修复体。将 Provide 基台专用临时柱基底安装在基台上（PUA48M 用于前磨牙种植体；PUA65M 用于磨牙种植体）（图 7.25）。将 Bis-acryl 树脂（Zenith / DMG Luxatemp，Zenith Dental，Englewood，NJ）混合后注入硅胶模板，交给种植外

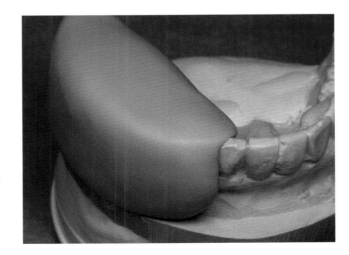

图 7.24 在诊断蜡型（人工牙）上使用加成硅胶制作导板
作者偏爱使用这种不会发热并且能直接应用在诊断蜡型上的材料

科医师，后者将硅胶导板就位于口内基台（图7.26），在口内约1min，材料达到初期硬化后，取下导板和带有临时柱基底的临时修复体，在体外完全聚合（图7.27），修整抛光（图7.28及图7.29），最后使用临时粘接剂将临时修复体粘接到基台上（图7.30）。

对患者进行口腔卫生指导，控制饮食，待局麻药效消退之后方可出院，嘱患者4周后于修复医师处复诊，取终印模。

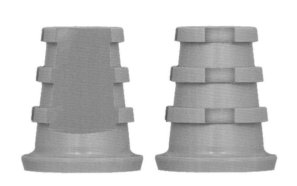

图 7.25　在制作临时 FPD 之前，将临时柱基底安装在基台上
厂家提供单一单位和多单位的临时柱基底，本病例所使用的是多单位柱基底（左）

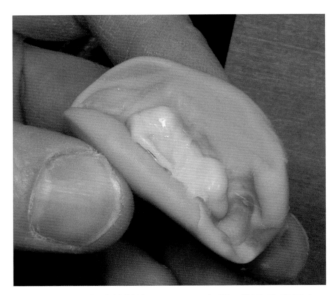

图 7.26　将临时材料注入图 7.24 中所示的硅胶模具中，随后交给种植外科医师

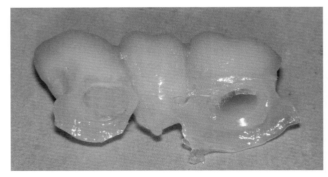

图 7.27　当树脂在口内达到初期凝固后，取出硅胶导板和临时修复体，待其完全聚合

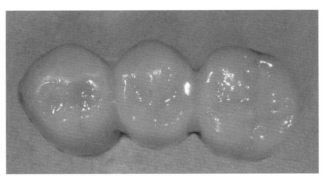

图 7.28　完成修整抛光后的临时修复体的𬌗面观

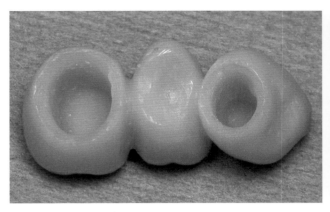
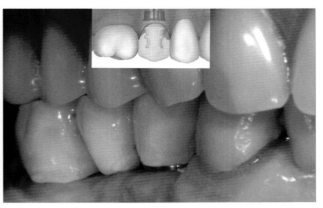

图7.29　完成修整抛光后的临时修复体的侧面观　临时柱基底显著改善了树脂修复体与基台之间的密合度，降低了修复医师的处理难度

图7.30　临时修复体在口内临时粘接后的颊面观　近中冠边缘位于龈上，远中冠边缘平龈。示意图显示，树脂冠通过单一单位Provide临时柱基底连接

基台印模 ▶▶▶

印模托盘可以是成品，也可以是为每个特定患者定制的。如果使用成品托盘，医师必须确保托盘足够坚固，从口中移除时不致变形。托盘应该坚硬但不能过厚，并且应该在整个模型制取过程中保持原状（Rudd and Morrow，1980）。

在一项实验室研究中，Naconecy等（2004年）分别使用三种转移印模方法，利用个性化丙烯酸树脂托盘制取环氧树脂模型的聚醚印模，每种印模方法翻制5副硬石膏模型（共计15副），通过评估金属支架的形变状况来确定种植修复最准确的印模程序。结论显示，与非夹板式直接印模和间接转移印模法相比，夹板式直接印模方法最为精确。

Kim等（2006）对非夹板式开窗印模和光固化树脂连接式开窗印模的准确性进行了比较。该实验使用两种印模方法各制取5副含有5颗平行种植体的下颌模型，测得夹板式印模帽和基台替代体的平均变形量分别为31.3μm和30.4μm。在印模制取过程中，非夹板式印模的形变更少（P=0.001），但却在终模型制作过程中发生了更大的形变（P=0.015）。与先前报道的研究相反，Kim等（2006年）排除了由于组件连接引起的变形，因为该变形与印模技术无关并且无法控制。最终结论认为，组件连接导致的形变量近似于印模或模型制作过程中产生的形变量。非夹板式印模法在印模制作过程中更为准确，但在模型制作过程中的精确度却较差。

该病例患者在术后4周复诊，制取终印模。取下临时固定修复体，显露基台，将合适的基台印模帽安装在每个基台上，将Provide印模帽的内定位平面与基台的定位平面匹配对齐就位（图7.31）。该种植体修复系统的印模帽采用颜色编码，以适配不同柱高和修复直径的基台（图7.5）。该病例选择的是与磨牙基台（目录号IPA6240）相对应的印模帽（目录号PIC654），以及与前磨牙基台（目录号

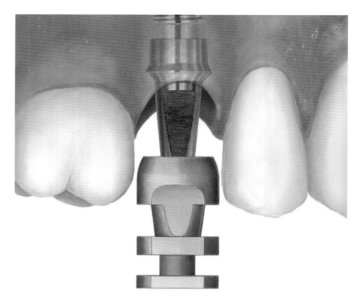

图 7.31 将 Provide 印模帽的内定位平面与基台定位平面对齐就位

IPA4355）相对应的印模帽（目录号 PIC485）（表 7.2，图 7.32）。使用成品塑料托盘和聚乙烯硅氧烷印模材料制取带有印模帽的终印模（图 7.33）。

表 7.2　本病例中使用的 Provide 印模帽

牙位	目录号
#28	PIC485
#30	PIC654

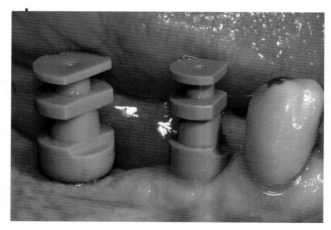

图 7.32　Provide 基台上的塑料印模帽（磨牙，目录号 PIC654；前磨牙，目录号 PIC485）

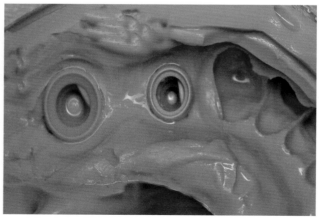

图 7.33　两个印模帽在终印模上的内侧面观

含有基台替代体的工作模型 ▶▶▶

　　使用与印模帽颜色编码相匹配的Provide基台替代体，将替代体平面与印模帽内平面对齐就位（图7.34）。

　　在印模帽/替代体界面周围注入聚乙烯基硅氧烷印模材料以模拟种植体周围的软组织。用Ⅳ型牙科石膏（GCFigirock®EP，GC America Inc.，Alsip，IL）灌制模型（图7.35）。下颌工作模型与上颌诊断模型咬合对位后，上半可调𬌗架（Hanau 96H2O，Whipmix Corp.，Louisville，KY）（图7.36）。

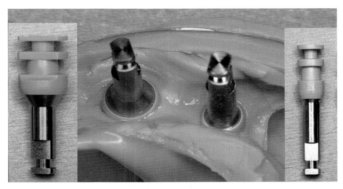

图7.34 将基台替代体放入到印模帽中
印模帽的内定位平面与替代体的定位平面对齐。图示印模帽和基台替代体紧密贴合

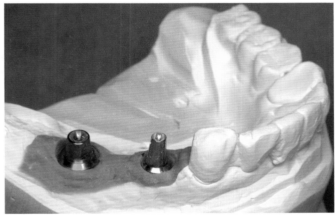

图7.35 含有基台替代体的下颌工作模型

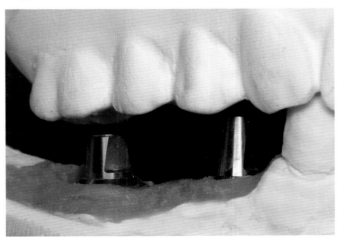

图7.36 上下颌模型在半可调𬌗架上的颊面观
可见基台与对𬌗牙之间的咬合修复空间足以容纳三单位固定修复体

蜡型基底 ▶▶▶

蜡型基底是Provide修复套装的一部分，与基台替代体尺寸一致，确保与基台的紧密贴合（图7.37）。蜡型基底内侧已经涂布两层代型隙料，因此不再需要使用隙料。单一单位修复体蜡型基底的抗旋平面要与基台替代体的定位平面对齐，多单位蜡型基底则没有抗旋平面（图7.38）。

使用硅橡胶导板记录诊断蜡型（人工牙）的颊舌侧形态（图7.39）。

参照硅胶导板，在蜡型基底上制作固定桥（FPD）蜡型，回切，生成具有理想外形及强度的金属基底蜡型，确保充足的瓷层空间（Scortecci，2001）（图7.40）。

将蜡型包埋于磷酸盐包埋材料中（Power Cast，Whip Mix Corp）。这是一种用于铸造冠、桥以及烤瓷合金的无碳细晶粒磷酸盐包埋材料，已经应用于快速烧结技术。Power Plus Liquid（Whip Mix Corp）可提供非贵金属合金所需的高膨胀率，并且可以根据其他合金的需要进行稀释。Whip Mix Corp表示，这种包埋材料具有抗裂性，可以承受快速的温度提升。Power Cast能够制作出平滑的精细铸件，缩短抛光精修的时间（表7.3）。

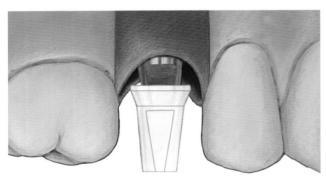

图 7.37 Provide 基台冠用蜡型基底，将基台定位平面与蜡型基底定位平面对齐

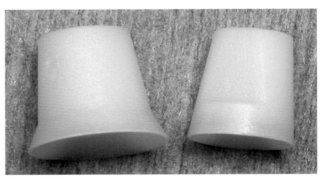

图 7.38 多单位蜡型基底无抗旋平面（左）；单一单位蜡型基底具有抗旋平面（右）

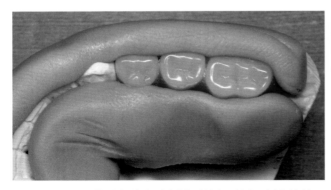

图 7.39 将硅橡胶包绕在诊断蜡型的颊舌侧，制作能够复制人工牙完整外形轮廓的硅胶导板

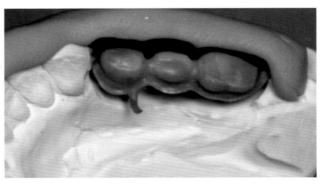

图 7.40 回切固定桥蜡型，使用硅胶导板指示瓷层空间，确保最终修复体的瓷层厚度

表 7.3 包埋材料的物理特性

物理特性	
水[①] 粉比	23ml/100g
操作时间	8 ～ 9min
固化膨胀	0.8%
热膨胀	1.0%
抗压强度	700psi（5MPa）

① Power Plus Liquid 的建议浓度为80%（4份液体加1份水）。

这种包埋材料通过90g粉末和21ml Power Plus liquid混合制成。首先将定量液体放入干燥的调拌碗中，然后加入定量的粉末，手动混合20s，然后350 ～ 400r/min真空机械调拌约90s。对于无圈铸造技术，包埋材料的硬化时间约25min，然后移除铸圈和底座，25min后将包埋材料放入预热温度700 ～ 850℃（1300 ～ 1550 ℉）的烤炉中，30 ～ 40min后进行金/钯合金铸造（表7.4）。

表 7.4 Olympia 合金（Jelenko，San Diego，CA）的物理特性

构成	百分比/%
黄金	51.5
钯	38.4
铟	8.5
镓	1.5
钌	<1
物理性质	
铸造温度	1400℃（2552 ℉）
熔点范围	1220 ～ 1350℃（2228 ～ 2462 ℉）
密度/（g/cm^3）	13.7
维氏硬度	255
极限抗拉强度	115000psi（793MPa）
屈服强度（.2%）	80000psi（551MPa）
弹性模量	18000000psi（124072MPa）
延展性	20%
热膨胀［μm/（m·K）］	13.9，500℃下；14.2，600℃下

最终修复体 ▶▶▶

将铸件从包埋材料中取出，准备进行上瓷（图7.41 ～图7.43）。

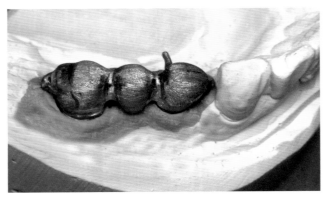

图 7.41 烤瓷之前的铸件表面形态

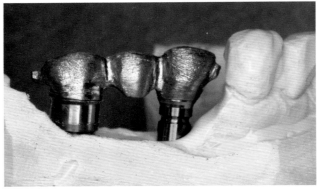

图 7.42 去除人工牙龈后的铸件颊面形态

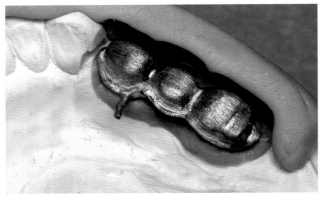

图 7.43 硅胶导板就位，为 FPD 金属基底提供诊断蜡型人工牙的轮廓形态，供烤瓷技师参考

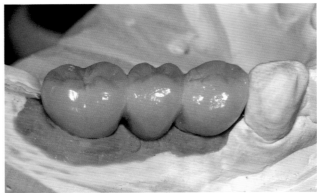

图 7.44 FPD 完成后的颊面观

　　按照厂家说明（Imagine Refl ex，Wieland Dental+Technik GmbH & Co. KG，Pforzheim，Germany）进行烤瓷（图7.44～图7.48）。选用该瓷粉是因为它能够生成极其光滑均匀的表面，并且据厂家介绍，还能够抑制菌斑形成，调磨后也能够在临床上进行良好的抛光。Reflex® 的特点是在透明层和牙本质层不会生成气泡，与金属基底的粘接强度很高，并且通常不需要缓慢冷却；Reflex 与所有合金的粘合强度均高于参考指标（表7.5）。

表 7.5　Reflex 瓷粉的物理特性

烧结温度：900℃（首次牙本质瓷烧结）
贵金属合金的CTE范围：（13.8 ～ 15.1）×10⁻⁶/K（25 ～ 500℃）

注：CTE，热膨胀系数。

　　Reflex 瓷粉具有创新的"nanoleucite结构"（图7.49及图7.50），其均匀分布的白榴石晶体达到纳米级别（1μm=1000nm），能够防止裂隙产生。

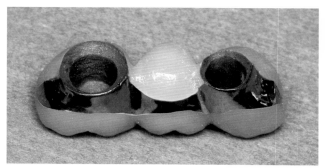

图 7.45 FPD 完成后的组织面观
将桥体组织面修整成卵圆形，营造出桥体从牙龈软组织中生长出来的视觉效果

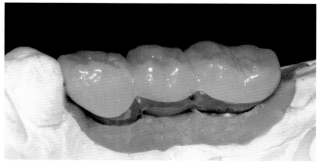

图 7.46 FPD 完成后的舌面观
注意冠边缘位于龈上，利于观察修复体是否在基台上完全就位，并且利于检查粘接剂是否完全从舌侧种植体龈沟中去除

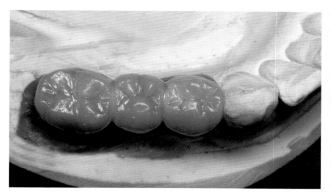

图 7.47 FPD 完成后的𬌗面观
修复体准备交送给临床医师

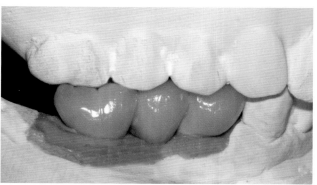

图 7.48 修复体与上颌模型在𬌗架上正中咬合时的颊面观
右方工作侧运动时为组牙功能接触，左方非工作侧没有接触

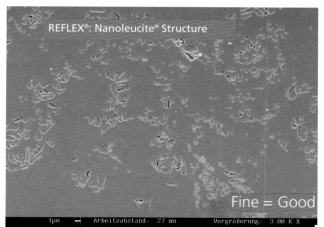

图 7.49 显微照片显示 Reflex 瓷粉表面的纳米级瓷晶体（由 Wieland Dental + Technik GmbH & Co.KG 提供）

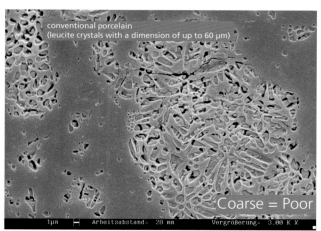

图 7.50 显微照片显示传统瓷粉的大尺寸白榴石晶体（由 Wieland Dental + Technik GmbH & Co.KG 提供）

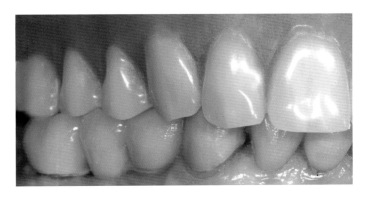

图 7.51　修复体就位后的颊面观

临床医师试戴修复体时要评估以下几方面内容：

① 瓷层及金属基底的修整抛光。

② 修复体在基台替代体上的密合性。

③ 固位体和桥体的穿龈轮廓。

④ 𬌗面的宽度。

⑤ 正中接触。

⑥ 工作侧接触。

⑦ 非工作侧不接触。

戴入　▶▶▶

该病例中，临床医师取下临时修复体后发现种植体周围有轻微炎症。微调邻接后戴入修复体，X线片显示修复体的边缘密合（图 7.52）。评估并调整咬合，使后牙均匀接触，工作侧为组牙功能𬌗，非工作侧不接触且无干扰，修复体抛光，永久粘接。患者对美学效果感到满意（图 7.53）。

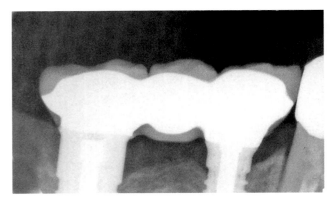

图 7.52　修复体就位后的 X 线片显示固位体与基台之间良好的边缘密合

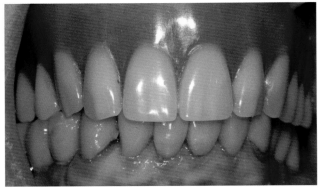

图 7.53　最终修复体就位后，正中咬合时患者的正面观

美学评估 ▶▶▶

种植修复体通常采用定性评价。Testori等（2005年）提出一套"种植美学评分"，试图定量评价种植修复体的美学效果。

本病例也采用了此种植美学定量指标。作者从以下5个类别进行评估赋分。

① 近远中龈乳头的存在及稳定性

a. 0表示无龈乳头。

b. 1表示没有填满整个空间，但在美学上是可以接受的。

c. 2表示完全填满。

② 颊舌向牙槽嵴的稳定性

a. 0表示牙槽嵴宽度丧失。

b. 1表示牙槽嵴宽度仍维持。

③ 种植体周围软组织的质地

a. 0表示完全丧失原有质地。

b. 1表示看起来不像健康组织。

c. 2表示看起来像天然牙周围的健康组织。

④ 种植体周围软组织的颜色

a. 0表示与健康组织颜色完全不同。

b. 1表示看起来不像健康组织，但在美学上是可以接受的。

c. 2表示看起来像天然牙周围的健康组织。

⑤ 牙龈轮廓

a. 0表示明显不对称的扇贝状轮廓。

b. 1表示不对称，但在美学上是可以接受的。

c. 2表示牙龈外形对称和谐。

Testori等（2005）认为9分等于完美；4～8分为可接受；0～3分为有缺陷。

本病例的美学量化结果如下：

- 龈乳头 1
- 牙槽嵴稳定性 1
- 种植体周围软组织的质地 1
- 种植体周围软组织的颜色 1
- 牙龈轮廓 1

总分为5，在可接受的范围内。

下列医师和技工对本章病例负责：

手术医师：Dr. Ronald Guttu，Gundersen Lutheran Medical Center，LaCrosse，WI。

修复医师：Dr. Carl Drago，Gundersen Lutheran Medical Center，LaCrosse，WI。

牙科技师：Thomas Peterson，CDT，MDT；Shawn Vittorioso，Carla Palau North Shore Dental Laboratories，Lynn，MA；and Andrew Gingrasso，Gundersen Lutheran Medical Center，LaCrosse，WI。

参考文献

Binon, P. 2000. Implants and components entering the new millennium. *Int J Oral Maxillofac Implants* 15:76–94.

Glossary of prosthodontic terms. 2005. *J Prosthet Dent* 94(1):10–92.

Kim, S, Nicholls, JI, Han, CH, Lee, KW. 2006. Displacement of implant components from impressions to definitive casts. *Int J Oral Maxillofac Implants* 21:747–755.

Lazzara, R, Drago, C. 2009. Guidelines for implant abutment selection in partially edentulous patients. *Compend Clin Dent Educ.*

Naconecy, MM, Teixeira, ER, Shinkai, RS, Frasca, LC, Cervieri, A. 2004. Evaluation of the accuracy of 3 transfer techniques for implant-supported prostheses with multiple abutments. *Int J Oral Maxillofac Implants* 19:192–198.

Rudd, K, Morrow, R. 1980. Impression trays. In *Dental Laboratory Procedures. Volume One.* Morrow, R, Rudd, K, Eissman, H, eds., p. 18. St. Louis, MO: The CV Mosby Co.

Scortecci, G. 2001. Partial edentulism. In *Implants and Restorative Dentistry.* Scortecci, G, Misch, CE, Benner, K-U, eds., pp. 338–339. New York: Thieme.

Testori, T, Bianchi, F, Del Fabbro, M, Capelli, M, Zuffetti, F, Berlucchi, I, Taschieri, S, Francetti, L, Weinstein, R. 2005. Implant aesthetic score for evaluating the outcome: immediate loading in the aesthetic zone. *Pract Proced Aesthet Dent* 17:123–130.

第8章 多颗种植体支持的CAD/CAM基台 烤瓷冠修复（Encode® 完全治疗方案）

引言 ▸▸▸

在制定术前治疗计划时，要根据种植体的长度、直径、植入的三维位置以及种植体-基台连接方式等内容选择适当型号的种植体。在种植体植入之前，外科医师必须根据术区的骨量、骨质、邻近解剖标志的位置以及最终修复设计进行评估（图8.1及图8.2）。

在术前的修复规划阶段，外科医师、修复医师和技师需要共同进行讨论，从而确定修复体的类型和修复过程中需使用的必要修复部件。在术前必须对以上项目进行确定。该过程称为"以修复为导向的治疗计划（top-down treatment planning）"，应根据缺失牙的形态大小来确定缺牙区植入的种植体及所需修复部件（Lazzara，1989）（图8.3）。

以修复为导向的治疗计划需要采集但不仅限于以下信息：

① 可用修复空间，包括种植体平台与对殆牙殆平面之间的距离。

② 可用种植骨量，包括可能妨碍种植体植入的特定解剖结构位置（下颌神经管、上颌窦、鼻底等）。

种植修复体所需的高度随着基台和修复体选择的变化而变化。在殆龈距过小（<5mm）或过大（>10mm）时，可以选择螺丝固位修复体（图8.4）。通过术前的可视化修复体设计，外科医师、修复

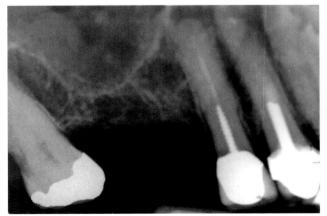

图 8.1 右上后牙的术前 X 线片

显示由于右侧上颌窦气化导致骨量不足

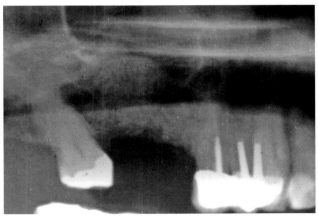

图 8.2 上颌窦内提升后的 X 线片

骨增量显著，可以在术区植入2枚种植体

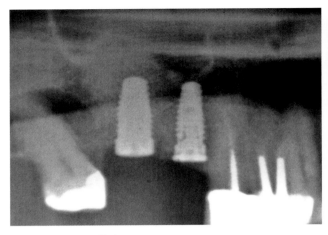

图 8.3 术后 X 线片

近中种植体的植入位点是的第二前磨牙，直径为 4mm；远中种植体的植入位点是第一磨牙，直径为 5mm

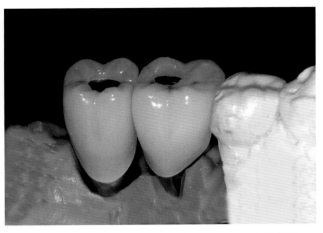

图 8.4 左下后牙区两枚种植体的螺丝固位修复体设计

修复龈距约 13mm，患者为磨牙症患者，对粘接固位的旧义齿体验较差。该病例中，义齿能够反复拆卸修补是长期成功的关键。联冠式螺丝固位种植修复体能够提高治疗成功率，同时，当出现崩瓷或螺丝松动时，可以拆卸修整

医师、技师可以有机会发现修复体可能出现的如螺丝松动、固位不良、崩瓷等潜在并发症。从而改良术前设计，提高种植修复的可预见性。

长期以来，患者都渴望缺失牙的固定修复（de Bruyn 等，1997），该研究通过问卷调查获得患者对 Brånemark 种植体修复疗效的满意度以及功能恢复状况。患者样本均来自同一诊所，由同一位医师完成种植体植入，种植修复则由经过专科培训但无相关临床经验的医师完成。研究对种植修复前后进行了短期（4 个月）和长期（3 年）的对比，共纳入 61 名患者：其中 23 例进行下颌固定义齿修复，18 例进行上颌固定义齿修复，20 例进行固定局部义齿修复（FPDS）。结果表明，大多数患者对治疗效果非常满意。咀嚼、美学、发音以及整体满意度均显著提高，几乎所有患者都愿意再次接受种植修复治疗或将这种治疗方式推荐给其他人，患者认为种植体给他们带来了类似天然牙的感受。Yi 等（2001）同样报道，牙周病患者在种植固定修复之后的疗效满意度均显著提高。

个性化铸造基台已在临床应用近 20 年（Byrne 等，1998）。已有无数文章对种植体和基台之间的密合性进行了报道。Byrne 等（1998）对成品基台、调磨后的成品基台以及铸造基台与种植体之间的密合性进行了研究，从基台/种植体界面和螺丝/螺丝孔两个位点评估了 6 种不同的基台-种植体组合：CeraOne®基台和 Nobel Biocare AB 种植体（Göteborg，Sweden）；STR 基台（3i，Implant Innovations，Inc，Palm Beach Gardens，FL）和 3i 种植体；烤瓷完成的 UCLA 铸造基台（3i）和 3i 种植体；烤瓷完成的 UCLA 铸造基台（3i）和 Nobel Biocare 种植体；烤瓷完成的 UCLA 金钯合金预成基台和 3i 种植体；UCLA 塑料基台和 3i 种植体（图 8.5）。每个组合均包含 5 套独立配件。

作者发现，所有基台与种植体之间均能达到紧密接触。相对于铸造基台，成品基台和调磨后的成

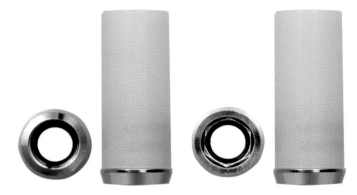

图 8.5　Biomet 3i 的 UCLA 基台［非六角（GUCA2C），左；六角（SGUCA1C），右］
适用于外六角种植体

品基台与种植体有更多的接触面积。从而得出结论认为，个性化铸造基台制作完成后仍需要进一步精修。

Vigoro 等（2000）报道，种植修复体的技工流程可能会改变基台与种植体修复平台的接触表面，从而影响铸造基台与种植修复体平台之间的密合性。该研究对30个铸造烤瓷后的单牙UCLA金基台的修复平台的潜在变化进行了评估，评估位点包括UCLA基台六角平台的深度（d）、宽度（w）以及根方直径（D）。分别在铸造前（时间点0）、贵金属合金铸造后（时间点1）和烤瓷后（时间点2）后进行基台旋转自由度（R）的评估，检测与外六角种植体连接后的基台变化。结果显示，3个时间点的任何参数（d、w、D和R）均未观察到显著差异（P=0.576）。Vigolo 等（2000）得出结论，如果对技工流程进行严密把控，那么UCLA金基台和种植体的连接界面不会发生变化。

然而，也有文献报道个性化铸造基台和种植体修复平台之间的密合度发生改变。Kano等（2007）指出，种植体和修复部件之间的不匹配可能会导致诸如螺丝松动等修复并发症的出现。虽然之前有文献已经报道了基台旋转自由和螺丝松动之间的相关性，但Kano等（2007）认为尚缺乏铸造流程对基台旋转自由的影响证据。他们通过一项体外研究，评估了铸造流程对铸造基台旋转自由的影响，并对铸造基台与机械加工的钛基台进行了比较。将48颗外六角种植体及48个基台分4组，每组12个样本：① 机械加工的钛基台；② 预加工的金钯铸造基台；③ 塑料基台镍铬铸造；④ 塑料基台钴铬铸造。使用标准化技术测量种植体外六角与基台内六角之间的旋转自由，并记录旋转自由度。采用方差分析和Tukey检验对各组进行均值分析。结果如下：机械加工钛基台的平均旋转自由度为1.21°±0.57°，铸造基台为1.77°±1.30°，镍铬铸造基台为1.98°±0.72°，钴铬铸造基台为2.79°±1.13°。与机械加工钛基台相比，钴铬铸造基台的旋转自由显著增加（P<0.05）。Kano等得出结论认为，除钴铬铸造基台以外，所有组的旋转自由度均小于2°，即钴铬铸造基台的旋转自由相对更大。图8.6～图8.8示意了UCLA个性化铸造基台的使用方法。

随着计算机辅助设计/制造（CAD/CAM）技术用于制作个性化基台，临床医师能够为患者提供可预测性、匹配度以及美观性更高的修复体。现已证明，CAD/CAM基台可以达到与个性化铸造基台相同的精度，且克服了铸造孔隙和形变缺陷。

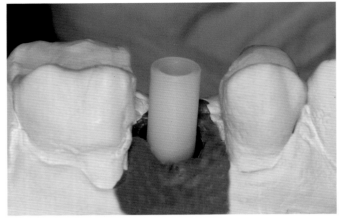

图 8.6　UCLA 基台安装在工作模型的种植替代体上

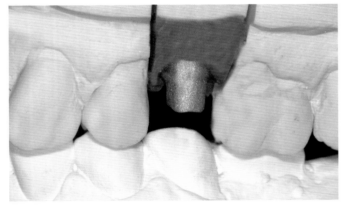

图 8.7　用于粘接固位的 UCLA 个性化铸造基台
基台蜡型铸造完成后，使用 50μm 的氧化铝颗粒喷砂

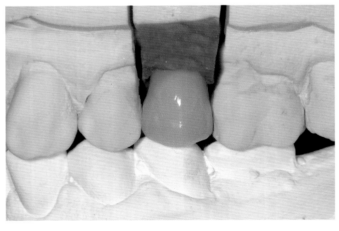

图 8.8　UCLA 个性化铸造基台支持的金属烤瓷冠

　　Vigolo 等（2008）比较了 UCLA 金基台和 CAD/CAM 钛基台与种植体修复平台的匹配精度。基台类型包括：15 个外六角 UCLA 金基台，15 个内六角 UCLA 金基台，15 个外六角 CAD/CAM 钛基台，以及 15 个内六角 CAD/CAM 钛基台。通过检测基台的旋转自由度来评价基台在种植修复平台上的就位精度，通过单因素方差分析（$\alpha=0.05$）评估各组间的定量差异。结果显示，四组的旋转自由度无显著差异（$P>0.19$）。结论认为，两种连接方式的 UCLA 金基台和 CAD/CAM 钛基台的种植体-基台旋转自由度均为 1°。然而，这项研究并没有阐述铸造基台的孔隙问题。

Encode®完全修复系统 ▶▶▶

2004开始，可以使用Patient Specific Restorations®的Encode®修复系统（Biomet 3i，Palm Beach Gardens，FL）进行个性化钛基台的切削制作。该系统配套有专门的Encode愈合基台，在生产过程中将计算机代码嵌入基台骀面（图8.9）。该愈合基台为两段式设计（图8.10），且具有不同高度（3mm、4mm、6mm、8mm）（图8.11），可用于3.4mm、4.1mm、5mm和6mm的种植体修复平台，于种植体植入或二期手术时使用。

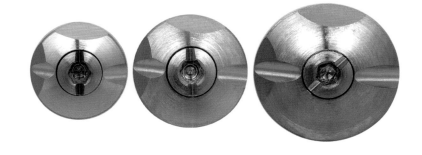

图 8.9 Encode 愈合基台的骀面（从左到右轮廓依次为 5mm、6mm、7.5mm）
扫描仪/计算机能够读取骀面上的代码，识别出六角连接的方向和类型、种植体修复平台的大小以及种植体/基台界面。自左向右编号分别为IEHA554、IEHA564、IEHA574

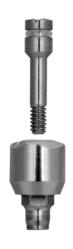

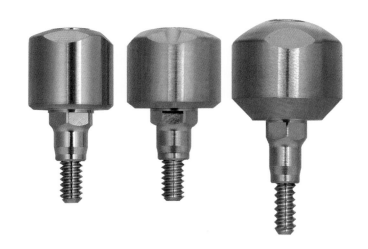

图 8.10 基台螺丝及 Encode 愈合基台（IEHA454）
该愈合基台适配4.1mm修复体平台（内连接，标志色为蓝色）。愈合基台必须准确对位修复体平台的六角连接，确保系统功能正常

图 8.11 Encode 愈合基台（直径分别为 5mm、6mm、7.5mm，自左向右）
均适配5mm种植体修复平台，穿龈高度均为4mm，型号分别为IEHA554、IEHA564、IEHA574（从左到右）

Encode®完全修复系统（Biomet 3i）不需要制取种植体水平印模，并且提供与种植体周围软组织相匹配的具有合适穿龈高度和自然牙龈轮廓的个性化切削钛基台。利用Encode愈合基台在口内制取的印模，进行最终基台的设计和切削（图8.12）。

镶嵌在Encode愈合基台𬌗面的代码可以将穿龈高度、种植体六角方向、平台直径，以及种植体界面（Certain® Internal Connection or External Hex Connection，Biomet 3i）等信息传输给计算机和基台设计技师。

外科医师在植入种植体时或二期手术时安放Encode愈合基台。待软组织愈合进入修复流程后，Encode完全修复系统不需要行种植体水平印模，修复医师不必移除或更换愈合基台，也不必通过传统修复方式制取印模，只需对Encode愈合基台制取常规的冠桥修复印模，从而避免打扰种植体周围的软组织愈合。愈合基台的𬌗面必须暴露于牙龈上方至少1mm，以便完全显露Encode愈合基台𬌗面上的代码（图8.13）。将Encode愈合基台的最终印模、对𬌗牙列印模、咬合记录（如果需要）以及最终修复体的比色发送给技师。按照厂家说明调拌超硬石膏，常规灌制工作模型（图8.14）。工作模型不需植入复位钉，以便进行种植替代体的自动植入（图8.15）。

在使用Encode基台时，工作模型必须通过Adesso磁性配重板安装在系统兼容𬌗架上（Stratos™ 100，Ivoclar Vivadent，Amherst，NY）（图8.16）。

工作模型在垂直和水平上与配重板安装方向一致；𬌗平面在𬌗架内垂直居中，切导针指数设置为零（图8.17）。在安装模型之前，若切导针指数未调零，则会出现模型安装误差，这将会严重干扰计算机虚拟𬌗架的正确生成（图8.18及图8.19）。技工流程完成后（图8.20），将装备好的工作模型发送到Biomet 3i公司的Architech PSR®部门。

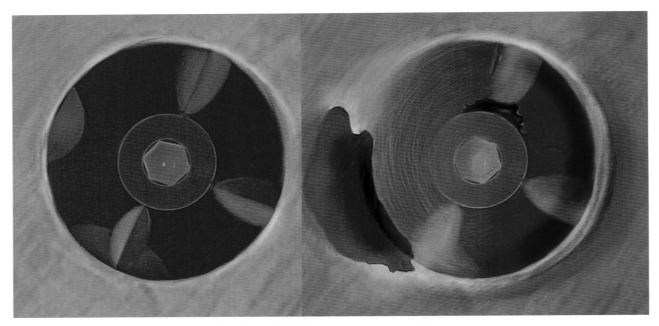

图 8.12 理想的 Encode 愈合基台印模（左）；不理想的 Encode 愈合基台印模（右）

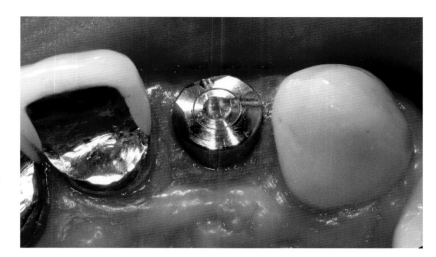

图 8.13 左上切牙处 Encode 愈合基台船面观

愈合基台的船面完全暴露于牙龈上方，船面上的代码清晰可见

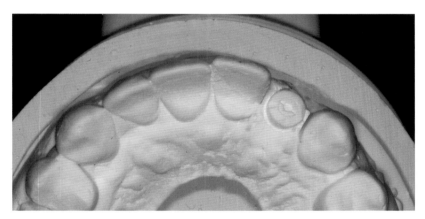

图 8.14 Encode 愈合基台印模超硬石膏模型的船面观

扫描仪将处理代码的信息，从而识别种植体/基台连接的类型、种植体六角方向、穿龈高度和种植体修复平台的大小以及软组织边缘

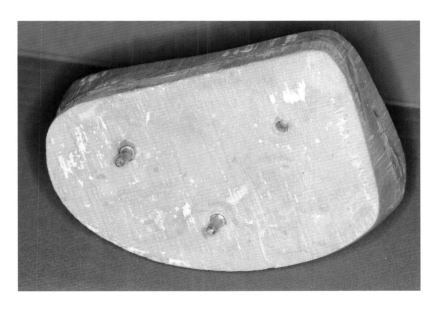

图 8.15 PSR Department，Biomet 3i 公司收到的工作模型

可见模型底部常规植入复位钉，这会妨碍 Encode 完全修复系统自动安装种植替代体

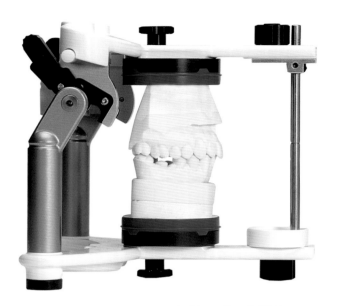

图 8.16 正确安装在系统兼容𬌗架上的工作模型

可见工作模型与配重板安装方向一致（垂直和水平向），𬌗平面在垂直及水平向上位于𬌗架内的居中位置

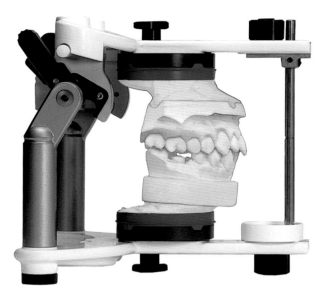

图 8.17 错误安装在 Encode 完全修复系统的工作模型

𬌗平面未垂直居中，并且工作模型明显位于配重板前方

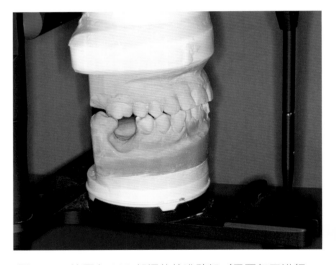

图 8.18 放置在 PSR 部门的校准𬌗架（需要每天进行校准）上的工作模型

如图所示，该模型的前磨牙没有咬合接触，表明𬌗架安装错误，需返回技工室重新上𬌗架

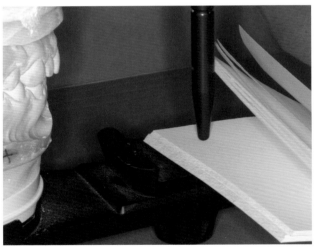

图 8.19 切导针（PSR 部门的校准𬌗架）与切导台没有接触，利用纸垫显示切导针和切导台之间的间隙至少有 4mm，需返回技工室重新上𬌗架

　　在 PSR 部门，扫描工作模型上的 Encode 愈合基台（石膏代型），包括代码、牙齿及牙龈结构，然后将扫描数据传输给 PSR 设计技师设计最终 Encode 基台，同时也将扫描数据传输至技工室进行数字化模型制造（Biomet 3i）。自动控制模型（Robocast）技术是指通过扫描 Encode 愈合基台模型所获得

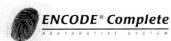

ENCODE® Complete
RESTORATIVE SYSTEM

Work Order

* 1. Account Information

* Laboratory Name:_____

 BIOMET *3i* Account#:_____

* Contact:_____

* Phone:_____

 Fax:_____

* Email:_____

* Patient ID:_____

* Ship To:_____

 _____

 Bill To:_____

 _____

* 2. Preparing Your Case For Shipment

- Use only die stone for Encode Complete Casts
- Verify that all of the codes on each healing abutment are completely visible on the cast
- Mount casts on Adesso Split Plates Articulator **only** (Stratos® or Baumann) and verify the vertical pin is set at zero and meets the occlusal table
- Following mounting on the designated articulator, please include the following in the shipment to BIOMET *3i*:
 ❏ Encode Cast
 ❏ Opposing cast
 ❏ Copy of the completed work order
- All unarticulated or misarticulated casts will be returned to the laboratory
- Please **do not** send the articulator
- Analogs cannot be placed in sectioned or pinned casts
- **Please make sure there is no metal in the cast.** The laboratory is responsible for any damage to BIOMET 3i Equipment or personnel caused by metal in the cast

* 3. Case Information

Tooth Position	Connection Type		Gold-Colored TiN** (Titanium Nitride) Yes or No	Analog Placement Yes or No
	Certain®	External-Hex		

** NOTE: TiN Coating will add two working days to the processing of your abutment. If a box is not checked the abutment will not be TiN coated.

* 4. Design Guidelines

Margin Style – Select One
❏ Shoulder
❏ Chamfer (default)

Interocclusal Distance: _____mm

NOTE: Default on all margins = 1mm Subgingival

Buccal Margin Location
❏ Subgingival _____mm
❏ Flush with gingiva

Lingual Margin Location
❏ Subgingival _____mm
❏ Flush with gingiva
❏ Supragingival _____mm

* REQUIRED FIELD

5. Contour Guidelines

Please draw the approximate contour desired over the default images below. Note margin style. Please draw in tissue contour. (Minimum abutment height = 4mm and minimum collar height = .5mm)

	Buccal	Interproximal
Anterior		
Posterior		

6. Special Instructions

❏ Polish entire abutment (default)　　❏ Only polish the subgingival collar

_____

_____

_____

❏ See back or attached page for additional instructions.

7. Screw Ordering

❏ I would not like to order screws at this time.

Certain Abutment Screws	Qty.
Gold-Tite® Hexed (IUNIHG)	_____
Titanium Hexed (IUNIHT)	_____
Laboratory Hexed Try-in Screw - 5 pack (IUNITS)	_____

External Hex Abutment Screws	Qty.
Gold-Tite Square (UNISG)	_____
Gold-Tite Hexed (UNIHG)	_____
Titanium Hexed (UNIHT)	_____
Laboratory Square Try-in Screw - 5 pack (UNITS)	_____
Microminiplant™ Square Try-in Screw - 5 pack (MUNITS)	_____

* 8. Certification — must be signed

I certify that the stated information is correct and that the submitted materials are accurate and contain no metal. All items that have contacted the oral environment have been disinfected. This form authorizes BIOMET *3i* to fabricate the patient specific abutment(s) and place analogs using and consistent with the information provided on this work order.

Technician Signature _____

Date _____

Internal Use Only

 Job #: _____

 Signature: _____

BIOMET 3i™

ART881
REV F 02/08

图 8.20 Encode 完全修复系统的工作流程单
由口腔技师根据临床医师的基台设计要求填写完成，与完成殆架安装的工作模型一并送到 Biomet 3i 公司的 PSR 部门

的虚拟数据，将合适的种植替代体放入工作模型中。对带有Encode愈合基台石膏代型的原始工作模型进行自动化调磨，以准备安装合适的种植替代体。机床接收数据后，对指定区域的石膏进行切削移除，随后将种植替代体按照特定位点、方向固定到工作模型中，以完全复制种植体在患者体内的位置方向。这样便制作出用于制造最终修复体的自动控制模型（Robocast）（图8.21～图8.27）。

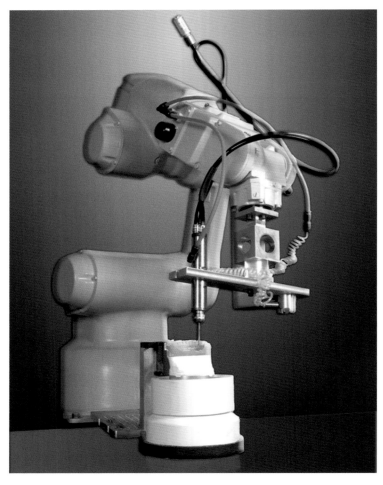

图8.21 用于移除工作模型上种植位点处的石膏并在正确三维位点植入种植替代体的自动控制设备

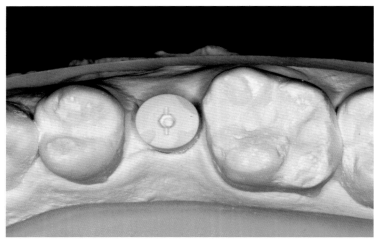

图8.22 带有Encode愈合基台印模的工作模型
基台代码清晰可见，整个愈合基台的胎面应高于周围牙龈组织至少1mm

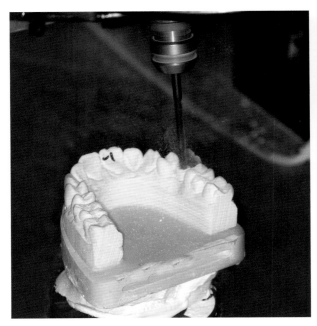

图 8.23 自动控制设备钻头正在移除 Encode 基台处的石膏

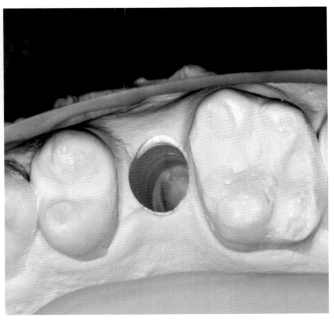

图 8.24 移除石膏后的工作模型殆面观

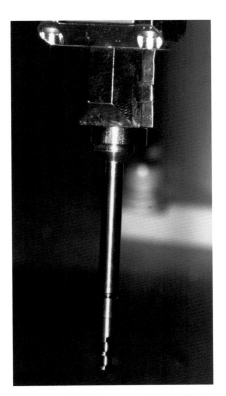

图 8.25 携带有 4mm 种植替代体的自动控制设备的固位臂

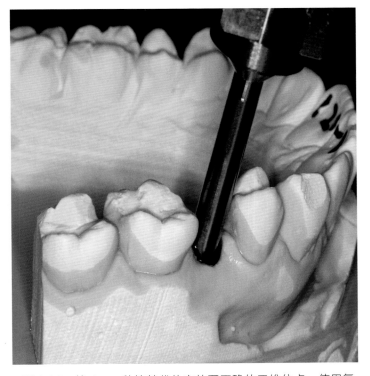

图 8.26 将 4mm 种植替代体安放至正确的三维位点，使用氰基丙烯酸酯粘接剂固定
工作模型上可见残留的粘接催化剂

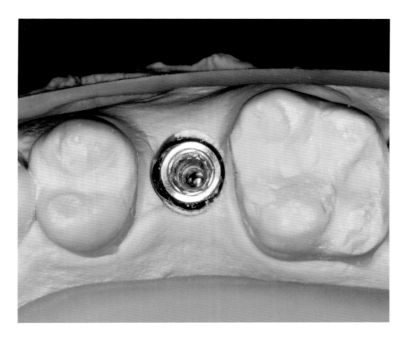

图 8.27 种植替代体安装后的工作模型殆面观

该过程并没有进行穿龈轮廓或软组织形态的转移，而是要根据 Encode 愈合基台上的代码信息设计 Encode 最终基台的穿龈轮廓

制作 Robocast 的同时进行 Encode 基台的设计（图 8.28）。根据愈合基台扫描数据确定 CAD 基台的设计和安装精度。获取种植体深度、连接界面、六角方向、平台直径以及与邻牙、对殆牙列、穿龈轮廓、龈缘的相对关系。PSR 技术人员使用专门的 CAD 软件，根据技师和临床医师的要求，设计具有适当边缘高度和自然穿龈轮廓的患者专属的最终基台。随后将基台的虚拟设计数据发送到 CAM 中心，使用带有预成型种植体/基台接口的钛合金坯块切削 Encode 基台。切削完成后，将 Encode 基台安装在工作模型上，送回技工室制作冠修复体（图 8.29）。

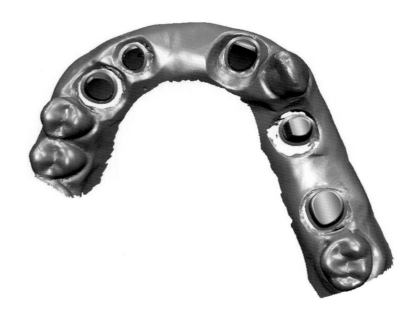

图 8.28 设计完成的 5 颗 Encode 基台

可见基台穿龈轮廓独立于种植体周围软组织，因为基台穿龈轮廓由愈合基台的扫描信息而确定

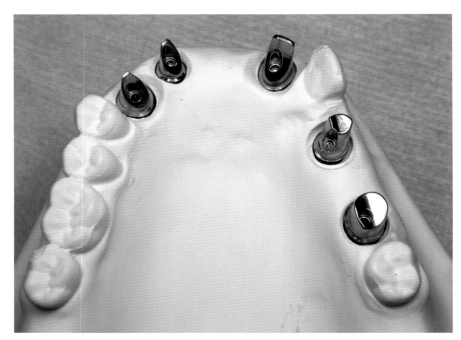

图 8.29 Encode 基台切削完成，可见理想的穿龈轮廓
烤瓷技师根据基台穿龈轮廓和龈缘制作密合的冠修复体

临床病例展示 ▶▶▶

　　患者对修复医师（Dr. Watkins）的主诉是："右下方的固定桥松动，如果需要拆除，我不希望佩戴局部义齿。"FPD 大约是 15 年前制作的，松动 2 月余。患者口腔状况良好，既往体健。

　　放射线检查显示右下后牙区固定桥修复，可见远中基牙根管充填且远中龋坏，第二前磨牙牙周韧带间隙增宽，第一前磨牙曾行根管治疗（图 8.30 及图 8.31）。

　　患者否认其他的系统及牙科问题。

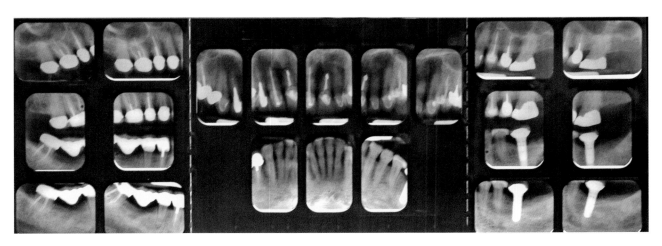

图 8.30 全牙列术前根尖片
显示该患者的牙列完整，个别牙齿龋坏，牙周病引起中度骨吸收，以及根管治疗史

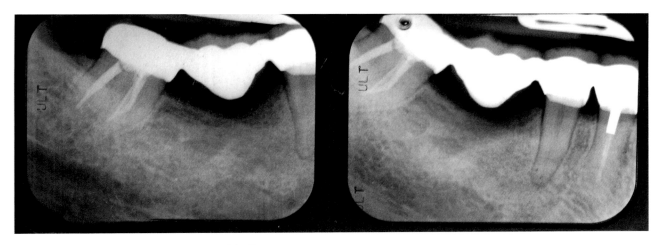

图 8.31 右下后牙区根尖片显示 FPD 修复体

可见下颌第二磨牙远中龋坏，第二前磨牙根周膜间隙增宽，第一前磨牙曾行根管治疗和桩核修复

诊断 ▶▶▶

诊断如下：

① #31 牙继发龋。

② #29 牙疑似根折。

③ #28 牙继发龋、疑似根折。

④ 上下牙列缺损。

⑤ 左下颌第一磨牙为种植体，已形成骨结合。

⑥ 多颗已行根管治疗的牙齿。

⑦ 咬合稳定。

评估 ▶▶▶

原有 FPD 为不良修复体，基牙条件不佳，应拔除基牙或进行牙周手术，以改善局部牙齿解剖结构，以利于获得理想的冠预备体和牙龈轮廓，并且需要重新进行根管治疗。如果牙齿预后不佳需要拔除，则需在拔除时进行位点保存，为将来种植体植入做准备。

患者按照上述治疗计划，拆除 FPD。#29、#31 牙大面积龋坏（#31）、根折（#29）。下颌第一前磨牙最初被认为可保留，但最终仍因根折拔除。患者选择植入 4 枚种植体后行单冠修复。口腔外科医师（Dr. Kuzmik）为其进行了拔牙和位点保存治疗，完成上述治疗后，患者返回修复医师处，准备进行种植体植入和冠修复。

诊断模型/手术导板 ▶▶▶

填写订单，翻制诊断模型并上𬌗架，制作丙烯酸树脂手术导板（图8.32及图8.33），嵌入引导套筒（SGT25，Biomet 3i）（图8.34），协助外科医师进行最佳的以修复为导向的种植体植入（图8.35）。不锈钢套筒引导外科医师进行种植窝预备，但并不适用于由计算机断层扫描（CT）引导的种植体精确植入。

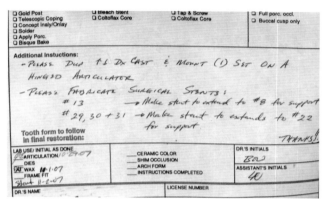

图 8.32　制作诊断模型
这是直接在下颌模型上制作个性化丙烯酸树脂手术导板的工作流程。按照外科医师的指示安装套筒，从而按照治疗计划对种植体进行最佳定位

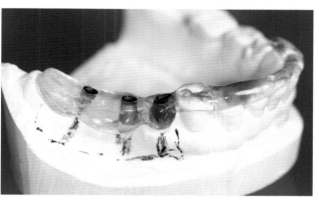

图 8.33　在下颌诊断模型上制作带有引导套筒的丙烯酸树脂手术导板

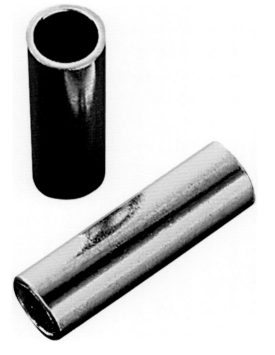

图 8.34　不锈钢套筒由制造商提供，内径为 2.4mm（SGT25）在种植体植入时，应使用2mm麻花钻进行备孔

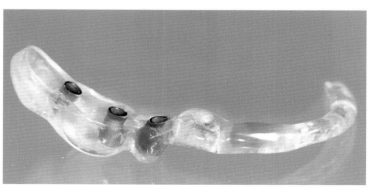

图 8.35　手术导板由丙烯酸树脂制成，在治疗计划制定阶段，将套筒安装在外科医师指定的位置

种植手术 ▶▶▶

外科医师采用两段式手术方案，在右下后牙区植入4枚种植体，愈合过程不进行负荷。在此期间，患者没有配戴可摘局部义齿。外科医师选择平台转移（Lazzara 和 Porter，2006）设计的种植体修复平台（NanoTite™ Certain Prevail® Implants，Biomet 3i）（图8.36），建议6个月后行种植修复。

平台转移是指修复基台直径窄于种植体修复平台（图8.37）。长期的放射影像随访显示，与基台直径和种植体修复平台直径相匹配的常规种植体相比较，平台转移种植体周围的垂直向骨吸收更小。Lazzara 和 Porter（2006）认为，将种植体/基台界面水平向转移远离种植体修复平台外缘会改善因种植修复后的生物学改变而引起的种植体周围垂直向骨吸收。这为平台转移概念的后期临床应用及生物影像学提供了基础。目前市面上有众多品牌的平台转移种植体。图8.38展示了几例Biomet 3i的平台转移种植体。

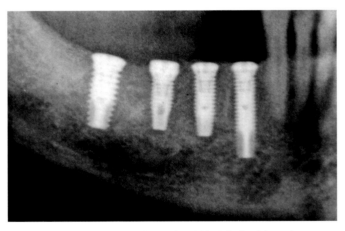

图 8.36 在右下后牙区植入四枚种植体的术后全景片
种植体均按照两段式方案植入；在手术时安装覆盖螺丝，种植体均为埋入式植入

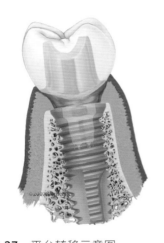

图 8.37 平台转移示意图
修复基台直径窄于种植体修复平台。由于基台和种植体之间的微间隙向内侧转移，因此与传统种植修复设计相比较，种植体周围炎症将会减少，骨吸收也随之降低

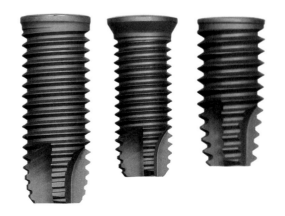

图 8.38 NanoTite Certain Prevail 种植体示意图
自左向右依次为：NIIOS4311，种植体直径4mm，修复平台直径4.1mm，修复连接界面直径3.4mm；NIIOS4511，种植体直径4mm，修复平台直径4.8mm，修复连接界面直径4.1mm；NIIOS5411，种植体直径5mm，修复平台直径5mm，修复连接界面直径4.1mm

放置愈合基台 ▶▶▶

种植术后，平稳愈合6个月后行二期手术，安放传统的愈合基台（图8.39及图8.40）。

愈合基台选择应基于修复为导向的治疗计划（Lazzara，1994）。目前，各种直径和长度的种植体琳琅满目，选择合适的种植体也变得更加复杂。为了扩展适应证和优化疗效，应该根据种植位点所特有的外科因素和修复要求进行种植体的选择。小直径种植体适用于牙槽嵴狭窄或修复空间有限的位点；大直径种植体适合于骨质较差和垂直高度受限的后牙区。大直径种植体与骨的接触面积更大，能够提高初始稳定性，减少种植体应力，更贴合缺牙位点的组织穿龈轮廓。

前磨牙区愈合基台的穿龈轮廓直径为5mm；第一磨牙区愈合基台的穿龈轮廓直径为6mm；第二磨牙区愈合基台的穿龈轮廓直径为7.5mm（图8.41及图8.42）。

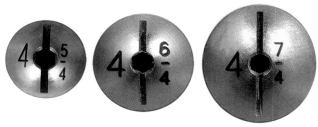

图 8.39 厂商（Biomet 3i）提供的 EP® 愈合基台
左侧较大的数字显示愈合基台的高度，右侧分子上的数字显示愈合基台的直径，右侧分母上的数字显示修复平台的直径。根据缺牙区大小进行愈合基台型号的选择

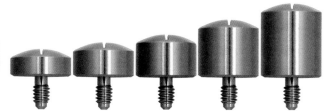

图 8.40 Biomet 3i 提供的 EP 愈合基台，高度有 2mm、3mm、4mm、6mm、8mm（从左至右）

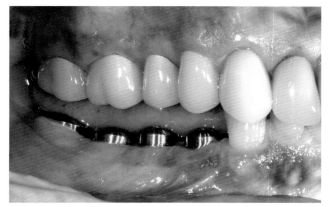

图 8.41 种植体二期暴露安装愈合基台后 3 周的正中咬合时的侧面照
根据种植位点的缺牙大小选择愈合基台，所有的愈合基台均无咬合

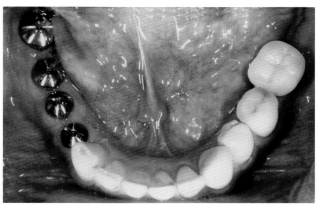

图 8.42 种植体二期暴露后 3 周的𬌗面观
愈合基台𬌗面上的数字显示其高度、穿龈轮廓直径和修复平台直径

放置Encode愈合基台及制取印模 ▶▶▶

修复医师认为，个性化CAD/CAM基台是右下后牙种植修复的首选治疗方法。他不建议行联冠修复；并且不希望在牙冠𬌗面建立螺丝通道开孔。因此，他计划安装4枚个性化基台，行4颗粘接固位的单冠修复。

Jemt（2008）报道了粘接及螺丝固位单冠修复体的长期随访数据。对直接在个性化TiAdapt®钛基台（Nobel Biocare AB）（实验组）上烤瓷的螺丝固位单冠以及CeraOne 基台（Nobel Biocare AB）（对照组）上的粘接固位单冠进行了10年功能回顾，比较了其临床和影像学变化。35位上颌牙列缺损患者共植入41颗Brånemark System®种植体（Nobel Biocare AB）。随机分组后，15位患者的18颗种植体行实验组修复，20位患者的23颗种植体行对照组修复，分别收集临床和影像学资料进行比较。结果显示，10年随访期间没有出现种植体失败［累积存活率（CSR）＝100%］；几乎没有临床并发症，总的平均边缘骨吸收为0.26mm（SD=0.64）；基台螺丝最终加力拧紧后，实验组和对照组相比无显著差异（$P >$ 0.05）。因此得出结论认为，在本研究的10年随访中，两组种植单冠修复体之间没有显著的临床或影像学差异。在随访期间，有个别修复体出现基台螺丝松动和（或）瘘管，这就体现出维护的重要性。一体式单冠修复体（实验组）不仅操作简便无需粘接，也利于长期功能维护。其他研究人员也报道了类似结果（Scheller等，1998；Gotfredsen，2004）。

根据种植体修复平台，穿龈轮廓及穿龈高度选择特定的愈合基台（Encode完全修复系统）（图8.43）。Encode愈合基台高于传统愈合基台，以便于精确扫描Encode愈合基台𬌗面上的代码信息（图8.44），并且要高于周围龈缘至少1mm，因为部分代码位于Encode愈合基台的轴壁。

Encode愈合基台由两部分组成：大六角基台螺丝（0.048英寸）和基台主体。愈合基台主体设计为与种植体六角连接相匹配的六角界面，必须用放射影像检测愈合基台是否就位（图8.45和图8.46）。在制取印模之前，用扭力扳手将基台螺丝加力至20Ncm。

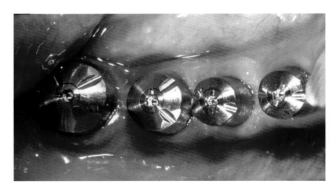

图8.43 右下后牙区Encode愈合基台就位，𬌗面代码清晰可见

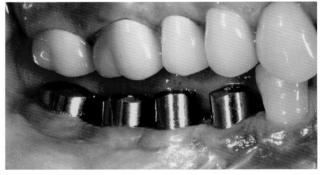

图8.44 正中咬合时右下后牙区的侧面照
可见Encode愈合基台比传统愈合基台稍高，但仍没有咬合接触

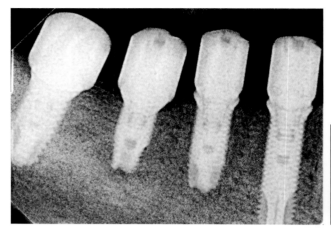

图8.45 愈合基台完全就位后的影像，可见平台转移设计

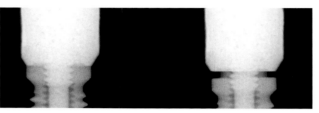

图8.46 左侧影像显示愈合基台完全就位，右侧影像显示愈合基台未就位

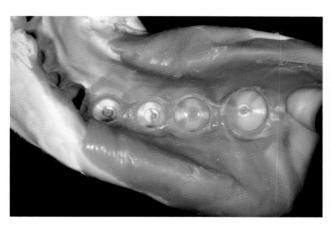

图8.47 利用硅橡胶制取 Encode 愈合基台的全牙列印模
印模包含了 Encode 愈合基台𬌗面所有必要的数据

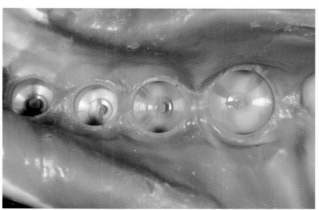

图8.48 仔细检查印模细节以及 Encode 愈合基台代码的精确性

用加成硅橡胶制取最终印模（图8.47）。在印模制取之后，将托盘从口腔中取出，检查印模，确认所有 Encode 愈合基台的𬌗面代码、组织轮廓（包括愈合基台的整个周长）以及软组织都已获得准确的印模（图8.48）。

工作模型 ▶▶▶

按照厂商说明，使用低膨胀超硬石膏灌制模型（图8.49）。模型需足够大，以允许植入合适的种植替代体。

仔细检查工作模型，确保所有的𬌗面代码都已经完美复制（图8.50）。为了精确扫描，Encode 愈

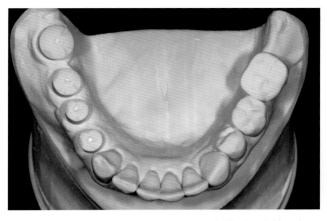

图 8.49 按照厂家说明灌制的超硬石膏模型，未植入复位钉

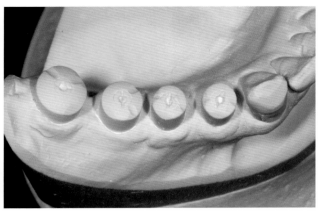

图 8.50 右下后牙区 Encode 愈合基台的𬌗面特写
所有𬌗面代码清晰可见。CAD/CAM基台的重要信息包含在每个Encode愈合基台的𬌗面代码中，因此基台螺丝/基台界面区域的石膏空隙/缺陷无明显影响

合基台模型必须保证以下方面：

① 𬌗面清晰（无缺陷）。

② 显露 1mm 轴壁。

③ 愈合基台周围软组织的精确的无缺陷复制。

该特定流程与常规种植体水平印模不同，不能植入复位钉，而需要自动化安装种植替代体，因此要求模型和底座均是实心。在种植替代体植入之前不能安装配重板。

𬌗架转移 ▶▶▶

将模型转移到与 Adesso® Split Mounting Plates（Baumann Dental GmbH，Ellmendingen，Germany）相匹配的𬌗架上，如Ivoclar Stratos 100（图8.51）。在转移模型之前，按照厂商说明，使用专利定位钥

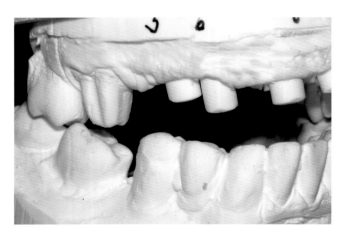

图 8.51 通过 Adesso 配重板将模型准确转移至𬌗架
模型垂直居中，平行于水平切导针，并直接对齐配重板的中心。Encode愈合基台在模型上的高度足够进行扫描

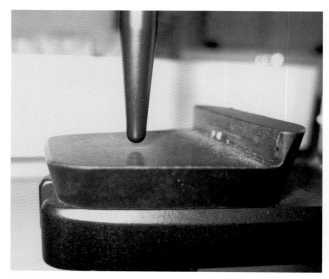 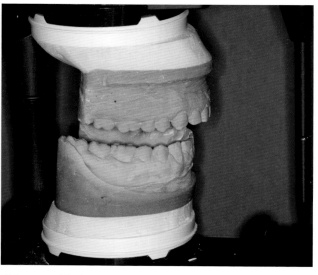

图 8.52 照片显示切导针没有接触切导台
石膏模型没能准确转移到PSR部门。需返回原技工室重新转移

图 8.53 模型最初转移时未进行殆架校准
在PSR部门的殆架上检查时发现切导针与切导台接触，但却没有咬合接触，需返回原技工室，重新转移到校准归零后的殆架上

匙对殆架进行校准及归零。若校准准确，Adesso split-system 与殆架之间的匹配可达到微米精度（www.modelsystem-2000.com/english/pdf/prospekte/e_26660.pdf）。模型需垂直居中，上前牙切缘平行于水平切导针，并且必须位于配重板中心以便于扫描，若模型未安装在配重板中心，则模型及愈合基台就不能正确地放置在扫描仪中，不能正确扫描（图8.52）。切导针必须归零（图8.53）。

Encode完全工作流程 ▶▶▶

工作流程由技师完成并签署（图8.54）。就本病例而言，技师特别注明了下列事项：

① 根据牙齿数目确定种植位点。

② 种植体与基台为Certain连接。

③ 最终Encode基台不进行金氮化钛涂层。

④ 在所有种植位点自动化安装种植替代体。

⑤ 浅凹（chamfer）肩台。

⑥ 唇颊侧和近远中边缘位于龈下1mm。

⑦ 舌侧边缘平龈。

⑧ 基台与对殆牙之间要有2mm殆间距。

⑨ 外形轮廓有特定标准。

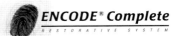

ENCODE® Complete
RESTORATIVE SYSTEM

Work Order

* 1. Account Information

* Laboratory Name:_____

BIOMET *3i* Account#:_____

* Contact:_____

* Phone:_____

Fax:_____

* Email:_____

* Patient ID:_____

* Ship To:_____

_____

Bill To:_____

_____

* 2. Preparing Your Case For Shipment

- *Use only die stone for Encode Complete Casts*
- *Verify that all of the codes on each healing abutment are completely visible on the cast*
- *Mount casts on Adesso Split Plates Articulator **only** (Stratos® or Baumann) and verify the vertical pin is set at zero and meets the occlusal table*
- *Following mounting on the designated articulator, please include the following in the shipment to BIOMET **3i**:*
  - ❏ Encode Cast
  - ❏ Opposing cast
  - ❏ Copy of the completed work order
- *All unarticulated or misarticulated casts will be returned to the laboratory*
- *Please **do not** send the articulator*
- *Analogs cannot be placed in sectioned or pinned casts*
- ***Please make sure there is no metal in the cast.*** *The laboratory is responsible for any damage to BIOMET 3i Equipment or personnel caused by metal in the cast*

* 3. Case Information

Tooth Position	Connection Type		Gold-Colored TiN** (Titanium Nitride) Yes or No	Analog Placement Yes or No
	Certain®	External-Hex		

** NOTE: TiN Coating will add two working days to the processing of your abutment. If a box is not checked the abutment will not be TiN coated.

* 4. Design Guidelines

Margin Style – Select One
- ❏ Shoulder
- ❏ Chamfer (default)

Interocclusal Distance: _____mm

NOTE: Default on all margins = 1mm Subgingival

Buccal Margin Location
- ❏ Subgingival _____mm
- ❏ Flush with gingiva

Lingual Margin Location
- ❏ Subgingival _____mm
- ❏ Flush with gingiva
- ❏ Supragingival _____mm

* REQUIRED FIELD

5. Contour Guidelines

Please draw the approximate contour desired over the default images below. Note margin style. Please draw in tissue contour.
(Minimum abutment height = 4mm and minimum collar height = .5mm)

	Buccal	Interproximal
Anterior		
Posterior		

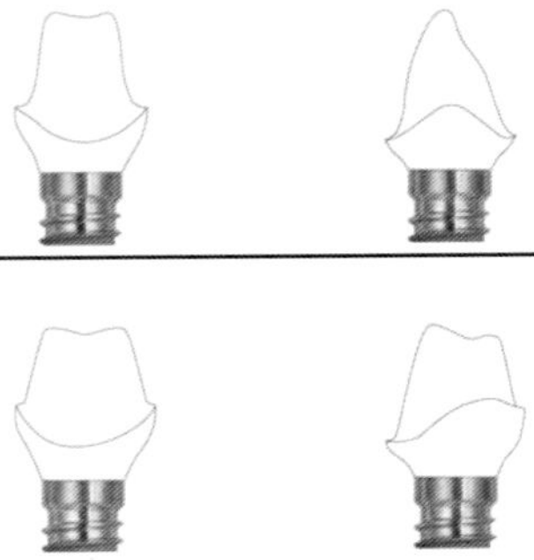

6. Special Instructions

❏ Polish entire abutment (default)   ❏ Only polish the subgingival collar

_____

_____

❏ See back or attached page for additional instructions.

7. Screw Ordering

❏ I would not like to order screws at this time.

Certain Abutment Screws	Qty.
Gold-Tite® Hexed (IUNIHG)	_____
Titanium Hexed (IUNIHT)	_____
Laboratory Hexed Try-in Screw - 5 pack (IUNITS)	_____

External Hex Abutment Screws	Qty.
Gold-Tite Square (UNISG)	_____
Gold-Tite Hexed (UNIHG)	_____
Titanium Hexed (UNIHT)	_____
Laboratory Square Try-in Screw - 5 pack (UNITS)	_____
Microminiplant™ Square Try-in Screw - 5 pack (MUNITS)	_____

* 8. Certification — must be signed

I certify that the stated information is correct and that the submitted materials are accurate and contain no metal. All items that have contacted the oral environment have been disinfected. This form authorizes BIOMET *3i* to fabricate the patient specific abutment(s) and place analogs using and consistent with the information provided on this work order.

Technician Signature _____

Date _____

Internal Use Only

Job #: _____

Signature: _____

ART881
REV F 02/08

图 8.54　Encode 基台工作流程

⑩ 所有的基台都要抛光。

⑪ 根据模型中的Encode愈合基台信息自动化安装替代体。

用泡沫纸小心包裹模型和转移部件，寄送到Patient Specific Products（PSP）部门，Department，Biomet 3i，4555 Riverside Drive，Palm Beach Gardens，FL。

扫描 ▶▶▶

Biomet 3i公司PSR部门接收模型后，将其转移至需每日进行校准的𬒟架上，在此之前要确保先前的转移准确。

将模型放入激光扫描仪中（D-250™ 3D Scanner，3Shape A/S，Copenhagen，Denmark）（图8.55及图8.56）。该3D扫描系统能够通过拍摄真实物体创建精确的3D模型，所有扫描仪均使用光学技术精确捕捉模型的几何形状，并提供直观友好的用户界面（www.3shape.com）。

据网站介绍，3Shape三维扫描和CAD软件所构建的3Shape解决方案能够为临床医师和技师提供一站式解决方案，精确定制CAD/CAM修复体。

3Shape牙科修复系统是完全开放的（输出文件为标准格式）先进的3D技术。该系统能够扫描完整模型、代型或蜡型，并根据扫描数据设计全解剖式牙冠、FPD支架或种植基台。3Shape开放系统可提供相配套的切削单元和材料供生产方使用，这对于逐渐增多的外包加工中心来说非常有利。

3Shape的DentalManager™软件程序允许自动处理所有生产文件，并将文件传送到制造设备和（或）外包中心。

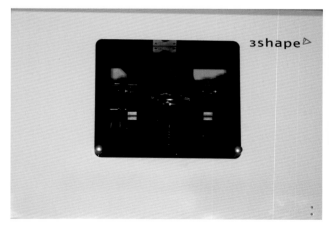

图 8.55 D-250 3D 扫描仪
黑色非透舱门打开，可见用于安装 Adesso 配重板的磁性底座

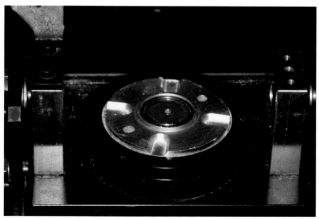

图 8.56 D-250 3D 扫描仪内部组件，可见磁性底座的特写

基台的设计 / 切削 ▶▶▶

通过扫描 Encode 愈合基台模型（超硬石膏）获得的数据被导入 PSR 设计师的个人电脑工作站（图 8.57）。随后进入检查程序，确定患者口内 Encode 愈合基台被精确的印模复制（图 8.58）。根据工作流程单，通过 CAD 软件进行基台的个性化设计，包括边缘类型和位置、殆面聚合度、基台与对殆牙列之间的咬合间隙（图 8.59～图 8.61）。对于特殊病例，可以将 CAD 初步设计数据通过电子邮件发送给牙科技师进行讨论，以确定最终设计。

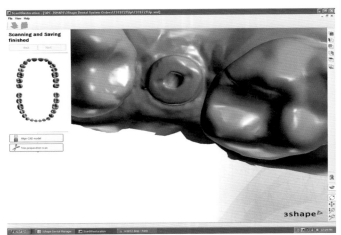

图 8.57 Encode 基台设计流程中，第一步扫描时的电脑屏幕截图

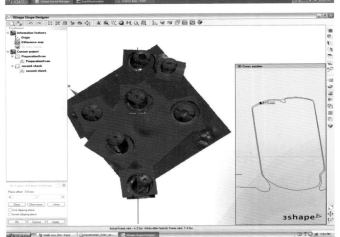

图 8.58 Encode 完全方案（Encode Complete protocol）的精度检测程序

蓝色部分是 Encode 愈合基台超硬石膏模型的扫描图像。红色部分是安装在自动控制模型中种植替代体上的 Encode 愈合基台的图像。右侧的剖面图显示，Encode 愈合基台超硬石膏模型的扫描图像完全被自动控制模型中种植替代体上的 Encode 愈合基台图像所复制

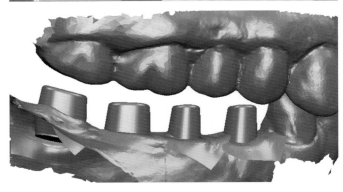

图 8.59 右下后牙区基台颊侧面的 CAD 设计，殆面聚合度约为 6°，颊侧边缘位于龈下 1mm

设计完成后，将数据发送到切削设备（Mikron HSM 400，Mikron Agie Charmilles，Nidau，Switzerland）切削钛合金基台（图8.62）。设备厂商表示，该切削设备综合了各方面优点，将高精度、高机动、高效性能与出色的去屑、高灵活性、良好的人机工程学以及集成自动化完美地融合在一起。

根据厂商网站介绍，HSM 400U ProdMed Dental milling unit独有的灵活性是快速原型开发和生产力评估的关键因素。逆向工程使牙科解决方案供应商能够读取任何一条由触控启动器、激光或光学硬件系统所生成的云端数据，从而快速精确地弥合物理世界和数字世界之间的鸿沟。（www.gfac.com/gfac/products/high-speed-machining-centers/hsm-prodmed/mikron-hsm-400u-prodmed-dental.html?L=http%3A%2F%2Fwww.tross.com%2Fcgi%2Fannounce%2Fimages%2F asawux%2Fuki%2F）。

对基台进行切削和抛光（图8.63）。

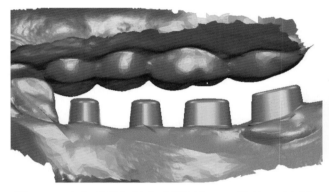

图8.60 右下后牙区基台舌侧面的 CAD 设计，舌侧边缘位于龈上 1mm

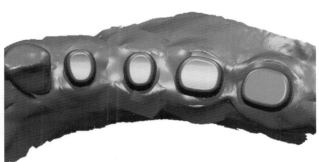

图8.61 右下后牙区基台𬌗面的 CAD 设计，基台边缘清晰可见，具有共同就位道

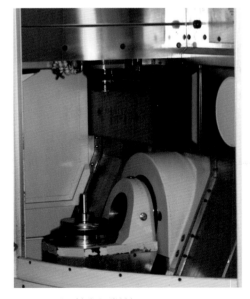

图8.62 Encode 基台切削单元

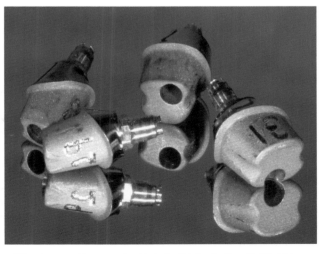

图8.63 4 枚 Encode 基台切削完成后，使用 100μm 氧化铝喷砂，并在基台轴壁上标记牙位

自动化植入种植替代体（Robocast）▶▶▶

将模型固定到模型固位器，操作者设定指令，机器自动切削移除4颗Encode愈合基台所在处的石膏（图8.64～图8.67）。该程序所使用的数位信息通过扫描Encode愈合基台石膏模型获得。

机械臂自动选择并夹起种植替代体，放置在石膏模型的孔洞中（图8.68），使用氰基丙烯酸盐粘

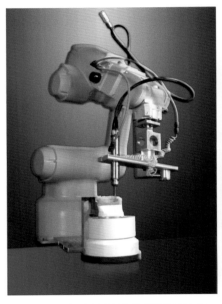

图8.64 自动控制设备根据原始扫描数据，切削移除 Encode 愈合基台周边的石膏，形成特定尺寸孔洞

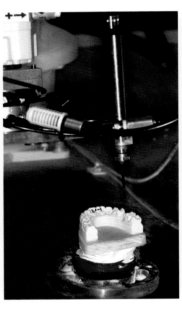

图8.65 将与种植体大小和位置相匹配的钻头安装在机械臂上，准备切削石膏

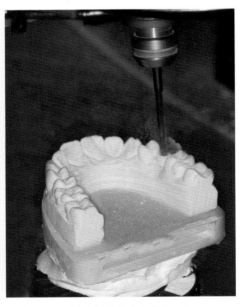

图8.66 在预定的位点切削石膏

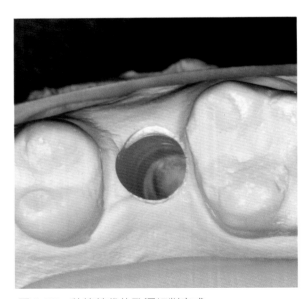

图8.67 种植替代体孔洞切削完成

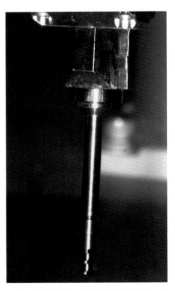

图8.68 自动机械臂夹取合适的替代体（4.1mm Certain）

接剂固定（图8.69及图8.70）。对4个种植体都重复上述步骤（图8.71）。由于在CAD设计中预先设定了基台的穿龈轮廓，因此不需要软组织模型。经验证，该过程的精确度可以达到0.2mm（Suttin等，2007）。

CAD/CAM完成后，将最终Encode基台安装在自动控制模型（Robocast）中的种植替代体上；检查基台和替代体的边缘完整性和外形轮廓。由于基台为内连接式，所以不需要使用基台螺丝。将模型和基台打包，寄送到技工室，制作最终的金属烤瓷冠（图8.72～图8.74）。

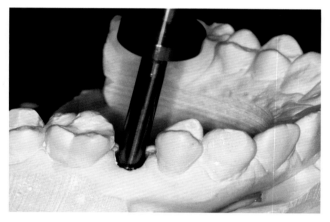

图8.69 将种植替代体放置在石膏模型中的正确3D位点

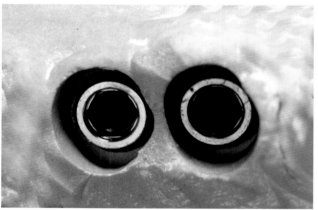

图8.70 由机械臂安装在石膏模型正确位置上的2颗种植替代体的𬌗面观

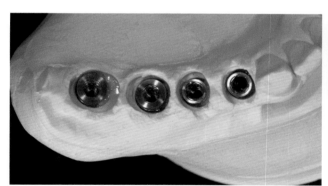

图8.71 位于石膏模型正确位置上的2颗种植替代体的𬌗面观

2颗为5mm直径，2颗为4.1mm直径

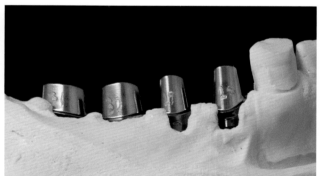

图8.72 安装在Robocast中替代体上的最终Encode基台的颊面观

近中2颗替代体颊侧石膏在钻孔过程中碎裂，但种植体周围软组织边缘位置在初始扫描时就已经被识别并转移到基台

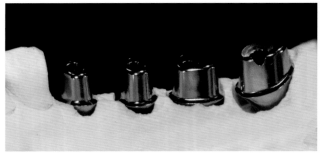

图 8.73 安装在 Robocast 中替代体上的最终 Encode 基台的舌面观

制作蜡型时，技师需要去除任何造成干扰的石膏

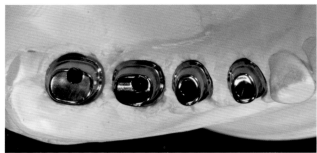

图 8.74 安装在 Robocast 中替代体上的最终 Encode 基台的𬌗面观

制作金属烤瓷冠 ▶▶▶

在技工室中，使用试戴螺丝将基台固定在替代体上。在基台颈部边缘上方的轴面及𬌗面上涂布大约 1mm 的代型隙料，确保冠修复体的密合性。

在最终 Encode 基台上制作全轮廓蜡型，保证种植修复体具有理想的轴面形态，𬌗面以及自然萌出轮廓（图 8.75～图 8.77）（Burch，1971；Burch and Miller，1973）。

在不影响最终铸造基底完整性及强度的情况下，对蜡型进行回切，留出瓷层空间（图 8.78 及图 8.79）。为满足美学功能要求，采用全冠饰瓷设计，并将饰瓷充分延伸至邻面，以避免露出金属内冠。

金属内冠铸造、抛光完成，准备饰瓷（图 8.80～图 8.83）。为了防止修复体内部应力的产生，必须避免金属烤瓷冠表面的尖锐线角（Warpeha and Good kind，1976）。传统方式饰瓷（图 8.84～图 8.86）完成后，抛光，包装，返回临床进行试戴和最终修复体戴入（图 8.87～图 8.90）。

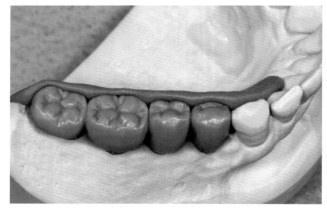

图 8.75 最终金属烤瓷全冠蜡型的𬌗面观

在蜡型舌侧放置硅胶导板，使烤瓷技师能够轻松地将蜡型舌侧轮廓转移到最终冠修复体上

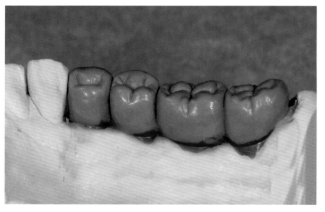

图 8.76 蜡型的舌面观

外形轮廓与诊断蜡型一致，随后回切蜡型以保证最佳的瓷层厚度

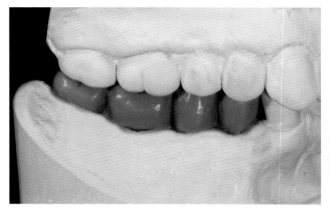

图 8.77 蜡型的颊面观

在蜡型中央窝和下颌颊尖上标记正中止（centric stops）

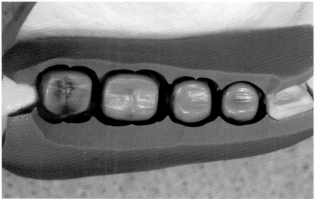

图 8.78 蜡型回切后，颊舌侧硅胶导板就位

在轴面与𬌗面回切约 1.7 ～ 2mm 以提供瓷层空间，并且不破坏蜡型完整性。硅胶导板为饰瓷技师提供了准确的空间信息

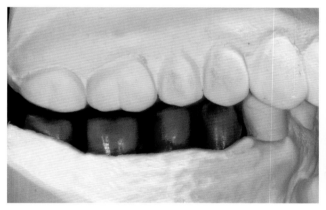

图 8.79 蜡型回切后的颊面观

为了形成最佳的美学和功能轮廓，在𬌗面上切削约 2mm

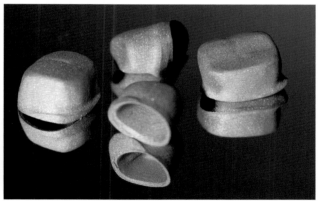

图 8.80 内冠铸造完成

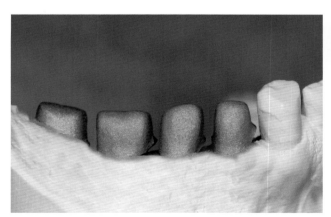

图 8.81 内冠在基台上就位后的唇面观

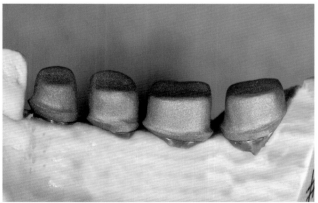

图 8.82 金属内冠在基台上就位后的舌面观

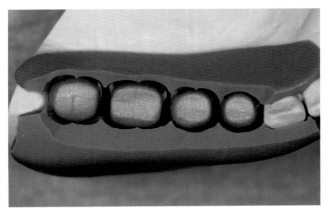

图 8.83 金属内冠在基台上就位后的殆面观
硅胶导板就位后显示牙冠所需的均匀充足的瓷层空间

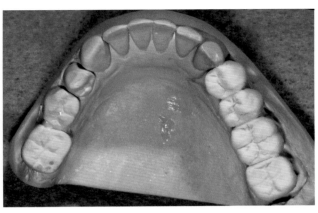

图 8.84 内冠初步饰瓷后在基台上就位的殆面观
考虑到瓷层收缩性，外形要大于预定轮廓

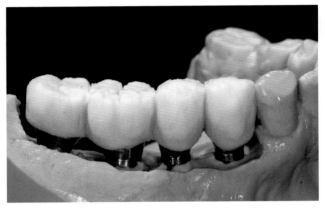

图 8.85 内冠初步饰瓷后在基台上就位的颊面观
考虑到瓷层收缩性，外形要大于预定轮廓

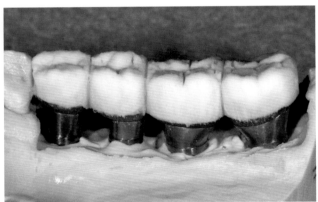

图 8.86 内冠初步饰瓷后在基台上就位的舌面观
考虑到瓷层收缩性，外形要大于预定轮廓

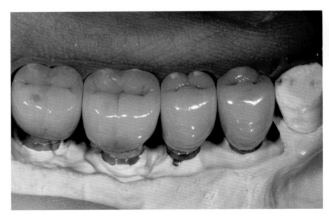

图 8.87 金属烤瓷冠就位后的唇面观
可见理想的轴向、殆面及穿龈轮廓

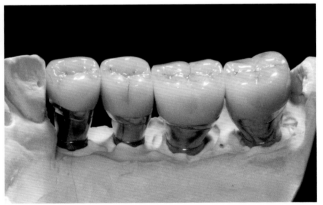

图 8.88 金属烤瓷冠就位后的舌面观
可见理想的轴向、殆面及穿龈轮廓

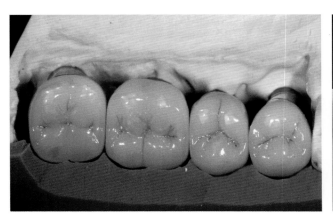

图 8.89 金属烤瓷冠就位后的𬌗面观

硅胶导板确认最终修复体外形与诊断蜡型一致

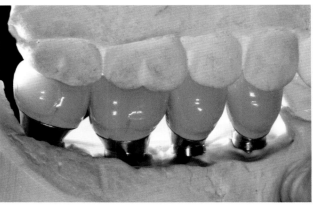

图 8.90 金属烤瓷冠𬌗架转移后的唇面观

咬合接触及外形轮廓与诊断蜡型一致

临床试戴 ▶▶▶

为患者戴入Encode愈合基台和金属烤瓷冠（图8.91）。取下Encode愈合基台可见种植体周围软组织轮廓与愈合基台外形一致（图8.92）。

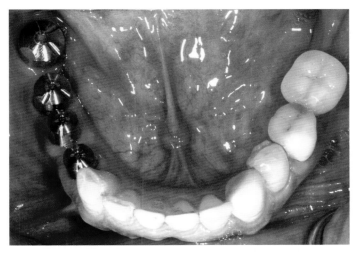

图 8.91 戴牙前的患者口内𬌗面观

愈合基台就位良好

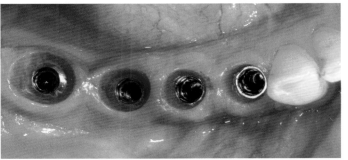

图 8.92 愈合基台取下后的种植体周围软组织的𬌗面观

软组织轮廓与愈合基台的外形一致，不需要麻醉下戴牙在种植体的相应位置上安装最终基台（图8.93）。使用试戴螺丝将基台连接到种植体上（IUNITS，Biomet 3i）。X光片显示所有的基台在种植修复平台上均完全就位（图8.94）。基台边缘与原始设计一致：邻面和颊面边缘位于龈下1mm，舌面边缘位于龈上1mm。

调整邻接，确保牙冠完全就位，评估边缘适合度，X线片确认牙冠在基台上完全就位（图8.95）。分别评估患者坐直和躺卧状态下的咬合接触，确保下颌牙颊尖与对殆牙中央窝保持正中接触（图8.96），并且没有侧方殆干扰。

取下基台和牙冠，抛光后重新安装，螺丝加力（IUNIHG，Biomet 3i）至20Ncm。用棉球和光固化复合树脂封闭螺丝口（图8.97），临时粘接，去除多余粘接剂后，患者可离开（图8.98）。

下面几位临床医师和技师对本章病例负责：

外科医师：Dr. Michael Kuzmik，Tysons Corner，VA。

修复医师：Dr. Benjamin Watkins，III，Washington，DC。

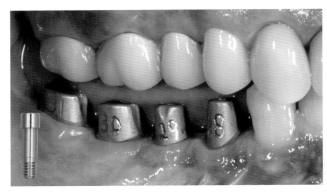

图 8.93 Encode 基台就位后的唇面观
左下示意图为试戴螺丝（IUNITS）

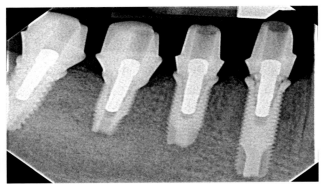

图 8.94 X线片显示，四枚平台转移设计的基台在种植修复平台上完全就位
若基台未就位，在种植修复平台与基台之间会显示透射区

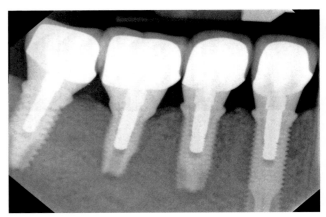

图 8.95 X线片显示，牙冠在四枚基台上完全就位
若基台未就位，在牙冠与基台之间会显示透射区

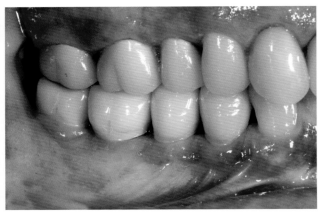

图 8.96 正中殆时的唇面观
试戴过程中没有进行粘接

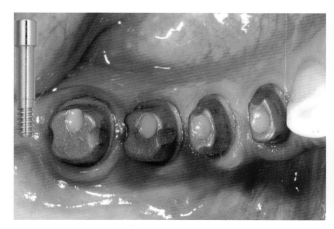

图 8.97 基台就位
使用最终基台螺丝（IUNIHG，左上示意图）连接基台与种植体。棉球和光固化树脂封闭螺丝孔，调整咬合，防止干扰牙冠就位

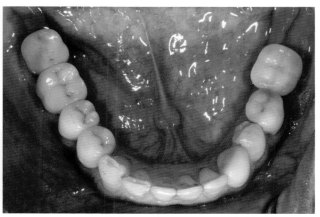

图 8.98 牙冠粘接到基台
通过种植体、基台和冠修复获得最佳的形态和美学效果

牙科技师：John Ezzell：石膏模型；Patrick Pak：蜡型；Kevin Labarge：金属内冠铸造及抛光；Rick Bishop：饰瓷，Diplomate Dental Lab，Washington，DC。

插图师：Robin deSomer Pierce，BSMI，Biomet 3i，Palm Beach Gardens，FL。

参考文献

Burch, J. 1971. Ten rules for developing crown contours in restorations. *Dent Clin North Am* 15:611–616.

Burch, J, Miller, J. 1973. Evaluating crown contours of a wax pattern. *J Prosthet Dent* 30:454–459.

Byrne, D, Houston, F, Cleary, R, Claffey, N. 1998. The fit of cast and premachined implant abutments. *J Prosthet Dent* 80(2): 184–192.

de Bruyn, H, Collaert, B, Lindén, U, Björn, AL. 1997. Patient's opinion and treatment outcome of fixed rehabilitation on Brånemark implants. A 3-year follow-up study in private dental practices. *Clin Oral Implants Res* 8(4):265–271.

Gotfredsen, K. 2004. A 5-year prospective study of single-tooth replacements supported by the Astra Tech implant: a pilot study. *Clin Implant Dent Relat Res* 6(1):1–8.

Jemt, T. 2008. Cemented CeraOne® and porcelain fused to TiAdapt® abutment single-implant crown restorations: a 10-year comparative follow-up study. *Clin Implant Dent Relat Res* 11(4):303–310.

Kano, SC, Binon, PP, Bonfante, G, Curtis, DA. 2007. The effect of casting procedures on rotational misfit in castable abutments. *Int J Oral Maxillofac Implants* 22(4):575–579.

Lazzara, RJ. 1989. Use of osseointegrated implants for replacement of single teeth. *Compendium* 10(10):550–554.

Lazzara, RJ. 1994. Criteria for implant selection: surgical and prosthetic considerations. *Pract Periodontics Aesthetic Dent* 6(9): 55–62.

Lazzara, RJ, Porter, SS. 2006. Platform switching: a new concept in implant dentistry for controlling postrestorative crestal bone levels. *Int J Periodontics Restorative Dent* 26(1):9–17.

Scheller, H, Urgell, JP, Kultje, C, Klineberg, I, Goldberg, PV, Stevenson-Moore, P, Alonso, JM, Schaller, M, Corria,

RM, Engquist, B, Toreskog, S, Kastenbaum, F, Smith, CR. 1998. A 5-year multicenter study on implant-supported single crown restorations. *Int J Oral Maxillofac Implants* 13(2):212–218.

Suttin, Z, Goolik, A, Gubbi, P. 2007. *Accuracy of implant analog placement in dental casts using a robot.* Poster presented at the 22nd annual meeting of the Academy of Osseointegration, San Antonio, TX.

Vigolo, P, Majzoub, Z, Cordioli, G. 2000. Measurement of the dimensions and abutment rotational freedom of gold-machined 3i UCLA-type abutments in the as-received condition, after casting with a noble metal alloy and porcelain firing. *J Prosthet Dent* 84(5): 548–553.

Vigolo, P, Fonzi, F, Majzoub, Z, Cordioli, G. 2008. Evaluation of gold-machined UCLA-type abutments and CAD/CAM titanium abutments with hexagonal external connection and with internal connection. *Int J Oral Maxillofac Implants* 23(2):247–252.

Warpeha, W, Goodkind, R. 1976. Design and technique variables affecting fracture resistance of metal-ceramic restorations. *J Prosthet Dent* 35:291–297.

Yi, SW, Carlsson, GE, Ericsson, I, Kim, CK. 2001. Patient evaluation of treatment with fixed implant-supported partial dentures. *J Oral Rehabil* 28(11):998–1002.

第9章 计算机辅助设计/计算机辅助制作全瓷基台（Encode Zirconia Abutment）支持的种植体全瓷单冠

引言 ▶▶▶

过去几十年，计算机辅助设计/计算机辅助制作（CAD/CAM）已广泛应用于工业制造（Biggs，2000）。CAD/CAM能够降低商业生产的制造及人力成本（Krause，2001）。例如在汽车行业中，工业机器人能够使用某一特定的电脑程序在1h内移动某个特定的机械部件数千次，用此种方式来装配多辆汽车的仪表盘来保证品质的均一。每个口腔修复体都是个性化、独一无二的产品，因此不能像汽车制造等行业一样进行从头至尾千篇一律地制造。口腔材料制造商在最初可能低估了采用CAD/CAM方法制作个性化口腔修复体的复杂性。在起始阶段，应用CAD/CAM方法制作口腔修复体非常耗费时间及人力成本，并无法由此获利（Duke，2001）。

随着电脑程序、技术和设备的进步，价格合理、效果可靠的CAD/CAM技术也能够应用于口腔种植领域。对于牙科技师和修复医师而言，该技术非常具有优势：相对于传统铸造或烤瓷技术，CAD/CAM产品的精度和均质性更高，口腔材料制造商使用这项新技术制作高精度的金属或陶瓷支架，并将其应用于口腔种植修复领域（Willer等，1998；Kerstein等，2000；Ortorp等，2003）。

口腔CAD/CAM技术设计之初是为了应用于单颗天然牙的全瓷冠修复（Duret等，1988）。最初应用这项技术制造的嵌体证明了其边缘密合精度可以达到100～125μm（Mormann等，1985）。由此开始，这项技术被不断改进，用于纯钛支架的切削制作（Mehl and Hickel，2001；Ortorp等，2003；Popper等，2003）。Biomet 3i（Palm Beach Gardens，FL）建立的CAD/CAM商业生产线被称作Architech PSR®（Patient Specific Restorations），用于切削加工纯钛金属块，为牙列缺失或缺损患者制造支架（图9.1～图9.2）。钛金属块及氧化锆瓷块经切削加工所制成的个性化基台可应用于单一单位或多单位粘接固位的种植修复体（图9.3～图9.8）。

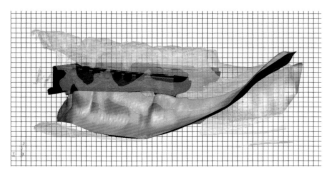

图9.1 图为左下颌种植支架设计时的CAD影像
此设计由PSR设计师完成后通过电子邮件发送给牙科技师或临床医师进行确认，确认后才能进行切削加工。蜡型义齿中的牙齿位置、支架的高度、厚度、终止线以及与软组织的相对位置都直观可见。如果需要变更设计，牙科技师只需要与PSR设计师进行简单的电话沟通，然后就可以对设计进行变更，更改后再次发送给牙科技师进行确认

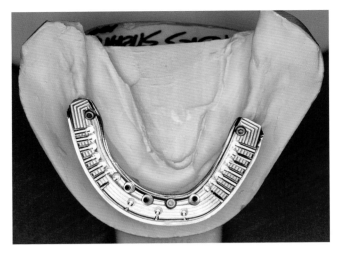

图9.2 支架切削完成后的殆面观

此支架是由实心钛合金，通过CAD技术按照上文所述的方法加工制成。图中所示的金色基台螺丝在技工室中的应用尚存在争议

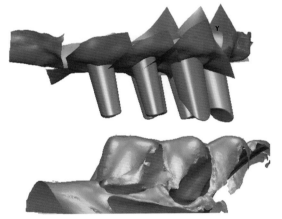

图9.3 图为右侧上颌后牙区3颗 CAD/CAM Encode 基台的设计

由临床医师与牙科技师共同设计基台的平行度、锥度、边缘位置

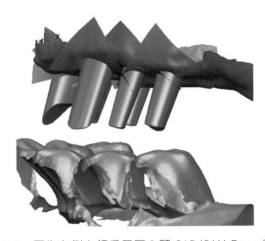

图9.4 图为左侧上颌后牙区3颗 CAD/CAM Encode 基台的设计

由临床医师与牙科技师共同设计基台的平行度、锥度、边缘位置

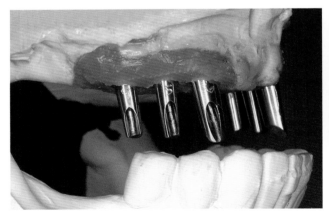

图9.5 图9.3中所展示的3颗 CAD/CAM Encode 基台的右侧颊面观

根据牙科技师及PSR设计师所设计的基台平行度、锥度、边缘位置进行基台的切削加工

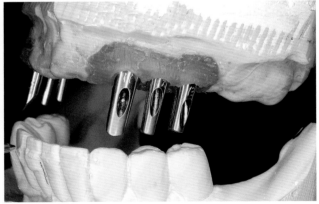

图9.6 图9.4中所展示的3颗 CAD/CAM Encode 基台的左侧颊面观

根据牙科技师及PSR设计师所设计的基台平行度、锥度、边缘位置进行基台的切削加工

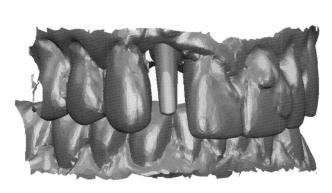

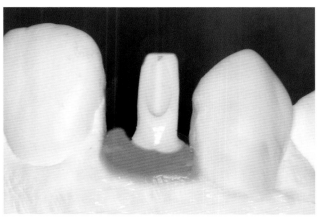

图 9.7 上下颌处于咬合状态的唇侧观

右上侧切牙缺失，使用 Encode 氧化锆基台修复。根据牙科技师及 PSR 设计师所设计的基台平行度、锥度、边缘位置进行基台的切削加工

图 9.8 图 9.7 中所展示的 Encode 氧化锆基台的唇侧观

根据牙科技师及 PSR 设计师所设计的基台平行度、锥度、边缘位置进行基台的切削加工

　　越来越多的患者要求使用不含金属的修复体（Reich 等，2005）。随着口腔技术飞速发展，陶瓷材料强度也逐步提高，全瓷冠已成功应用于天然牙及种植体支持的固定局部义齿（fixed partial denture，FPD），为患者和牙科技师提供了更多的选择（Probster，1996；Oden 等，1998；Fradeani and Redemagni，2002）。全瓷材料必须满足一定的生物机械性能要求并具有与传统金属烤瓷修复体相似的耐用度，氧化锆是一种不含玻璃基质的使用氧化钇达到部分稳定的多晶材料，已有研究将其作为单冠、联冠和种植修复体的替代材料（Vigolo 等，2006）。

　　CAD/CAM 技术已被应用于氧化锆个性化基台、牙冠以及支架的制作（Tinschert 等，2004；Raigrodski 等，2006）。多孔状态的预烧结氧化锆（生坯）比较容易进行 CAM 切削（Suttor 等，2001）。切削加工后，必须在 1500℃下致密烧结 7.5h；烧结时，会产生 15%～30% 的线性体积变化和密度的增加（Suttor 等，2001）。评价 CAD/CAM 系统的效率时，必须要综合考虑扫描过程、软件设计、切削加工及材料收缩效应所带来的不确定性。

　　氧化锆（ZrO_2）是一种具有良好机械性能的全瓷材料，可用于制造医疗设备（Manicone 等，2007）。以氧化钇（Y_2O_3）为稳定剂的氧化锆在这些应用中具有多种优越性能。当对 ZrO_2 表面施加压力时，结晶变化会阻止裂缝扩大。ZrO_2 的抗压强度约为 2000MPa。骨科方面的研究使得这种材料应用于人工髋关节的制造。在此之前，已有体内实验将 ZrO_2 植入骨组织或肌肉中，并未发现任何不良反应，证实 ZrO_2 具有良好的生物相容性。体外实验也表明细胞与 ZrO_2 进行共培养并不会引发细胞改变及死亡。

　　近年来，氧化锆基底的固定局部义齿（FPD）已应用于前牙、后牙以及种植修复中，且仅有极少数病例发生不良结果。氧化锆的阻射性能够帮助临床医师评估氧化锆与金属种植体组件之间的密合度。可以采用 CAD/CAM 技术来制造氧化锆支架，也可以使用传统的粘接剂来粘接锆-瓷修复体。

已经证实，氧化锆固定局部义齿（FPD）的机械力学特性优于其他非金属修复体。Sailer等，（2007）报道的一项前瞻性队列研究对后牙区三到五单位氧化锆FPD的存活率进行5年的随访，结果显示，存活率为97.8%；然而由于其他（生物性）并发症导致其存活率为73.9%，继发龋发生率为21.7%，崩瓷发生率为15.2%，实验组和对照组的牙周指数无显著差异，由此得出结论认为，氧化锆能为后牙区三到四单位的FPD提供足够的稳定支持。

高强度陶瓷材料已被用于制造美观且稳固的种植单冠修复体。Att等，（2006）通过检测不同种植基台支持的氧化铝全瓷修复体来确定修复系统的最薄弱环节，实验按Nobel Replace™ Select（Nobel Biocare）种植系统的不同基台分为3组（n=16）（对照组Ti：纯钛基台；Al组：氧化铝基台；Zr组：氧化锆基台），修复体为采用树脂粘接的48颗标准的上颌中切牙氧化铝冠（Procera®，Nobel Biocare，Balsberg，Switzerland），通过动态加载与热循环的人工方式来模拟义齿老化的过程。之后，所有样本都通过冠腭侧面的压缩负荷来测试牙冠的抗断裂性。结果显示，所有样本经过模拟口腔环境的人工老化后均能存留，且没有螺丝松动，Ti、Al、Zr三组的抗断裂性中位数分别为1454N、422.5N及443.6N。Ti组的抗断裂性与Al、Zr组相比具有显著性差异（Kruskal–Wallis test，$P<0.001$）。Al组与Zr组之间的差异并不显著，由此得出结论认为，所有的三单位种植修复体均能承受前牙区生理状态下的咬合力量。

氧化锆基台能够提高种植义齿的美学效果。椅旁CAD/CAM制作后牙区种植美学全瓷修复体是一项新兴技术。Wolf等，（2008）对不同𬌗面厚度、采用粘接性水门汀（adhesive cements）及非粘接性水门汀（nonadhesive cements）固位的钛及氧化锆基台支持的CAD/CAM美学全瓷冠的强度进行评估。实验分为两组（n=15每组），𬌗面厚度分别为0.5mm、1.5mm，固位方式分别为：无粘接（a组），非粘接性水门汀（b组），以及两种不同的粘接性树脂水门汀（c组、d组）。此外还有15颗5.5mm𬌗面厚度的磨牙冠采用c组、d组方法固位于短的氧化锆基台上。所有牙冠都具有最终的咬合形态，并以0.5mm/min的十字头速率（crosshead speed）加载直至断裂。加载数据采用双向方差分析（ANOVA），沙菲检验和威布尔失效概率分析进行统计分析。结果显示，1.5mm𬌗面厚度牙冠（a组、b组、c组、d组）的断裂受力负荷值均高于0.5mm𬌗面厚度牙冠（$P<0.001$）（除了粘接钛基合）。固位于短氧化锆基台的5.5mm𬌗面厚度牙冠的强度相当于（c）组厚度为1.5mm的牙冠，但低于（d）组牙冠厚度为1.5mm的牙冠。钛及氧化锆基台上未粘接牙冠的强度均低于已粘接的牙冠（1c、1d、2c、2d）（$P<0.001$）。钛基台支持的0.5mm及1.5mm𬌗面厚度牙冠的断裂受力负荷值显著高于氧化锆基台。无论是纯钛基台还是氧化锆基台，粘接性水门汀固位的断裂受力负荷值均高于非粘接性水门汀。由此得出结论，磨牙区CAD/CAM种植全瓷冠，无论由氧化锆基台还是钛基台支持，粘接性水门汀固位的牙冠断裂强度均高于非粘接性水门汀固位。

种植体组件不密合与螺丝松动及螺丝断裂等修复并发症有关。Binon and McHugh（1996）报道了一项技工研究，采用安装有预成基台和重铸基台的外六角种植体，基台螺丝分别加力至20Ncm和

30Ncm，然后施加每分钟循环1150次的133.3N的非轴向受力，样本以每分钟28次循环的速率以逆时针方向旋转。加力至20Ncm的预成基台平均在第357162次循环时发生失败（SD=77981循环）。重铸基台在100万次受力循环时也未出现失败。加力至30Ncm的预成基台平均在第500万次循环时发生失败（SD=2.2×10^6循环）。2/5的重铸基台在430万次至950万次循环时发生失败，但是其余样本在1000万次循环（该项测试结束）后也并未出现螺丝松动。Binon和McHugh（1996）得出结论：旋转自由与螺丝松动之间存在直接关系。可以通过减少旋转自由来抵抗连接部位的螺丝松动。

尽管过去的研究已经证实旋转自由与螺丝松动之间存在密切联系，但并没有关于铸造工艺如何影响旋转自由的相关证据。

Kano等，（2007）通过对比铸造基台和机械加工钛基台，评估铸造工艺对铸造基台旋转自由的影响。他们将48颗安装有基台的外六角种植体平均分为4组，每组12个样本：① 预成钛基台；② 预成金钯基台；③ 镍铬（NiCr）铸造基台；④ 钴铬（CoCr）铸造基台。标准化测量种植体外六角与基台内六角之间的旋转自由度，并记录其角度。结果显示，预成钛基台的平均旋转自由度为1.21°±0.57°；金钯基台为1.77°±1.30°；NiCr铸造基台为1.98°±0.72°；CoCr铸造基台为2.79°±1.13°。CoCr铸造基台的旋转自由度显著高于预成纯钛基台（$P<0.05$）。结论认为，除了CoCr铸造基台，其他组基台的不密合度均低于2°，CoCr铸造基台具有显著的旋转自由度。

在一项2006年发表的研究中，Vigolo等评估了种植单冠修复中，纯钛、氧化锆、氧化铝CAD/CAM Procera基台与外六角种植体连接的精密度。实验分别制作20颗商业纯钛、氧化锆及氧化铝的CAD/CAM Procera基台，通过检测基台旋转自由度用来评估种植体六角结构与基台连接的精密程度。结果显示，纯钛组与氧化锆组的基台旋转自由度比较无显著性差异，但均显著低于氧化铝组（$P<0.05$）。所有基台的旋转自由度均低于3°。结论认为，Procera基台与种植体六角结构的不密合连接可能与螺丝松动有关。

Brodbeck在2003年发表的ZiReal® Post（Biomet 3i）指南中指出，前牙美学修复在种植手术阶段及上部修复阶段均具有极大的挑战性，钛种植体材料具有高度可预期性，而陶瓷则是替代天然牙的最理想材料，陶瓷基台和牙冠具有比金属基台和金属烤瓷冠更佳的透明度，并且能够避免金属组件在种植体周围软组织中所透现出的灰色，实现个性化的自然萌出外形轮廓，改善美学区种植修复体的可预期性及协调性。

Brodbeck（2003）认为，氧化锆陶瓷材料不仅具有优越的材料性能，同时拥有良好的生物相容性。他还报道一例全瓷基台磨损钛种植体接口使得钛颗粒进入种植体周围软组织中的案例，他认为，ZiReal Post金属基底能有效减少此类情况，并能提高种植体与基台之间的密合程度。

Vigolo等（2005）报道，种植修复体的技工流程可能会对基台与种植体修复平台的连接界面产生潜在影响。他们研究了带有六角连接结构（ZiReal Post）的高强度氧化锆基台在制作单牙修复体前进行调磨预备后所发生的变化。这些基台采用与新型Encode® Zirconia Designer Abutments陶瓷基台相同的材料加工而成。在基台预备前（t_0）和预备后（t_1），分别检测20个ZiReal基台钛六角结构的深度（d）、宽度（w）、基台的根部直径（D）及旋转自由度（R）来评估基台-种植体连接密合度的最终变化。结果显示，t_0、t_1的各项研究参数之间并没有显著性差异（$P=0.9542$）。结论认为，钛ZiReal基台与种植体六角结构间的不密合性与螺丝连接松动有关，如果仔细完善技工流程，能够避免种植体/ZiReal基台接口的变化。不破坏ZiReal Post基台-种植体连接的原始设计则能够减少螺丝松动的风险。

需要指出的是，ZiReal基台的钛金属基底能够实现全瓷基台与金属种植体之间的金属密合对接。

CAD/CAM的长期随访研究较少。Ortorp和Jemt（2004）报道了采用复制研磨切削（copy milling）或计算机数控（computer numeric control，CNC）研磨切削的CAD/CAM钛支架，并且评估CNC切削钛支架在无𬌗修复中的临床及放射学表现，并与传统铸造支架义齿进行5年的随访对比。研究共126个无𬌗患者，实验组有67副钛支架义齿，包括23副上颌义齿和31副为下颌义齿，对照组有62副传统铸造支架义齿，包括31副上颌义齿和31副下颌义齿，分别收集对照组和实验组的5年临床及放射影像数据。

结果显示，两组义齿的临床及放射影像表现基本类似，后期问题发生率较低。在实验组中，种植体和钛支架修复体的5年累积存活率（cumulative survival rates，CSR）分别为94.9%及98.3%，对照组则分别为97.9%和98.2%。实验组中，上颌义齿出现更多的种植体丧失（$P<0.01$），但义齿之间的差异并不显著（$P<0.05$）。各组均出现一例修复体丧失，但均低于种植体丧失率。仅在对照组（铸造组）发生金属断裂，上颌义齿支架树脂部分的断裂率更高（$P<0.05$）。在实验组中，上颌的平均边缘骨吸收为0.5mm（SD=0.44），下颌为0.4mm（SD=0.50）。对照组可以观察到类似的骨吸收反应。吸烟者与非吸烟者的平均边缘骨吸收率基本接近（$P<0.05$）。结论认为，CNC研磨切削钛支架（CAD/CAM）能够替代金合金铸造支架应用于全口义齿修复体，其5年的临床及影像学表现接近于传统合金支架。

CNC研磨切削支架至少应用于种植修复体10年。然而，几乎没有数据资料证实这种支架的精密度。Eliasson等（2008）采用Brånemark System（Nobel Biocare AB，Göteborg，Sweden）和NobelReplace（Nobel Biocare AB）种植系统来评估CNC研磨切削支架（I-Bridge®，Biomain AB，Helsingborg，Sweden）的精密度。在每个种植系统的同一个工作模型上分别制作10副支架，再使用模拟不同临床状况的另外5个不同的工作模型（Brånemark System）制作5副支架作为对照组。使用接触式辅助测量设备和配套的计算机程序分别测量种植体中心点位置在x轴，y轴，z轴的形变，Mann-Whitney U检验进行统计分析。结果显示，所有支架在牙弓宽度（x轴）及弧度（y轴）的最大形变分别为71μm和55μm。

"临床对照"支架在x轴、y轴、z轴及三维方向的平均形变绝对值分别为23μm、26μm、4μm、34μm。Brånemark和NobelReplace™系统的支架形变度均低于12μm、12μm、2μm、17μm。对照组在x轴、y轴及三维向的平均形变及形变范围均显著高于实验组（$P<0.05$）。由此结论认为，所有支架均不密合，均未实现"被动就位"，模拟真实临床状况下制作的支架形变量要显著高于严格控制的测试状况下所制作的支架，然而，在早期的研究中，认为此种支架密合度在临床可接受范围内。

Drago在2008年2月的骨结合年会上报道了Biomet 3i制造的CAD/CAM钛支架（CAM

StructSURE® Precision Milled Bars）精密度的研究。该研究通过激光扫描和计算机软件协同检测系统对比CAD/CAM种植钛支架和传统铸造合金支架并检测其体积差异。扫描患者颌骨的替代模型，根据种植体水平印模参数建立两副最终工作模型，分别制作铸造金合金支架和CAD/CAM切削支架。通过特定的计算机软件程序扫描支架，并将扫描影像与患者初始扫描影像匹配，称为放样（lofting）。这一过程模拟了一个虚拟的单螺丝测验（one-screw test），并在对侧重复此过程。通过测量支架的种植修复平台与模型中种植替代体之间体积差异，来评估支架在模型替代体上就位的精密程度。单螺丝测验结果显示，钛切削支架的左右侧体积差异分别为1.4369mm³和4.9017mm³；铸造支架则分别为9.8960mm³和6.2798mm³。8.4591mm³和1.281mm³的净差值（左右分别为8.4591mm³和1.2781mm³）说明CAD/CAM支架密合度要优于铸造支架。结论认为，与传统铸造支架相比，CAD/CAM支架具有更高的精密度。目前在美国有三所牙科学院正在进行相关研究。

CAD/CAM方案——Encode®完全修复系统 ▶▶▶

CAD/CAM可应用于种植单一单位修复。Encode® Restorative System（Biomet 3i）是个性化的CAD/CAM钛及氧化锆基台商业制造工序的专利名称。该工序特殊类型愈合基台（Encode Healing Abutment）的数字化扫描，精度误差容忍度最大达到10μm（*Bioengineering*，2004）。

在Encode® Complete Protocol中，选择与天然牙尺寸相匹配的Encode愈合基台，并安装在种植体上部。Encode愈合基台的𬌗面具有特殊的编码，用于识别种植体/基台连接、六角结构的3D方向，种植体/修复体平台直径及愈合基台的直径（图9.9及图9.10）。Encode愈合基台的大小与传统愈合基台的大小相同（图9.11）。该流程不需要制取种植体水平印模，而是通过制取Encode愈合基台、周围邻牙以及种植体周围软组织的印模来制作最终牙冠和固定桥（图9.12）。

这样能够保证印模准确性并能同时确定邻近软组织及邻牙的轮廓，并且不需要取下愈合基台来安装种植印模帽，能够避免种植修复组件反复拆卸，直至戴入最终修复体。

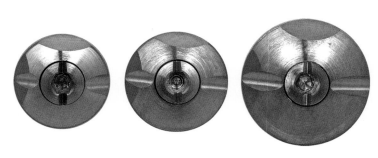

图9.9 Encode愈合基台的𬌗面照（从左至右直径分别为5mm、6mm、7.5mm）

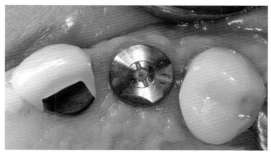

图9.10 上颌左侧切牙位点愈合基台的𬌗面照编码清晰可见

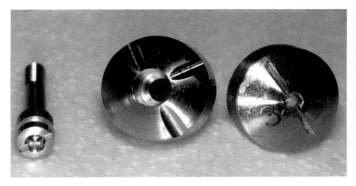

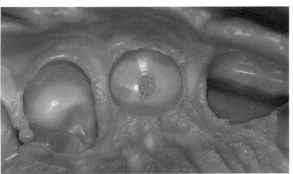

图 9.11　左至右分别为 Encode 愈合基台螺丝，Encode 愈合基台和传统愈合基台
传统愈合基台通过殆面上所标记的数字将信息传递给至临床医师及技师；Encode 愈合基台则通过殆面编码将信息传递至计算机

图 9.12　Encode 愈合基台编码在终印模中清晰可见

　　使用超硬石膏灌注印模，通过磁性配重板上殆架（图 9.13～图 9.15）。牙科技师填写加工订单并签字确认（图 9.16）。随后将模型（不包括殆架）及签名的加工订单邮寄至 Biomet 3i 进行下一步的扫描和基台加工。

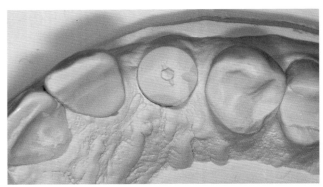

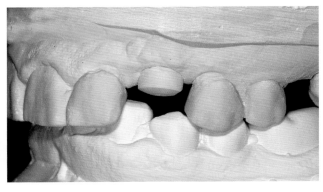

图 9.13　Encode 愈合基台超硬石膏模型的殆面观
Encode 愈合基台殆面需至少位于龈上 1mm，保证扫描仪能够准确捕捉编码信息

图 9.14　安装在殆架上石膏模型
Encode 愈合基台与对殆牙无接触

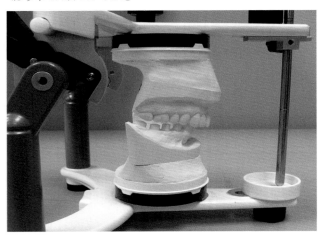

图 9.15　使用 Adesso 磁性配重板将模型安装在殆架上
确保殆面位于殆架中心，该步骤对于接下来的扫描过程非常关键

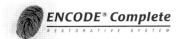
ENCODE® Complete
RESTORATIVE SYSTEM

Work Order

* 1. Account Information

* Laboratory Name: _____

  BIOMET *3i* Account#: _____

* Contact: _____

* Phone: _____

  Fax: _____

* Email: _____

* Patient ID: _____

* Ship To: _____

  _____

  Bill To: _____

  _____

* 2. Preparing Your Case For Shipment

- Use only die stone for Encode Complete Casts
- Verify that all of the codes on each healing abutment are completely visible on the cast
- Mount casts on Adesso Split Plates Articulator **only** (Stratos® or Baumann) and verify the vertical pin is set at zero and meets the occlusal table
- Following mounting on the designated articulator, please include the following in the shipment to BIOMET *3i*:
  - ❏ Encode Cast
  - ❏ Opposing cast
  - ❏ Copy of the completed work order
- All unarticulated or misarticulated casts will be returned to the laboratory
- Please **do not** send the articulator
- Analogs cannot be placed in sectioned or pinned casts
- **_Please make sure there is no metal in the cast._** The laboratory is responsible for any damage to BIOMET 3i Equipment or personnel caused by metal in the cast

* 3. Case Information

Tooth Position	Connection Type		Gold-Colored TiN** (Titanium Nitride) Yes or No	Analog Placement Yes or No
	Certain®	External-Hex		

** NOTE: TiN Coating will add two working days to the processing of your abutment. If a box is not checked the abutment will not be TiN coated.

* 4. Design Guidelines

Margin Style – Select One
- ❏ Shoulder
- ❏ Chamfer (default)

Interocclusal Distance: _____mm

NOTE: Default on all margins = 1mm Subgingival

Buccal Margin Location
- ❏ Subgingival _____mm
- ❏ Flush with gingiva

Lingual Margin Location
- ❏ Subgingival _____mm
- ❏ Flush with gingiva
- ❏ Supragingival _____mm

* REQUIRED FIELD

5. Contour Guidelines

Please draw the approximate contour desired over the default images below. Note margin style. Please draw in tissue contour.
(Minimum abutment height = 4mm and minimum collar height = .5mm)

	Buccal	Interproximal
Anterior		
Posterior		

6. Special Instructions

❏ Polish entire abutment (default)   ❏ Only polish the subgingival collar

_____

_____

_____

❏ See back or attached page for additional instructions.

7. Screw Ordering

❏ I would not like to order screws at this time.

Certain Abutment Screws	Qty.
Gold-Tite® Hexed (IUNIHG)	_____
Titanium Hexed (IUNIHT)	_____
Laboratory Hexed Try-in Screw - 5 pack (IUNITS)	_____

External Hex Abutment Screws	Qty.
Gold-Tite Square (UNISG)	_____
Gold-Tite Hexed (UNIHG)	_____
Titanium Hexed (UNIHT)	_____
Laboratory Square Try-in Screw - 5 pack (UNITS)	_____
Microminiplant™ Square Try-in Screw - 5 pack (MUNITS)	_____

* 8. Certification — must be signed

I certify that the stated information is correct and that the submitted materials are accurate and contain no metal. All items that have contacted the oral environment have been disinfected. This form authorizes BIOMET *3i* to fabricate the patient specific abutment(s) and place analogs using and consistent with the information provided on this work order.

Technician Signature _____

Date _____

Internal Use Only

Job #: _____

Signature: _____

ART881
REV F 02/08

图 9.16 需要技师填写的最终 Encode 基台的加工订单
订单可以在Biomet 3i上下载

第4章已经对修复方案进行了详细阐述。扫描Encode愈合基台超硬石膏模型，计算机软件程序识别编码并记录种植体规格、牙齿及牙龈结构状况，随后将数字化数据发送至PSR设计师，由他们设计最终Encode基台，设计完成后发送至自动控制模型（Robocast，Biomet 3i）设备，根据Encode愈合基台扫描数据自动去除特定位点石膏，安装合适的种植替代体，并使用氰基丙烯酸酯水门汀粘接固定，从而完全复制种植体在患者口内的位置，用于最终修复体的加工制作。

扫描石膏模型（图9.17及图9.18），计算机识别基台编码，PSR设计师设计CAD/CAM 基台（图9.19～图9.21），设计数据发送至切削设备进行基台加工（图9.22及图9.23），切削完成后将基台和模型返回技师处进行最终修复体的制作。

目前为止，并没有Encode氧化锆基台的相关文章发表。但已有数篇关于Encode钛基台的文章（Drago，2006；Drago和Peterson，2007；Peterson和Drago，2007）。

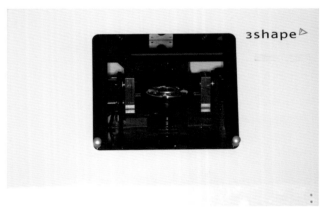

图9.17 Encode 修复系统（Encode Restorative System）所使用的扫描仪外观（D-250 3D Scanner）

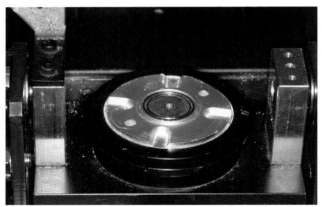

图9.18 扫描仪内部图
放置板可以容纳带有最终基台模型的 Adesso 配重板

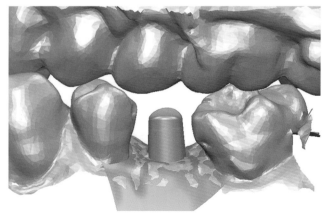

图9.19 最终 Encode 基台（钛合金）的设计示例
设计完成后由PSR发送至技师处进行确认。该基台的边缘被设计成龈下

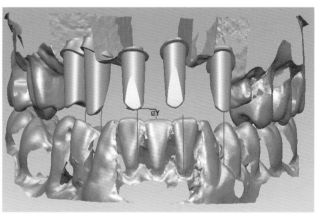

图9.20 Encode 基台修复多颗上颌缺失前牙
在最终基台切削之前，技师可以提出修改意见

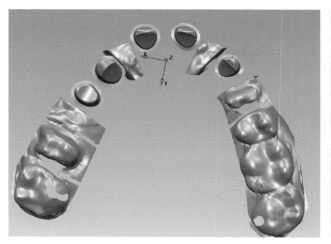

图 9.21 基台设计图像𬌗面观
在基台最终切削前，可以对整体咬合、基台边缘位置及二维、三维平面上的切削位置等设计进行更改

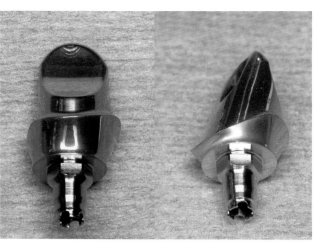

图 9.22 Encode 基台
表面镀有金氮化钛（gold titanium nitride）以减少钛合金基台的银/灰金属色，基台透过种植体周围软组织的颜色更加"柔和"，能够改善美学效果，尤其应用于薄龈型患者。左图为基台腭侧面，右图为基台近中面。基台穿龈轮廓与缺失牙的解剖形态一致，临床医师、牙科技师、PSR设计师意见达成一致后，进行基台加工切削

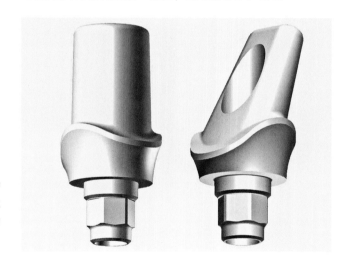

图 9.23 最终 Encode 氧化锆基台的轮廓示意图
包括种植体/基台接口在内，基台采用整个氧化锆瓷块加工的一体式设计。不同于其他的 Certain 基台，此基台没有爪状固位结构，因此基台就位时不会听到"咔嗒"的声响

临床案例展示 ▶▶▶

一位45岁男性患者于牙周病科就诊，主诉为"前牙松动，不想固定桥修复"。患牙5年前曾行根管治疗（图9.24）。

患者无手术禁忌证，系统病史及牙科病史正常。

术前影像学资料显示根尖1/3水平向根折。根据牙根尺寸，该位点似乎有足够的骨量植入4mm直径种植体；无骨组织相关病理改变（图9.25及图9.26）。

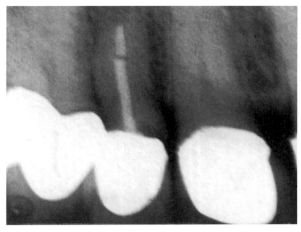

图 9.24　右上颌侧切牙拔除前的根尖片，根尖 1/3 处水平向根折

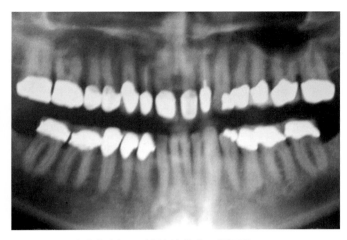

图 9.25　右上颌侧切牙拔除前的曲面断层片

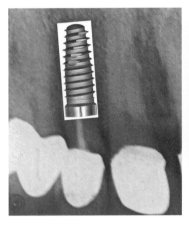

图 9.26　图示患牙牙根宽度足以容纳 4mm 直径种植体证实了此处具有充足骨量支持 4mm×11.5mm 种植体，以修复右上颌侧切牙

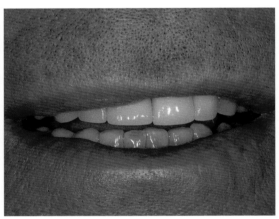

图 9.27　患者说话时的临床照片可见低位笑线，讲话过程中不暴露龈沟，该解剖类型能为临床医师及牙科技师提供充足空间来创造出"完美"的美学效果

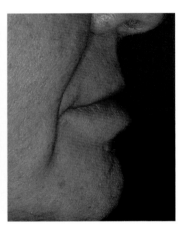

图 9.28　患者正中咬合时的侧面照，垂直距离充足

　　口内检查见轻度牙龈炎，咬合稳定，无龋坏，口内大量修复体；牙列完整。右上颌侧切牙区域有足够空间容纳种植牙冠。微笑、说话以及息止颌位时不会暴露任何右上侧切牙区的牙龈组织（图 9.27 及图 9.28）。

诊断 ▶▶▶

诊断如下：

① 上颌牙列缺损。

② 右上侧切牙位点骨量充足，能够植入直径4mm种植体。

③ 修复空间足以容纳能够恢复侧切牙解剖形态的种植修复体。

④ 角化龈充足。

评估 ▶▶▶

此患者非常适合直径4mm锥形种植体的修复治疗。Top-down治疗计划是一种在治疗计划之初就对修复效果进行考量的治疗方案（Lazzara，1994）（图9.29）。

临床医师应首先考虑种植修复体的大小、形态，再根据可用骨量来选择种植体。Top-down治疗计划设计能够事先选择种植修复平台与缺牙穿龈轮廓相符合的种植体，从而实现最佳的生物机械稳定性。

Top-down治疗方案能够实现修复为导向的治疗设计，根据不同的骨量条件及解剖特征选择相匹配的种植修复。种植体和愈合基台的选择基于以下解剖变量：

① 种植体修复平台直径与牙冠穿龈轮廓的关系（图9.30）。

② 修复体从种植体周围软组织穿出的高度及直径（图9.31及图9.32）。

③ 种植位点的骨量与种植体直径的关系（图9.33）。

由于此患者没有进行任何类型的临时修复，因此需要在研究模型上制作诊断蜡型，并取得患者对美学效果的认可（图9.34）。对于本病例，是否采用无咬合负荷的即刻种植修复方案并不重要，因此并没有为患者提供这种手术/修复方案（Drago和Lazzara，2004）。若种植体植入扭矩达到30Ncm以上，并且不需要任何附加的骨增量手术，那么牙周医师将计划采用一期手术方案。如果能够满足上述标准，那么一期手术方案与二期手术方案具有同样疗效（Testori等，2002；Galli等，2008）。

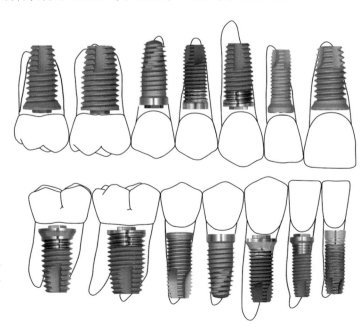

图9.29 Top-down治疗计划方案示意图

治疗计划之初就应当考虑种植义齿的预期修复效果，并根据具体情况选择理想的种植修复平台，再参照骨量条件选择种植体的长度、直径。本案例中，选择直径4.1mm种植体修复右上颌侧切牙

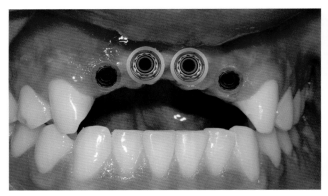

图 9.30 Top-down 治疗计划方案示意图

患者上颌中切牙缺失。考虑在侧切牙位点植入直径 3.4mm 种植体，中切牙位点植入直径 4.1mm 种植体，充足的种植体间距能够维持邻面牙槽骨和龈乳头高度，获得理想的美学效果。种植体修复体平台与缺失牙的穿龈轮廓一致

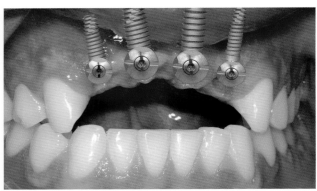

图 9.31 Top-down 治疗计划方案有关于种植体及愈合基台直径的示意图

如果不打算制作个性化固定临时修复体，则可以安装与缺失牙大小、形态一致的常规愈合基台。在此示意图中，上颌侧切牙位点安放直径 5mm 的具有自然萌出穿龈轮廓的愈合基台；上颌中切牙位点安放直径 6mm 的具有自然萌出穿龈轮廓的愈合基台。示意图中的愈合基台为 Encode 愈合基台

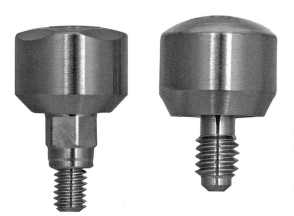

图 9.32 图中愈合基台的规格一致：穿龈轮廓直径为 6mm、穿龈高度为 4mm、种植体修复平台直径为 4.1mm

左图为内连接种植体的 Encode 愈合基台；右图为外连接种植体的常规愈合基台

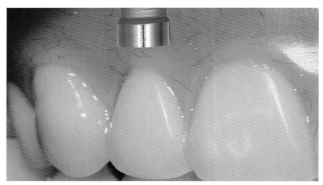

图 9.33 上颌侧切牙位点具有充足空间植入直径 4.1mm 种植体

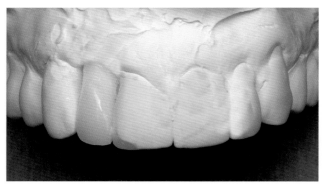

图 9.34 右上颌侧切牙的诊断蜡型，用于制作手术导板

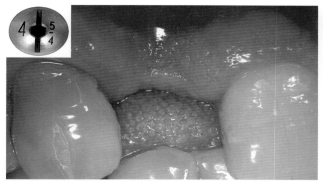

图9.35 右上颌侧切牙缺牙位点唇面照
本病例使用与缺失天然牙颈部形态最为接近的传统愈合基台（穿龈轮廓直径5mm、高度4mm、种植体修复平台直径4.1mm，THA454，左上插图）更为理想

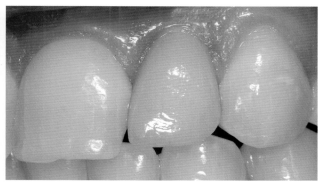

图9.36 全瓷基台支持的粘接固位种植全瓷冠的唇面照由于全瓷基台为白色，即使种植体周围软组织很薄也不会透出任何金属颜色

Emergence Profile（EP®）愈合基台（Biomet 3i）具有与缺失牙轮廓协调的多种不同直径及高度的愈合基台，允许对种植体周围软组织进行塑形来模拟天然牙列的形态及穿龈轮廓（EP Healing Abutment）。本病例选择与Top-down治疗计划一致的5mm愈合基台（图9.35）。患者的美学期望值很高；因此，牙周医师计划使用Encode完全修复系统（Encode Complete Restorative System）以及CAD/CAM氧化锆基台（图9.36）。

诊断模型/手术导板 ▶▶▶

藻酸盐制取牙列印模，石膏灌注诊断模型（图9.37及图9.38）。

牙周医师将模型寄到技工室，参考右上颌侧切牙修复位点及其他上颌前牙修复体制作诊断蜡型（图9.39）。牙科技师制作手术导板并在导板上安装套筒（SGT25，Biomet 3i）。必须注意的是，要基于牙齿解剖形态和研究模型中的软/硬组织以及放射线检查的二维影像安装引导套筒，引导牙周医师开始种植窝预备。然而，根据种植位点的特殊解剖结构，种植窝的确切预备位置可能会发生改变。手术导板就位后拍摄放射片，确认种植体的预计位置（图9.40）。

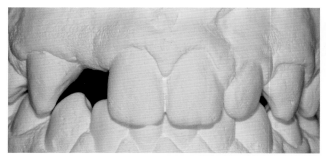

图9.37 安装在𬌗架上的诊断模型的正面观

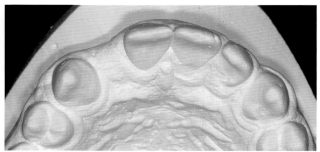

图9.38 上颌研究模型𬌗面照

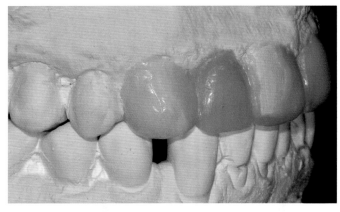

图9.39 上颌诊断蜡型的右颊侧面照
诊断蜡型能帮助技师和修复医师决定上颌前牙区牙齿的最佳尺寸。在制作手术导板前复制模型

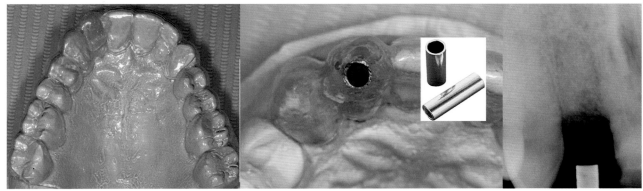

图9.40 左图为戴入手术导板的上颌模型。牙周医师基于临床和影像学检查结果确定种植修复体的理想位置（中间图片），将引导套筒（SGT25；inset）置入手术导板的特定位置。右图为戴入手术导板后，右上颌侧切牙缺牙位点的根尖片

种植手术 ▶▶▶

手术植入一枚直径4mm锥形种植体（NanoTite™ Tapered Certain®，NINT411，Biomet 3i）。由于附着龈充足，并且为了减少手术创伤，手术采用不翻瓣方法（图9.41～图9.43）。植入扭矩达到35Ncm，因此可以采用一期手术方案。

放置Encode愈合基台 ▶▶▶

为了提高种植修复效果，并且考虑到CAD/CAM全瓷基台的简便操作以及本身的优越性能，牙周医师决定选择个性化CAD/CAM基台用于右上颌侧切牙的种植修复。

选择与tOp-down治疗计划一致的Encode愈合基台：穿龈轮廓直径为5mm，肩台高度为4mm，种植体直径为4mm，内连接种植体（IEHA454，Biomet 3i）（Lazzara，1994）（图9.44及图9.45）。该尺寸与上颌侧切牙颈部直径一致（图9.46）。

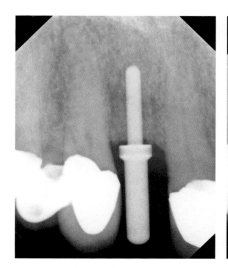

图 9.41　先锋钻备孔后安装指示杆确定方向

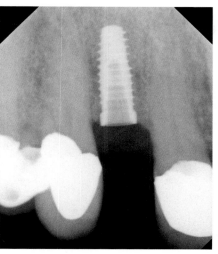

图 9.42　种植体位于牙槽嵴顶水平，植入扭矩为 35Ncm

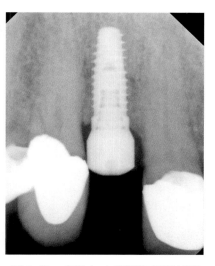

图 9.43　安装与上颌侧切牙颈部直径一致的愈合基台

X 线片显示愈合基台完全就位，若没有就位则需去除软硬组织的阻挡后重新安装愈合基台，并再次拍摄 X 线片确认是否完全就位

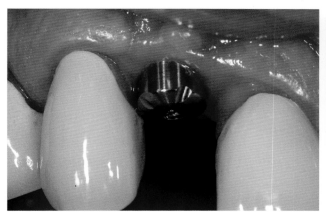

图 9.44　Encode 愈合基台唇侧照

采用不翻瓣手术植入种植体

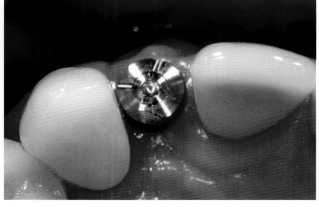

图 9.45　Encode 愈合基台𬌗面照

采用不翻瓣手术植入种植体

　　Encode 愈合基台须大于传统愈合基台高度，以便让扫描仪准确读出𬌗面上的编码，也让临床医师能够看到 Encode 愈合基台𬌗面上的编码，每个 Encode 愈合基台𬌗向的高度必须位于龈上至少 1mm，因为部分编码会稍微延伸到愈合基台的轴壁（图 9.47）。

　　Encode 愈合基台包括两部分：大六角（0.048in）基台螺丝和基台体部。愈合基台体部为六角形接口，与种植体六角接口紧密连接（Biomet 3i 内连接，4.1mm 外六角）。放射线片确认基台完全就位（图 9.48），扭力扳手加力至 20Ncm。

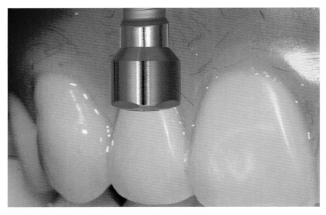

图 9.46 本病例采用的种植体和愈合基台的示意图

直径4.1mm的内连接种植体，植入位点位于邻牙龈缘根方约 3mm；Encode 愈合基台的穿龈轮廓直径为5mm

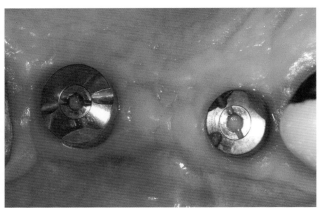

图 9.47 左上后牙区两枚 Encode 愈合基台的𬌗面照

愈合基台𬌗面的编码均位于龈上，能够被精确地扫描

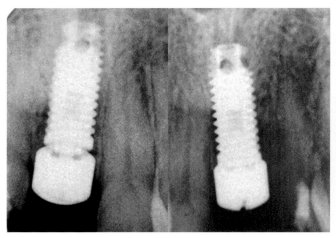

图 9.48 左图显示愈合基台未完全就位

旋下愈合基台，使用轮廓成形器清除软硬组织阻挡，再次安装愈合基台。右图显示愈合基台完全就位

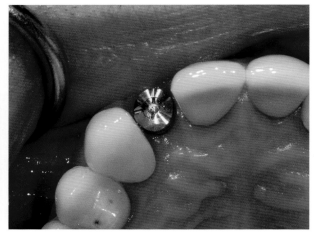

图 9.49 种植体植入后 10 周后，Encode 愈合基台的𬌗面照

种植体周围软组织已经愈合，愈合基台高度抛光，种植体/基台连接及种植体稳固，种植体已经骨结合

种植体植入后10周，种植体周围软组织已经愈合，患者无临床症状，种植体已经骨结合（图9.49及图9.50）。

使用全牙弓成品托盘及加成硅橡胶印模材料制取愈合基台的终印模（图9.51）。印模材料固化后，从口内取出印模托盘，检查印模，确认印模已精准记录Encode愈合基台的𬌗面编码，确认愈合基台的整个周围组织及软组织轮廓。上颌Encode愈合基台的终印模及下颌诊断模型被寄至技工室灌制石膏模型、上𬌗架，填写Encode氧化锆基台订单。

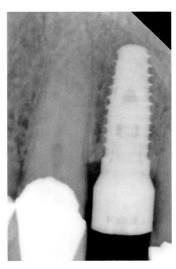

图 9.50 种植体植入后 10 周的根尖片
显示种植体周围骨相容性良好，未见透射影像，无病理性改变。可以制取终印模

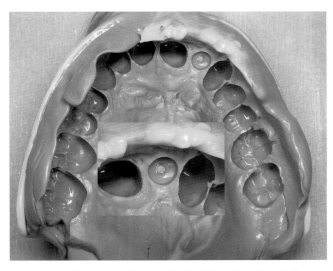

图 9.51 使用加成硅橡胶印模材料制取的全牙列印模
插图为 Encode 愈合基台印模的放大照片

工作模型 ▶▶▶

在技工室使用低膨胀超硬石膏按照厂家说明灌注模型（图9.52）。工作模型必须有足够厚度，以便植入合适的种植替代体。

必须仔细检查模型，确认骀面编码全部从印模中转移至模型上（图9.53）。为了扫描的精确性，Encode愈合基台必须具备如下条件：

① 骀面表面完全可见（无缺损）。

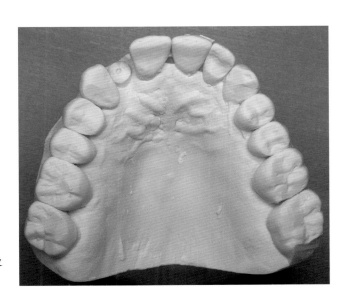

图 9.52 全牙列诊断模型的骀面照
相比于局部牙列模型，全牙列模型上骀架的操作更简便精确

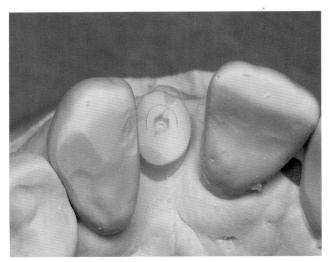

图 9.53 Encode 愈合基台超硬石膏模型的殆合面照 可见殆面编码

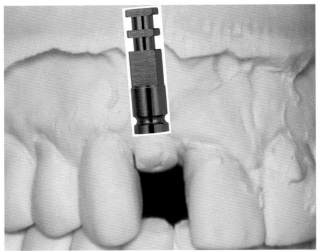

图 9.54 模型必须具有足够厚度，以便自动设备预备足够大小的窝洞用以容纳种植替代体
示意图为直径4.1mm的种植替代体

② 轴壁1mm可见。

③ 愈合基台周围软组织被精确无损地完全复制。

种植替代体由自动化设备安装，不需要传统种植体水平印模的转移体，因此，包括基底在内的石膏模型必须为实心，并且不能使用配重板（图9.54）。

模型上殆架 ▶▶▶

模型被手动安装在殆架上，殆架需与Adesso®分离式配重板（Adesso® Split Mounting Plates，Baumann Dental GmbH，Ellmendingen，Germany）兼容，如Ivoclar Stratos™ 100（Ivoclar Vivadent，Amherst，NY）（图9.55）。模型安装前，需要按照厂商说明使用专门的定位钥匙（centering key）校准调零殆架，保证切导针归零，并与切导盘接触。

厂商宣称，Adesso配重板与殆架之间可以达到微米级的精确匹配度（www.modelsystem-2000.com/english/pdf/ prospekte/e_26660.pdf）。

模型位于殆架中央，上前牙切缘与水平切导针一致。模型必须位于配重板的中央，以便扫描仪根据配重板的位置识别模型（图9.56）。切导针需归零。

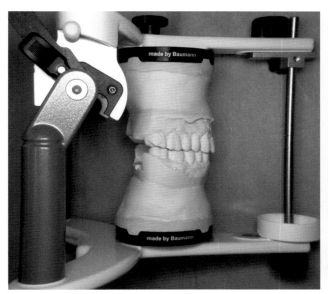 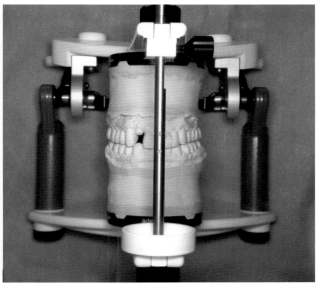

图 9.55 模型安装在 Stratos 100 𬌗架

模型直接放置在配重板上，位于𬌗架垂直向正中位置

图 9.56 模型安装于 Stratos 100 𬌗架

模型垂直向居中，上颌中线位于切导针正中

Encode 加工订单 ▶▶▶

牙科技师填写订单并签名（图 9.57）。本病例中，牙科技师需特殊注明以下事项：

① 种植位点的牙位。

② 种植体 - 基台连接方式。

③ 基台为 Encode 氧化锆基台。

④ 种植位点由自动设备植入种植替代体。

⑤ 浅凹状肩台。

⑥ 邻面及唇侧边缘位于龈下 1mm。

⑦ 舌侧边缘位于龈上 1mm。

⑧ 基台腭侧面与对颌牙切缘之间的咬合距离为 2mm。

⑨ 标准化的基台轮廓。

⑩ 基台需抛光。

⑪ 种植替代体自动植入的位置应该与模型中 Encode 愈合基台的编码信息一致。

将模型及配重板寄送到 Patient Specific Products（PSP）Department，Biomet 3i，4555 Riverside Drive，Palm Beach Gardens，FL。

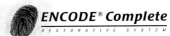

Work Order

* 1. Account Information

* Laboratory Name:_____

  BIOMET **3i** Account#:_____

* Contact:_____

* Phone:_____

  Fax:_____

* Email:_____

* Patient ID:_____

* Ship To:_____

        _____

  Bill To:_____

        _____

* 2. Preparing Your Case For Shipment

- *Use only die stone for Encode Complete Casts*
- *Verify that all of the codes on each healing abutment are completely visible on the cast*
- *Mount casts on Adesso Split Plates Articulator **only** (Stratos® or Baumann) and verify the vertical pin is set at zero and meets the occlusal table*
- *Following mounting on the designated articulator, please include the following in the shipment to BIOMET **3i**:*
  - ❑ Encode Cast
  - ❑ Opposing cast
  - ❑ Copy of the completed work order
- *All unarticulated or misarticulated casts will be returned to the laboratory*
- *Please **do not** send the articulator*
- *Analogs cannot be placed in sectioned or pinned casts*
- ***Please make sure there is no metal in the cast**. The laboratory is responsible for any damage to BIOMET 3i Equipment or personnel caused by metal in the cast*

* 3. Case Information

Tooth Position	Connection Type		Gold-Colored TiN** (Titanium Nitride) Yes or No	Analog Placement Yes or No
	Certain®	External-Hex		

  ** NOTE: TiN Coating will add two working days to the processing of your abutment. If a box is not checked the abutment will not be TiN coated.

* 4. Design Guidelines

Margin Style – Select One
- ❑ Shoulder
- ❑ Chamfer (default)

Interocclusal Distance: _____mm

NOTE: Default on all margins = 1mm Subgingival

Buccal Margin Location
- ❑ Subgingival _____mm
- ❑ Flush with gingiva

Lingual Margin Location
- ❑ Subgingival _____mm
- ❑ Flush with gingiva
- ❑ Supragingival _____mm

* REQUIRED FIELD

5. Contour Guidelines

Please draw the approximate contour desired over the default images below. Note margin style. Please draw in tissue contour.
(Minimum abutment height = 4mm and minimum collar height = .5mm)

	Buccal	Interproximal
Anterior		
Posterior		

6. Special Instructions

❑ Polish entire abutment (default)   ❑ Only polish the subgingival collar

_____

_____

_____

❑ See back or attached page for additional instructions.

7. Screw Ordering

❑ I would not like to order screws at this time.

Certain Abutment Screws	Qty.
Gold-Tite® Hexed (IUNIHG)	_____
Titanium Hexed (IUNIHT)	_____
Laboratory Hexed Try-in Screw - 5 pack (IUNITS)	_____

External Hex Abutment Screws	Qty.
Gold-Tite Square (UNISG)	_____
Gold-Tite Hexed (UNIHG)	_____
Titanium Hexed (UNIHT)	_____
Laboratory Square Try-in Screw - 5 pack (UNITS)	_____
Microminiplant™ Square Try-in Screw - 5 pack (MUNITS)	_____

* 8. Certification — must be signed

I certify that the stated information is correct and that the submitted materials are accurate and contain no metal. All items that have contacted the oral environment have been disinfected. This form authorizes BIOMET **3i** to fabricate the patient specific abutment(s) and place analogs using and consistent with the information provided on this work order.

Technician Signature _____

Date _____

Internal Use Only
Job #: _____
Signature: _____

BIOMET 3i™

Certain, Encode and Gold-Tite are registered trademarks and
Microminiplant is a trademark of BIOMET **3i**, Inc. BIOMET is a registered
trademark and BIOMET **3i** and design are trademarks of BIOMET, Inc.
©2008 BIOMET **3i**, Inc. All rights reserved.

ART881
REV F 02/08

图 9.57　Encode 氧化锆基台和种植替代体自动化植入的加工订单

扫描 ▶▶▶

模型到达Biomet 3i公司后，上殆架，核对模型的位置关系是否准确（图9.58），殆架需要每天进行校准。

将模型放入激光扫描仪（D-250™ 3D Scanner，3Shape A/S，Copenhagen，Denmark）（图9.59）。此公司所提供的3D扫描系统使用光学技术精确捕捉模型的几何形状，建立3D模型，并且为使用者提供直观、友好的操作界面（www.3shape.com）。

3Shape口腔解决方案独有的3D扫描技术与3D CAD软件联合应用可以为医师及牙科技师提供精准的个性化CAD/CAM解决方案。

3Shape口腔修复系统是完全开放的（输出文件均为标准格式）、先进的3D技术。这一系统允许扫描完整的石膏模型或蜡型，并设计全解剖外形的牙冠、FPD支架或来自扫描数据的种植基台。3Shape开放系统允许生产商自行使用切削单元加工产品材料，这将会大大提高外包加工中心的产品经济效益。

3Shape DentalManager™软件程序自动处理所有的产品文件，并将文件发送至生产设备以及外包中心。

使用扫描仪（D-250TM 3D扫描仪）扫描模型。扫描Encode愈合基台（超硬石膏内）的数字化数据传输给PSR设计师的电脑工作站（图9.60）。核对程序，确认Encode愈合基台扫描数据与实际Encode愈合基台的匹配精度（图9.61）。随后将数据发送到自动设备，制作带有种植替代体的Robocast。

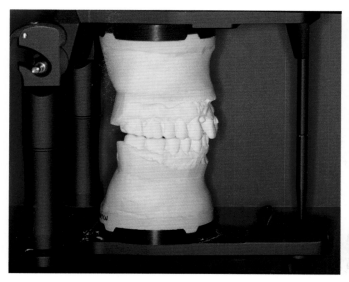

图9.58 模型和配重板送到Biomet 3i公司后，上殆架确认咬合关系以及切导针在切导盘上的位置是否准确，准备进行模型扫描

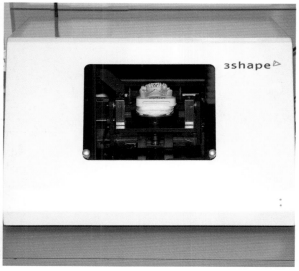

图9.59 图为D-250 3Shape扫描仪

打开不透明的黑色玻璃舱门，将已被位于Adesso配重板上的工作模型安放在正确位置

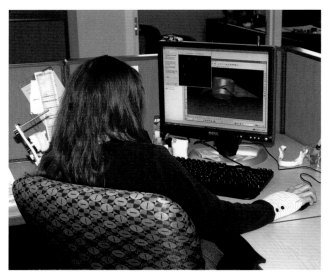

图 9.60 PSR 设计师在个人电脑工作站上设计 CAD/CAM 个性化基台

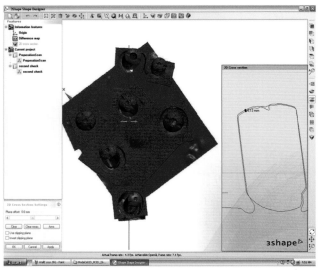

图 9.61 Encode 基台设计界面的截图
蓝色部位是 Encode 愈合基台模型（超硬石膏）的扫描数据，红色部位是实际的 Encode 愈合基台图像。右侧的横断面图像显示实际的 Encode 愈合基台和 Encode 愈合基台（超硬石膏）扫描图像的匹配情况

自动化植入种植替代体 ▶▶▶

开始新的工作流程之前，要对自动控制设备进行一系列校准，以确保精度可重复（图9.62）。

自动控制设备根据Encode愈合基台模型的原始扫描数据，去除工作模型中Encode愈合基台区域的石膏，预备容纳种植替代体的窝洞（图9.63～图9.66）。

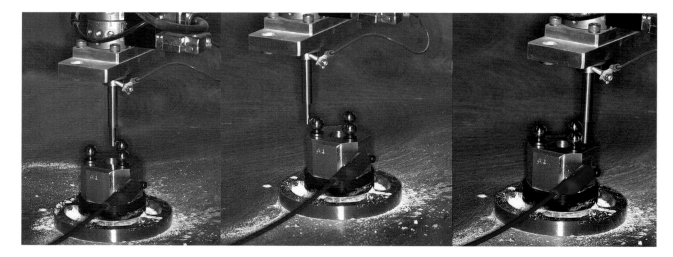

图 9.62 工作流程结束后必须校准自动控制设备的精度及可靠度
图示代表 x、y、z 坐标的三颗校准球体

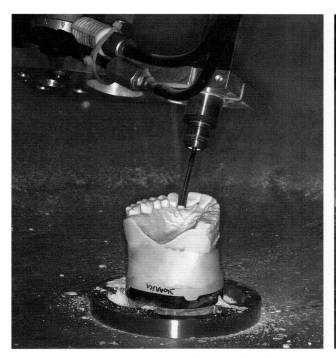

图 9.63 自动控制设备根据扫描数据识别模型的右上侧切牙区域

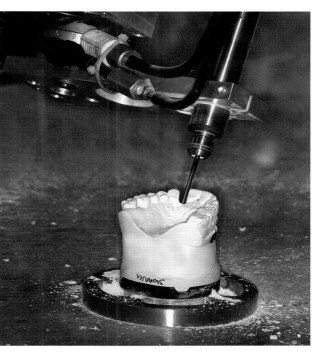

图 9.64 计算机控制机械手臂去除右上侧切牙区的适量石膏

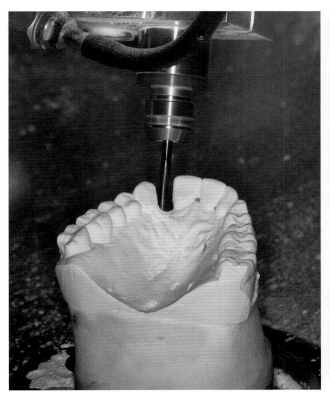

图 9.65 自动控制设备预备出大小合适的窝洞，准备植入种植替代体

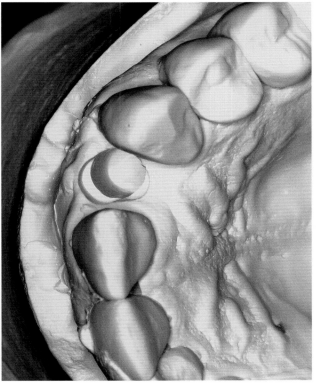

图 9.66 右上侧切牙区植入直径 4mm 的种植替代体，替代体的方向由Encode愈合基台模型的骀面编码所决定

自动控制设备的机械臂夹持一枚直径4mm的种植替代体（ⅡLA20，Biomet 3i）（图9.67），放入事先涂布有氰基丙烯酸酯水门汀的石膏窝洞内（图9.68）。值得注意的是，软组织轮廓也根据原始扫描数据进行CAD设计，不需要特意复制。已经证实，Robocast技术的精确度达到0.2mm（Suttin等，2007）。

　　工作模型在自动控制设备上安装时的定位标志非常重要，如果标志点不准确，则会导致钻孔位置的偏差（图9.69）。如果这样，则需终止钻孔程序，将重新定位模型，并且重复整个扫描过程。

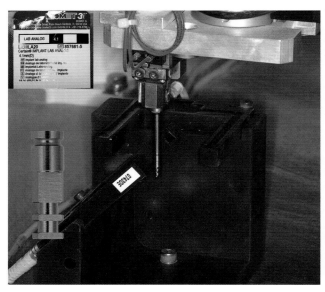

图9.67　机械臂夹持直径4mm的内连接种植替代体
左上图为直径4mm种植替代体的产品外包装；左下图为直径4mm的种植替代体

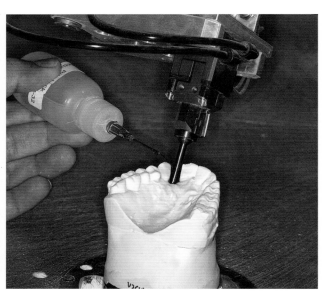

图9.68　替代体植入之前，在模型孔洞内加入氰基丙烯酸酯水门汀。随后按照正确位置方向植入替代体，粘接固位

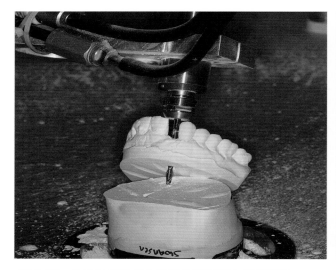

图9.69　钻孔时要将工作模型从配重板上拆卸下来
由于事先已经确定定位标志点，所以工作模型可以重新就位

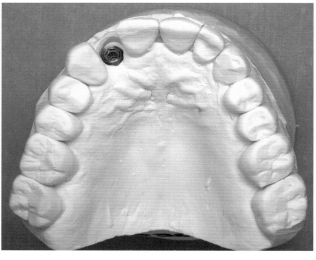

图9.70　直径4mm的内连接种植替代体在Robocast中的𬌗面照

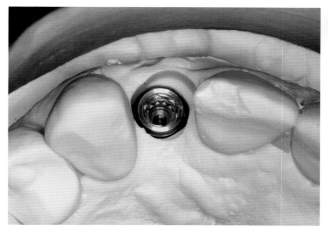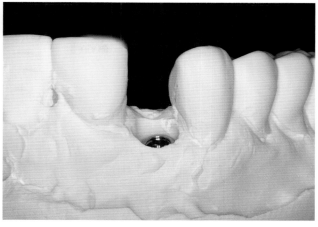

图 9.71 4mm 直径的内连接种植替代体在 Robocast 中的𬌗面特写

需要注意，由于种植体周围的软组织边缘已被记录在原始的扫描数据中，基台设计与术前的软组织轮廓一致，因此无需复制软组织形态

图 9.72 直径 4mm 的内连接种植替代体在 Robocast 中唇侧面照

由于种植体周围的软组织轮廓已经在基台设计步骤就已经纳入考量，因此无需复制软组织形态

　　一旦粘接剂固化，此模型即被称作 Robocast（图9.70～图9.72）。Encode 完全方案的显著特征就是不需要制取种植体水平印模即可获得带有种植替代体的工作模型。随后，将模型与氧化锆基台寄返回技工室制作烤瓷冠。

基台设计/切削 ▶▶▶

下列 Biomet 3i PSR 部门中使用的名词：

• SFD——收缩（尺寸）参数测定。

• Green——陶瓷材料加压后的状态，但尚未进行烧结。

• Bisque（预烧结）——瓷材料经过部分烧结后的状态，此时陶瓷密度小于其最终密度。

• Final density——陶瓷材料经过完全烧结后的状态，此时陶瓷已达到最大密度。

按照加工订单设计个性化基台：

① 边缘类型及位置

• 深凹状边缘。

• 唇侧及邻面边缘位于龈下 1mm。

• 腭侧边缘位于龈上 1mm。

② 𬌗面聚合度

• 约为 6°。

③ 基台腭侧面与对𬌗牙切缘之间的咬合空间

· 约为2mm。

由CAD软件进行基台设计。技师可以通过电子邮件与设计师沟通，提前查看基台的设计情况，在切削前完成最终讨论（图9.73～图9.76）。

基台设计时应考虑陶瓷材料的烧结收缩（SFD）。

设计数据发送至切削设备（Mikron HSM 400，Mikron Agie Charmilles，Nidau，Switzerland）进行陶瓷基台的研磨切削（图9.77）。切削设备厂商宣称，这些设备具有高度的精确度、灵活度及加工速

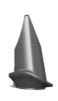
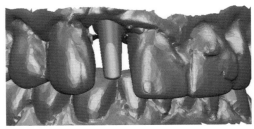
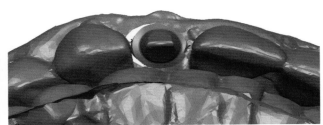

图9.73 初步的基台设计方案，通过电子邮件发送至牙科技师处进行确认
左图为近中面图像，右图为正中咬合时的图像。经过讨论认为，唇/切1/3不能为美学瓷层提供足够的空间，需要重新设计

图9.74 第二次的基台设计方案
该方案根据烤瓷技师的建议，修改了唇/切1/3的设计，保证充足的瓷层空间以及咬合

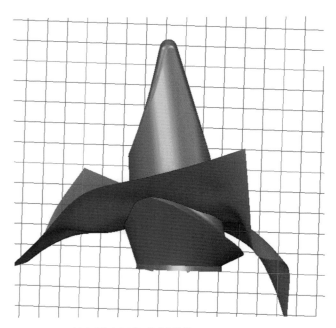
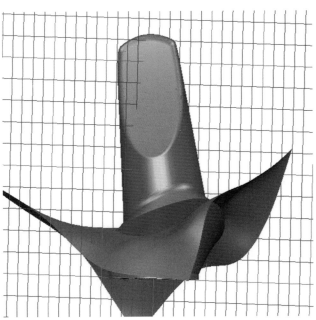

图9.75 基台近中面的虚拟图像
蓝色部分代表种植体周围软组织的位置。在此案例中，边缘位于龈下1mm

图9.76 图为基台腭侧面的虚拟图像
邻牙已从图中移除。蓝色的覆盖部分代表种植体周围软组织的位置。在此案例中，基台腭侧边缘位于龈上1mm

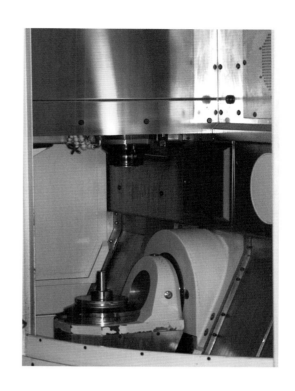

图 9.77 图为用于 Encode 氧化锆基台的切削机

率，并且还具备优越的碎屑清除能力、高度兼容性、良好的人体工学及优化良好的自动化技术。HSM 400U ProdMed Dental 切削设备的高度兼容性是提高产品生产率的关键因素。逆向工程使得口腔解决方案供应商能够读取任何触控式探头以及激光或光学系统所收集的云端数据，从而能够快速、精准地消除现实世界与数字化世界的鸿沟（www.gfac.com/gfac/products/high-speed-machining-centers/hsm-prodmed/mikron-hsm-400u-prodmed-dental.html?L=http%3A%2F%2F www.t-cross.com%2Fcgi%2Fannounce%2Fimages%2Fas awux%2Fuki%2F）。

Encode氧化锆基台是针对患者专门制作的氧化锆永久基台，用于3.4mm、4.1mm及5.0mm种植修复平台的Biomet 3i Certain 种植体的上部结构修复。氧化锆个性化切削基台能够为患者提供更佳的美学效果，主要体现在以下两点：首先，个性化切削基台密合度更高，将种植体与基台间的微间隙降低到最小；第二，氧化锆能够模拟天然牙的透明度。基台由整个氧化锆块一体式设计加工而成。不同于其他的Certain基台，该基台无固位爪状结构，并采用六角形接口，同时适用于双六角结构的Certain MicroMiniplant™（12-point double hex）以及六角结构的直径4.1mm、5.0mm的Certain 种植体，通过基台螺丝固位。

Kollar等（2008）对高强度无硅陶瓷材料的修复适应证进行了研究。共52位患者分别接受单冠和FPD修复，随访12～30个月。结果显示，所有患者的牙周状况均良好；无种植基台或基底冠的折裂，只有1颗前磨牙单冠出现基台螺丝松动；除此以外，还有5颗后牙区的种植牙冠出现崩瓷；美学效果均较可以接受；共3颗牙冠返工重做。结论认为，短期随访显示氧化锆具有良好的生物学、美学及机械性能，能够应用于多种情况下的天然牙或种植体的上部结构修复。

Encode氧化锆基台作为一种新型材料并无相关的长期临床实验。然而，氧化锆基台却已经被广泛应用，大量短期临床研究均证实，陶瓷基台能达到金属基台的临床应用效果（Schneider和Kurtzman，2001；Henriksson和Jemt，2003；Igloo等，2006；Manicone等，2007）。

永久螺丝（ICZGS，Biomet 3i）和试戴螺丝（ICZTIS，Biomet 3i）的头部高度为0.09英寸（以基台连接平面为参考）。因此，基台连接到种植体上以后，螺丝顶端将会与Encode钛愈合基台的螺丝（IUNIHG and IUNITS，Biomet 3i）顶端位于相同的垂直高度。永久螺丝和试戴螺丝的编码分别为ICZGS和ICZTIS，不能与其他的基台螺丝交换使用。

Encode氧化锆基台在软质生坯状态下切削成型，然后进行烧结。切削后的二次烧结时会产生收缩，其影响因素应在设计、加工及烧结过程中就纳入考量。

基台完成后进行抛光（图9.78～图9.83），随后打包寄送到技工室，进行烤瓷冠的制作（图9.84）。

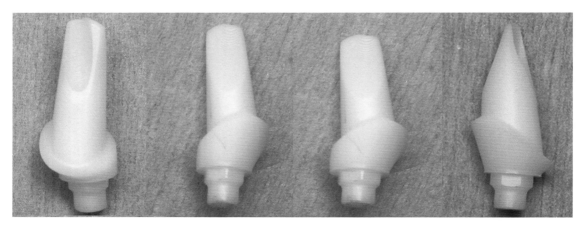

图9.78　烧结后的 Encode 氧化锆基台
基台轮廓均与设计方案一致。左一图为唇侧面；左二图为腭侧面；左三图为近中腭侧；左四图为近中面

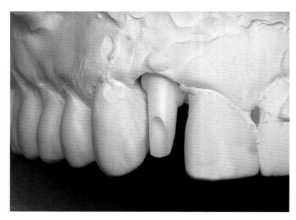

图9.79　安装在 Robocast 上的氧化锆基台的唇侧照
基台边缘轮廓设计已经与种植体周围软组织的形态一致，因此不需要复制软组织轮廓。基台的唇面及邻面边缘位于龈下1mm

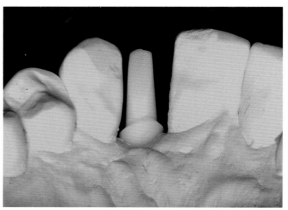

图9.80　安装在 Robocast 上的氧化锆基台的腭侧照
基台的腭侧边缘位于龈上1mm

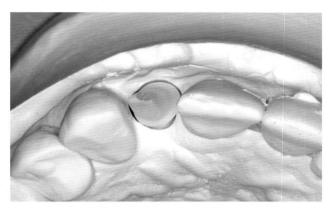

图 9.81 CAD/CAM 氧化锆基台在工作模型上的骀面照

修整基台的唇面/切端1/3的轴壁，保证足够的烤瓷空间

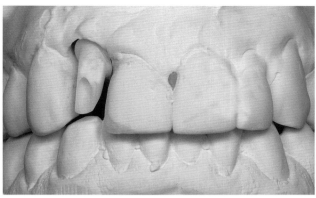

图 9.82 CAD/CAM 氧化锆基台在工作模型上的唇面照
PSR设计师和烤瓷技师讨论完成后，进行切削

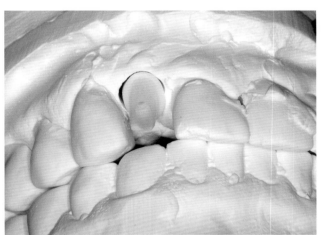

图 9.83 CAD/CAM 氧化锆基台在上颌工作模型上的骀面照

可见正中咬合及侧方运动时都有足够的咬合空间

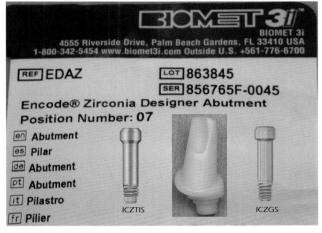

图 9.84 氧化锆基台的包装信息
左侧为试戴螺丝（ICZTIS），中间为Encode氧化锆基台（中间），右侧为镀金基台螺丝（ICZGS）。如有多个基台，则每个基台单独包装，并分配单独的编号用于运输追踪。所有的Encode氧化锆基台都与试戴螺丝及专门的Encode氧化锆基台螺丝一同运送

　　Encode氧化锆基台、试戴螺丝（ICZTIS）及专门用于Encode氧化锆基台的基台螺丝（ICZGS）一同打包寄送。不能与其他的试戴螺丝或基台螺丝交换使用。

　　Encode氧化锆基台在没有安装就位之前相对比较脆弱。基台强度的很大一部分来源于螺丝，如果没有安装到替代体，不可对其进行调磨。如果试戴螺丝没有拧紧就位就对基台进行调磨，基台很容易发生折裂（图9.85及图9.86）。

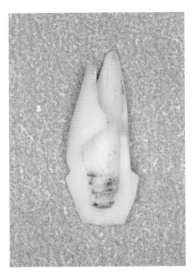

图 9.85 Encode 氧化锆基台在技工室加工时发生折裂 烤瓷技师试图通过"自由手"调磨未安装就位的基台的 轴壁时，基台发生折裂

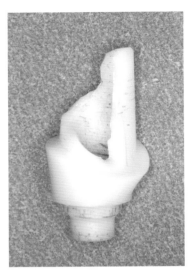

图 9.86 Encode 氧化锆基台在临床上发生的折裂 临床医师没有将基台完全就位于种植体，也没有拧紧试 戴螺丝，然后基台发生了折裂，需要更换新基台。由于 基台设计数据均保存在电脑中，因此不需要重新取模就 能够切削新的基台

烤瓷冠的制作 ▶▶▶

陶瓷技师选择制作具有良好强度（1200MPa）（Sierraalta等，2003）及透明度（Sadan等，2005）的 Nobel Procera 牙冠。

Cabrera等（2007）通过检测Y-TZP基台和氧化锆牙冠在口腔运动中的应力疲劳以及手动调磨对氧化锆基台抗疲劳性能的影响，来研究Y-TZP基台和氧化锆牙冠的耐用性及失败因素。共20颗相同的 CAD/CAM制作的Y-TZP基台（Procera）修复上颌中切牙，其中10颗基台未进行任何调磨（简称OR组）；另外10颗基台（简称IN组）通过标准预备（高速金刚砂车针，80μm颗粒）来模拟基台边缘的软组织适应性调磨。所有基台进行单独扫描，制作Y-TZP Procera内冠，采用传统粘接方法（KetacCem，3M ESPE，St. Paul，MN）将氧化锆冠（NobelRondo-veneered）粘固于基台上部，基台旋入Replace-Select-Tapered 种植体（RP 4.3mm×16mm）（Nobel Biocare）。采用单负荷故障测试来评估其初始抗断裂强度。采用三种应力时变曲线的阶段应力加速疲劳测试（ELF-3300，Bose，Framingham，MA）来模拟口腔运动（1.5～2Hz）。基台或螺丝发生折裂即被定义为失败。使用偏振镜反射光学显微镜和可靠度评估软件（Alta Pro，Reliasoft，Tucson，AZ），按照固定的时间间隔检测样品的裂痕扩展及失败模式。偏轴单负荷测试（约660N）结果显示，一开始会发生瓷层的放射状疲劳裂痕扩展，最终会发生基台（A）或螺丝（S）折裂。OR组的发生比率为：（A=5）/（S=4），IN组的发生比率为：（A=3）/（S=6）。在疲劳期，OR组中样品的最大负荷抵抗强度为300～600N；IN组则为400～575N。所有样品（$n=20$）

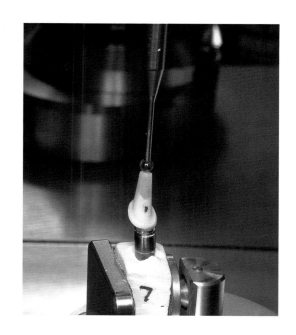

图 9.87 固定基台，准备使用 Procera Forte 扫描仪进行扫描记录氧化锆基台轮廓的数字化信息，用于氧化锆内冠的设计

的威布尔应力水平概率曲线（Weibull stress-level probability curves）计算结果显示，在50000次循环和300N负荷的状况下，可靠度（两侧位于90%的可信区间）为0.73（0.91/0.40）。两个实验组的可信区间（confidence bound）有所重叠，因此不具有显著性差异。结论认为，种植体支持的氧化锆冠和基台无论是否经过调磨，均具有可接受的抗疲劳强度。

使用Procera Forte扫描仪（Nobel Biocare）进行基台扫描，这一步骤约耗时10min（图9.87）。Procera Forte 扫描仪的应用广泛，可以扫描牙冠、贴面、基台以及FPD，从而能够扩展技工室的业务范围。该扫描仪的优势（厂商网址 www1.nobelbiocare.com/en/individualized-prosthetics/ products/ software-and-scanners/scanners.aspx）包括如下：

• 能够扫描全牙列的钛及氧化锆 Procera 种植桥体。

• 用于 Procera桥体设计的最精密的扫描仪，扫描范围：60mm×30mm的氧化锆桥体和70mm×30mm的钛桥体。

• 扫描仪的精确度结合成熟的生产工艺，达到极佳的边缘密合度。

• 生产时间的缩短与成本效益的增长直接相关。

• 适用于目前所有的Procera技术。

触感扫描是现有扫描仪中最精确的扫描类型。扫描数据通过Procera软件进行调整，形成理想的内冠形态，将设计完成数据通过电子邮件发送至Nobel Biocare公司进行氧化锆内冠的切削。厂家网站 www1.nobelbiocare.com/en/individualized-prosthetics/prod- ucts/crowns.aspx）宣称，氧化锆内冠厚度（美学区为0.4mm）要小于其他产品，但强度足够（1200 MPa），并有四种色调可选。内冠加工完成后返回烤瓷技师处制作最终烤瓷冠（图9.88～图9.91）。

使用Vita VM9®瓷粉（Vita Zahnfabrik, Bad Sackingen, Germany）进行内冠饰瓷。厂商宣称（www.

inlab.com/ecomaXL/index.php?site=INLAB_Materials_ZI_VM9)，Vita VM9是细微粒陶瓷VM产品家族的最新成员，专门为Vita YZ Cubes设计，这种材料具有VM7那样的出色性能，同时又能与钇稳定氧化锆〔热膨胀系数（CTE）为10.5〕实现完美兼容。

Vita VM9 Build Up 瓷粉包括底层牙本质瓷、牙本质瓷及牙釉质瓷。使用三层堆叠法可以个性化调整牙釉质瓷用量，从而产生更佳的类天然牙效果。

根据底层牙本质瓷的厚度以及联合应用牙釉质瓷和牙本质瓷，可以个性化调整色调强度。提高底层牙本质瓷比例会加强色调；增加牙本质瓷和牙釉质瓷的比例则会降低色调（图9.92及图9.93）。牙冠

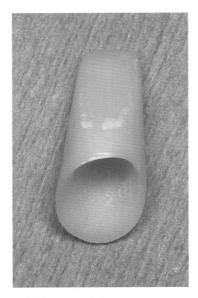

图9.88 氧化锆内冠，厚度为0.4mm

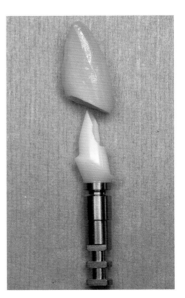

图9.89 氧化锆内冠、氧化锆基台及种植替代体

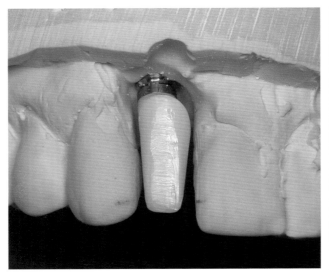

图9.90 图为将氧化锆内冠安装于工作模型（Robocast）中氧化锆基台上部的唇侧技工室照片

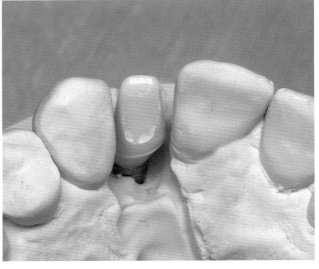

图9.91 图为氧化锆内冠安装于工作模型（Robocast）中的氧化锆基台上部的腭侧技工室照片

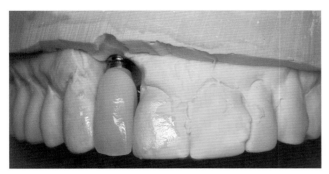

图 9.92 图为陶瓷冠置于工作模型（Robocast）中氧化锆基台上部的唇侧技工室照片

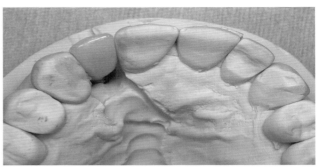

图 9.93 图为陶瓷冠置于工作模型（Robocast）中氧化锆基台上部的腭侧技工室照片

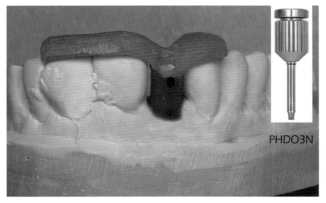

PHDO3N

图 9.94 在 Robocast 上制作基台转移附件
转移附件与邻牙的切缘贴合，将右上图中的扳手作为占位器确保螺丝通道的通畅。转移附件能够简便精准的将基台从模型转移至口内，能够有效地帮助种植修复经验有限的临床医师

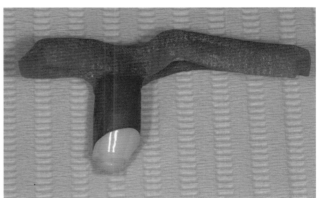

图 9.95 与基台连接的转移附件
可见切缘的压痕。压痕能够协助转移附件就位于切端，将基台的六角结构位置转移至口内的种植体上部

在正中𬌗时轻咬合接触，在侧方或前伸运动时无咬合接触。

使用丙烯酸自固化树脂在自动控制系统模型（Robocast）上制作基台转移附件，通过邻牙切缘位置转移基台在替代体上的准确位置（图 9.94）。制作基台转移附件时，需使用试戴螺丝和 0.048 英寸扳手（PHD03N，Biomet 3i）。

需要注意，Encode 基台的螺丝通道适配窄扳手，常规扳手（PHD02，PHD03，Biomet 3i）直径过大。如果技师或临床医师试图在 Encode 基台上使用常规扳手，基台将会发生折裂。调拌丙烯酸自固化树脂并涂布于基台及邻牙切缘，避免进入倒凹，并使用扳手保持螺丝通道的通畅。材料固化后，取下基台及转移附件（图 9.95），用于将氧化锆基台正确连接于种植体的内六角结构。

临床试戴 ▶▶▶

患者预约进行临床戴牙；上次就诊后患者无不适，急于进行接下来的临床治疗（图9.96及图9.97）。

使用适配扳手（PHD03N）取下愈合基台，种植体周围软组织已愈合，且与愈合基台的大小及形态一致（图9.98）。

将带有试戴螺丝（ICZTIS）的基台放入基台转移附件，并借助于压痕就位于邻牙切缘。在加力前，必须确保基台完全就位于种植体，若螺丝未能拧紧则十分容易发生折裂。

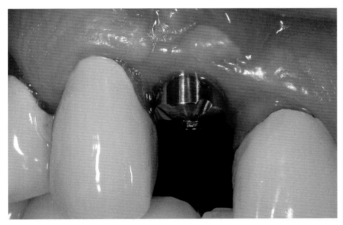

图 9.96　患者准备安装最终氧化锆基台及烤瓷冠，可见种植体周围软组织与愈合基台的形状贴合

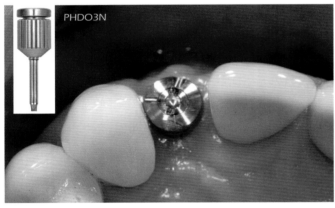

图 9.97　患者安装最终氧化锆基台及烤瓷冠当天的Encode 愈合基台的𬌗面照
基台𬌗面的编码始终位于龈上，基台经过高度抛光，无菌斑附着。使用0.048英寸扳手（PHD03N，见插图）旋下愈合基台

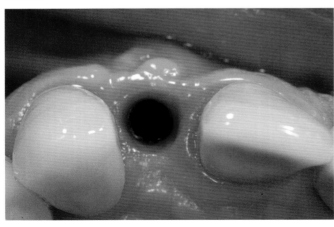

图 9.98　旋下愈合基台后可见种植体周围软组织已经愈合，并与愈合基台的大小形态一致，整个种植体修复平台均清晰可见

手动旋紧试戴螺丝，并拍摄放射线片（图9.99）。扳手加力前，需保证这些基台完全就位于种植体六角形连接结构，并保证扳手与基台长轴平行，若基台螺丝没有良好就位，则基台容易折裂。放射线片评估，确保基台完全就位（图9.100及图9.101）。

在基台上及口内试戴烤瓷冠，调整邻接点使牙冠就位（图9.102及图9.103），再次拍摄放射线片检查牙冠是否完全就位（图9.104）。

患者坐直或斜靠位下评估咬合，调整下颌后牙颊尖与上颌后牙中央窝接触，并建立尖牙引导殆。工作侧运动时，平衡侧无接触，中切牙发挥前牙引导功能。

牙冠及基台从种植体上移除，并对牙冠进行抛光。基台按照正确的位置重新放入基台转移附件，并通过凹槽与邻牙切缘的匹配重新就位于种植体上部。最终基台螺丝（ICZGS，Biomet 3i）手动上紧

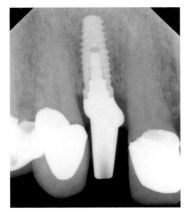

图9.99 拍摄放射线片确认氧化锆基台及试戴螺丝就位
在试戴螺丝加力前，应保证基台正确地就位于种植体上部

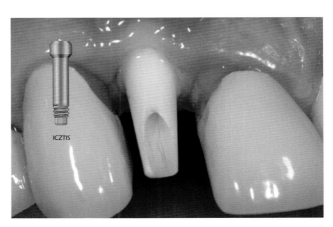

图9.100 氧化锆基台就位后的唇侧照
唇侧及邻面边缘位于龈下约1mm。左上插图为试戴螺丝（ICZTIS）

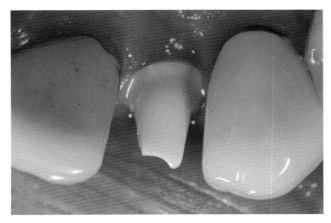

图9.101 氧化锆基台的腭侧照
按照设计，腭侧边缘稍位于龈上

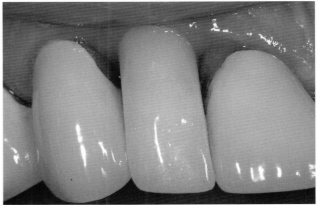

图9.102 牙冠就位后的唇侧照
临床牙冠形态为长方形，缺乏正常上颌侧切牙所具备的三角形外展隙。种植体直径为3.25mm，修复平台直径为3.4mm。若采用更小直径的修复平台，那么牙冠的穿龈轮廓将会更加协调

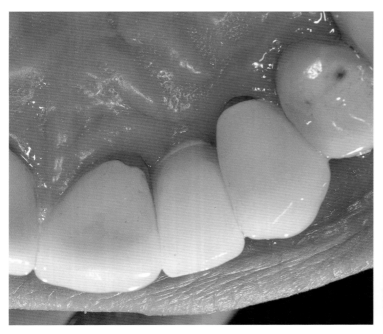

图9.103 牙冠就位后的腭侧照

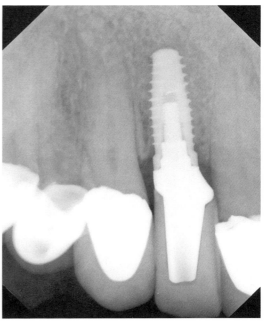

图9.104 氧化锆基台及烤瓷冠就位后的根尖片

图示牙冠完全就位于氧化锆基台上部

（图9.105）。将大型六角扳手的顶端（RASH3N，Biomet 3i）装到加力扳手内（CATDB，Biomet 3i），放入基台内螺丝孔内，采用20Ncm扭矩上紧螺丝（图9.106）。使用棉球和复合树脂封闭螺丝孔（图9.107）。采用双固化粘接剂粘接牙冠，清除多余粘接剂后，治疗结束（图9.108及图9.109）。

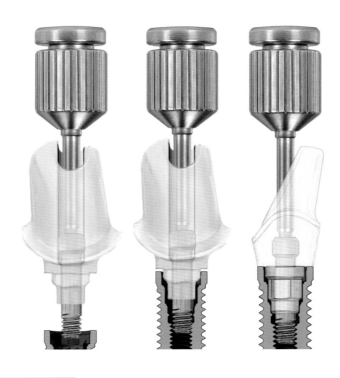

图9.105 氧化锆基台就位示意图

将基台安放于种植体六角结构，使用扳手（PHD03N）手动拧紧基台螺丝（ICZGS）（从左至右）

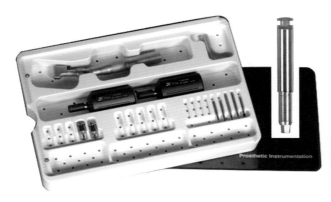

图 9.106 Biomet 3i 销售的反角扭矩扳手工具盒（Contra Angle Torque Driver Kit）
其中包括反角扭矩扳手的体部、20Ncm 及 32Ncm 的扭矩控制器、2 个手动扳手、4 个反角扳手。RASH3N 反角扳手尖端（右侧插图）

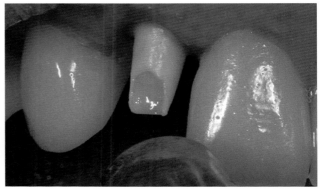

图 9.107 光固化复合树脂封闭螺丝孔，封闭前注意安放小棉球

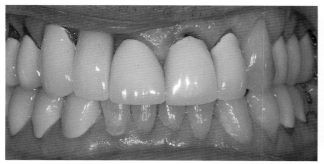

图 9.108 右上颌侧切牙烤瓷冠粘固后的唇面照

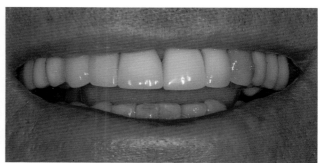

图 9.109 患者说话时的临床照片唇运动时，不会露出种植修复体的牙龈边缘。烤瓷修复体的色泽与其他前牙完美地融入一体

　　本章病例采用CAD/CAM氧化锆基台支持的粘接固位的烤瓷冠修复缺失的上颌侧切牙。该病例采用CAD/CAM技术设计并切削个性化的氧化锆基台及烤瓷冠，无需种植体水平取模。这一方案能为临床医师及牙科技师带来许多益处，技工室在无需购买价格昂贵的扫描仪及切削机器的情况下，就能够制造最先进的CAD/CAM基台。这种修复体的制造工艺简单，具有良好的美学效果及功能，人工成本也相应下降。

　　一方面，能够使更多的全科口腔医师也能开展种植修复，从而使牙科技工室可以获得更多种植业务及利润；另一方面，能够为经验丰富的修复医师提供高品质的个性化CAD/CAM基台。

　　本章节病例的治疗方案由以下临床医师及牙科技师完成：
牙周医师：C. Garry O'Connor，DDS，MS；La Crosse，WI。

修复医师：James Allen，DDS；West Salem，WI。

PSR 设计师：Nancy Cronin，Palm Beach Gardens，FL。

牙科技师：基台精修——Anatoliy Shakarov；诊断蜡型——Mr. Alexey Zorin；基台扫描——Mark Power；饰瓷——Tom Bruner，CDT，North Shore Dental Laboratories，Lynn，MA。

插图师：Robin deSomer Pierce，BSMI，Palm Beach Gardens，FL。

参考文献

Att, W, Kurun, S, Gerds, T, Strub, JR. 2006. Fracture resistance of single-tooth implant-supported all-ceramic restorations: an in vitro study. *J Prosthet Dent* 95(2):111–116.

Biggs, A. 2000. Controls, CADCAM, and factory automation. *Manuf Eng* 125(2):194–226.

Binon, PP, McHugh, MJ. 1996. The effect of eliminating implant/abutment rotational misfit on screw joint stability. *Int J Prosthodont* 9(6):511–519.

Bioengineering. 2004. Palm Beach Gardens, FL: Implant Innovations, Inc.

Brodbeck, U. 2003. The ZiReal post: a new ceramic implant abutment. *J Esthet Restor Dent* 15(1):10–23.

Cabrera, M, Hegenbarth, E, Thompson, VP, Rekow, ED, Stappert, CF. 2007. Fatigue analysis of individualized zirconia implant-abutments and crowns. *J Dent Res* 86(Spec Iss A):abstract 0392.

Drago, C. 2006. Two new clinical/laboratory protocols for CAD/CAM implant restorations. *J Am Dent Assoc* 137:794–800.

Drago, C. 2008. *Volumetric determination of the degree of misfit in CAD/CAM and cast implant frameworks: a pilot laboratory study*. Presented at the Academy of Osseointegration Annual Scientific Meeting, San Antonio, TX.

Drago, C, Peterson, T. 2007. Treatment of an edentulous patient with CAD/CAM technology: a clinical report. *J Prosthodont* 16:200–208.

Drago, CJ, Lazzara, R. 2004. A clinical report on the immediate provisional restoration of OSSEOTITE® implants: 18-month results. *Int J Oral Maxillofac Implants* 19:534–541.

Duke, SE. 2001. The status of CADCAM in restorative dentistry. *Compend Contin Educ Dent* 22(11):968–972.

Duret, F, Blouin, JL, Duret, B. 1988. CAD-CAM in dentistry. *J Am Dent Assoc* 11(6):715–720.

Elliasson, A, Wennerberg, A, Johansson, A, Ortorp, A, Jemt, T. 2008. The precision of fit of milled titanium implant frameworks (I-Bridge®) in the edentulous jaw. *Clin Implant Dent Relat Res* Dec 3. (Epub ahead of print)

Fradeani, M, Redemagni, M. 2002. An 11-year clinical evaluation of leucite reinforced glass ceramic crowns: a retrospective study. *Quintessence Int* 33:503–510.

Galli, F, Capelli, M, Zuffetti, F, Testori, T, Esposito, M. 2008. Immediate non-occlusal vs. early loading of dental implants in partially edentulous patients: a multicentre randomized clinical trial. Peri-implant bone and soft-tissue levels. *Clin Oral Implants Res* 19(6):546–552.

Henriksson, K, Jemt, T. 2003. Evaluation of custom made Procera ceramic abutments for single implant tooth replacement: a prospective 1 year follow up study. *Int J Prosthodont* 16(6):626–630.

Kano, SC, Binon, PP, Bonfante, G, Curtis, DA. 2007. The effect of casting procedures on rotational misfit in castable abutments. *Int J Oral Maxillofac Implants* 22(4):575–579.

Kerstein, RB, Castellucci, F, Osorio, J. 2000. Ideal gingival form with computer-generated permanent healing abutments. *Compend Contin Educ Dent* 21(10):793–801.

Kollar, A, Huber, S, Mericske, E, Mericske-Stern, R. 2008. Zirconia for teeth and implants: a case series. *Int J Periodontics Restorative Dent* 28(5):479–487.

Krause, D. 2001. Build, deliver and above all, communicate. *Manuf Eng* 127(2):68–74.

Lazzara, RJ. 1994. Criteria for implant selection: surgical and prosthetic considerations. *Pract Periodontics Aesthetic Dent* 6(9):55–62.

Manicone PF, Rossi Iommetti P, Raffaelli L. 2007. An overview of zirconia ceramics: basic properties and clinical applications. *J Dent* 35(11):819–826.

Mehl, A, Hickel, R. 2001. Current state of development and perspectives of machine-base production methods for dental restorations. *Int J Comput Dent* 1:9–36.

Mormann, WH, Brandestini, M, Ferru, A. 1985. Marginal adaptation of adhesive porcelain inlays in vitro. *Schweiz Monatsschr Zahnmed* 95(12):1118–1129.

Oden, A, Andersson, M, Krystek-Ondracek, I. 1998. Five-year clinical evaluation of Procera AllCeram crowns. *J Prosthet Dent* 80: 450–456.

Ortorp, A, Jemt, T. 2004. Clinical experiences of computer numeric control-milled titanium frameworks supported by implants in the edentulous jaw: a 5-year prospective study. *Clin Implant Dent Relat Res* 6(4):199–209.

Ortorp, A, Jemt, T, Back, T, Jalevik, T. 2003. Comparisons of precision of fit between cast and CNC-milled titanium implant frameworks for the edentulous mandible. *Int J Prosthodont* 16:194–200.

Peterson, T, Drago, C. 2007. Simplified laboratory protocols for CAD/CAM abutments. *J Dent Technol* 24:34–40.

Popper, HA, Popper, MJ, Popper, JP. 2003. The Branemark novum protocol: description of the treatment procedure and a clinical pilot study of 11 cases. *Int J Periodontics Restorative Dent* 23(5):459–465.

Probster, L. 1996. Four year clinical study of glass-infiltrated, sintered alumina crowns. *J Oral Rehabil* 23:147–151.

Raigrodski, A, Chiche, G, Potiket, N. 2006. The efficacy of posterior three unit zirconium oxide based ceramic fixed partial dental prostheses: a prospective clinical pilot study. *J Prosthet Dent* 96:237–244.

Reich, S, Wichmann, M, Nkenke, E. 2005. Clinical fit of all-ceramic three-unit fixed partial dentures, generated with three different CAD/CAM systems. *Eur J Oral Sci* 113:174–179.

Sadan, A, Blatz, MB, Lang, B. 2005. Clinical considerations for densely sintered alumina and zirconia restorations: part 1. *Int J Periodontics Restorative Dent* 25(3):213–219.

Sailer, I, Fehér, A, Filser, F, Gauckler, LJ, Lüthy, H, Hämmerle, CH. 2007. Five-year clinical results of zirconia frameworks for posterior fixed partial dentures. *Int J Prosthodont* 20(4):383–388.

Schneider, A, Kurtzman, G. 2001. Computerized milled solid implant abutments utilized at second stage surgery. *Gen Dent* 49(4):416–420.

Sierraalta, M, Odén, A, Razzoog, ME. 2003. Material strength of zirconia produced with two methods. *J Dent Res* 82(Spec Iss A):AADR (abstract #450).

Suttin, Z, Goolik, A, Gubbi, P. 2007. *Accuracy of implant analog placement in dental casts using a robot*. Poster presented at the 22nd Annual Meeting of the Academy of Osseointegration, San Antonio, TX.

Suttor, D, Bunke, K, Hoescheler, S. 2001. Lava-the system for all ceramic ZrO_2 crown and bridge frameworks. *Int J Comput Dent* 3:195–206.

Testori, T, Del Fabbro, M, Feldman, S, Vincenzi, G, Sullivan, D, Rossi, R Jr., Anitua, E, Bianchi, F, Francetti, L, Weinstein, RL. 2002. A multicenter prospective evaluation of 2-months loaded Osseotite implants placed in the posterior jaws: 3-year follow-up results. *Clin Oral Implants Res* 13(2):154–161.

Tinschert, J, Natt, G, Hassenpflug, S. 2004. Status of current CAD/CAM technology in dental medicine. *Int J Comput Dent* 7:25–45.

Vigolo P, Fonzi F, Majzoub Z, Cordioli G. 2005. An in vitro evaluation of ZiReal abutments with hexagonal connection: in original state and following abutment preparation. *Int J Oral Maxillofac Implants* 20(1): 108–114.

Vigolo, P, Fonzi, F, Majzoub, Z, Cordioli, G. 2006. An in vitro evaluation of titanium, zirconia, and alumina Procera abutments with hexagonal connection. *Int J Oral Maxillofac Implants* 21(4):575–580.

Willer, J, Rossbach, A, Weber, HP. 1998. Computer-assisted milling of dental restorations using a new CAD/CAM data acquisition system. *J Prosthet Dent* 80:346–353.

Wolf, D, Bindl, A, Schmidlin, PR, Lüthy, H, Mörmann, WH. 2008. Strength of CAD/CAM-generated esthetic ceramic molar implant crowns. *Int J Oral Maxillofac Implants* 23(4):609–617.

第10章　上颌无牙颌计算机引导手术/即刻负荷

引言 ▶▶▶

　　众所皆知，无牙颌患者在缺牙后，会发生明显且不可逆的骨吸收变化（Atwood和Coy，1971；Tallgren，1972）。这些骨吸收过程会引起无牙颌的解剖构造的显著改变，这可能会在患者适应全口义齿时发生困难。在某些情况下，长期的骨吸收可能使得种植体植入变得不可行（Gelb，1993）。此种情况下骨移植手术并不一定能成功地提供足够的骨宽度以进行种植体植入。为了让无牙颌患者在既有的解剖限制之下，使修复体能有最佳的功能与美观，会需要额外的手术与高技术性的修复程序。这些额外的程序会增加并发症，并可能导致种植整体成功率下降。治疗时间与成本也将会增加。

　　早期，口腔种植在义齿负荷方面是由一套严谨的程序所限制（Brånemark等，1977；Albeksson等，1986）。在20世纪60年代，种植体的即刻负荷造成种植体周围纤维组织的包覆、种植体松动与种植体失败（Linkow和Charchee，1970）。随着口腔种植的临床研究日增，发现在某些情况下，骨内种植体的即刻负荷可以像上述的未受力负荷愈合程序一样有效。Schnitman等（1990，1997）报告在无牙颌的治疗中，使用了Brainemark种植体与即刻固定临时修复体。在这些研究者的报告中，所有种植体的10年累积存活率（CSR）为93.4%（包合即刻负荷的愈合程序与非加载负荷的愈合程序）。即刻负荷的种植体存活表分析显示10年的CSR为84.7%；非加载负荷种植体的10年CSR为100%。此两组数据之间在统计上有显著差异（P=0.022）。

　　Tarnow等（1997）报告关于利用机械加工处理与其他表面处理的种植体，在上下无牙颌进行即刻负荷的研究。在宏观与微观下，上颌与下颌有明显差异。在两颏孔之间的部位，上颌骨的骨密度低于下颌骨（Branemark等，1977；Albrektsson等，1986）。上颌无牙颌有较多骨小梁，较皮质骨软，因此较难达到种植体植入所需的初期稳定性，而许多人认为种植体稳定是骨结合过程中最重要因素（Friberg等，1991）。在松质骨中，有几种方法可以克服这些解剖构造上的限制，以达到高度的种植体稳定。这些方法包括：种植体区用钻针备洞时，选用小一号的终末钻针或选择不同形状、长度、直径的种植体（Adrianssens和Herman，2001）。在种植体的即刻负荷中，建议最小植入扭矩为40Ncm（Vamken Bagqerle等，2003）。这样的结论仍有许多的争议，像是多颗、连接种植体与单颗、未连接种植体之间的情况差异（Del Fabbro等，2006）。Brunski（1993）的假设认为，种植体在其备洞内的微动会对骨结合有负面影响。其他的研究者们认为，为了达到可预期的骨结合，必须遵循精准的手术与修复程序（Skalak，1983；Gali等，2008；Testori等，2008）。

　　Tealdo等（2008）近来发表了一篇研究，他们在上颌无牙颌中，对4～6颗种植体使用固定式螺丝固位修复体并进行即刻负荷，用以评估这些种植体12个月后的存活率。他们将此程序称为哥伦布桥程序。共有21名上颌牙或余留牙被全部拔除的患者，分别接受4～6颗种植体（n=111）。在手术后的24h内，所有患者都接受以钯合金支架（palladium）支撑并以螺丝固位固定式临时修复体。种植体的植入扭矩至少为40Ncm。种植体分成锥形种植体与圆柱形种植体两组，植入在已愈合的骨中或新鲜拔牙窝内。种植体也被分为垂直种植体或倾斜种植体。经过平均18个月的愈合时间后，再装上永久修复体。X线检查的时间点为刚装上临时修复体以及12个月之后。在组间以双向方差析（ANOVA），来比较组间的骨吸收（α=0.05）。所有的患者平均追踪时间为20个月（时间跨度：13～28个月）。在12个月的追踪回访中（手术后），累积种植体存活率为92.8%；修复体存活率为100%。将锥形或圆柱形种植体，一组植入在新鲜拔牙窝洞，另一组则将种植体植入在已愈合的缺牙区。组间的种植体存活率在统计上并无显著差异；在垂直种植体与倾斜种植体的存活率之间，也没有组间差异。在最初3个月中，有8颗种植体失败，其中5颗种植体是置入在远中游离端。在12个月的观察期间内，牙槽嵴骨高度平均减少0.84mm（95% CI；0.68～0.99mm）。Tealdo等（2008）的结论是在他们针对这21位上颌无牙患者所做的12个月的追踪期间内4～6颗种植体就足以成功地支持种植固定式螺丝固位修复体。

倾斜种植体 ▶▶▶

上颌窦的存在可能会限制甚至是阻碍上颌后牙区的种植治疗。几位研究者已提出关于远中游离端倾斜种植体的使用，此种植体有可能作为在上颌后牙区进行骨移植的替代治疗（Bergkvist等，2005；Malo等，2005；Tealdo等，2008）。

Zampelis等（2007）评估了倾斜的连接种植体，其应力分布于种植体修复平台周围骨质的状况，同时比较了以倾斜种植体作为远中基牙搭配垂直种植体使用，以及远中悬臂的使用。他们构建二维模型，使用2颗13mm的种植体，并以钛支架（16mm×3mm）相连，以进行有限元分析。种植体在骨内模拟不同的骨属性。沿着倾斜种植体周围的边缘骨，做出一个小凹陷，以模拟生理性的骨改建。在其中一个模型中，使用1颗7mm长的远中悬臂与游离端垂直种植体相连；在对照模型中，所使用的远中种植体（长度为13mm或19mm）呈45°的远中向倾斜，用来支持悬臂的游离端。将50Ncm的力施于钛支架上。在研究者的报告中，两个模型在骨与种植体接触的最冠方都受到相同的应力，与倾斜的角度无关，这也证明倾斜的连接种植体并不会使得种植体修复平台的周围骨承受到较多的应力。此悬臂模型显示，使用悬臂会造成种植体周围的边缘骨有较多的应力。当游离端种植体植入的位置向根尖倾斜，并且能支持悬臂的游离端时，悬臂的力臂会被抵销，此应力会降低到"正常"值。使用较长的种植体仅能降低极少的应力。Zampelis等（2007）的结论为，在二维有限元分析的限定条件下，相较于垂直种植体，以固定式修复体来连接向远中倾斜的种植体并不会增加骨头所受到的应力。比起游离端悬臂，使用远中倾斜种植体有其生物机械优势。

在Capelli等（2007）的研究中，他们使用垂直与倾斜种植体来支持具有远中延伸的全牙列螺丝固位修复体，并使之即刻负荷，以重建无牙颌，并评估其治疗结果。在4所临床中心，总共连续将342颗种植体（Osseotite NT，Biomet 3i，Palm Beach Gardens，FL），植入到65位患者口内（96颗种植体植入在24个下颌；246颗种植体植入在41个上颌）。在每个下颌，两颗远中种植体皆倾斜25°～35°。手术后48h内，即戴上全牙列临时修复体（以钛支架与树脂义齿所制成），允许完全的功能性咬合与即刻负荷。在种植体植入与戴入临时修复体3个月后，装上永久修复体。

Capelli等（2007）报告，上颌种植体负荷后的第1年内有3颗种植体发生失败。在18个月内，又有2颗种植体失败。上颌种植体的CSR在40个月的追踪期内为97.59%，下颌则无种植体失败。两颌的修复存活率为100%。此期间内，在垂直种植体与倾斜种植体周围的边缘骨吸收程度相仿。患者们表示，对于治疗结果的美观、发音与功能感到满意。Capelli等（2007）的结论是，初始的结果显示使用桥架式修复体（hybrid prostheses）来对无牙上颌（6颗种植体）与下颌（4颗种植体）进行即刻负荷，会是一种可行的治疗选择，可用以治疗无牙颌患者，而不需要进行像上颌窦提升术或骨块移植等复杂的有创手术。至少在研究的过程中，临床结果显示即刻负荷的倾斜种植体，在两颌能达到与垂直种植体相同的治疗结果。其他研究者的报告也显示，在无牙颌上都有类似的高累积存活率（Bergkvist等，2005；Mal6等，2005；Tealdo等，2008）。

Agliardi等（2008）进行一项前瞻性研究，以评估在完全不进行任何骨移植的前提下，用新的手术方式来对无牙上颌进行即刻重建。他们将此程序命名为"V‐Ⅱ‐V"。其包含以6颗种植体来支撑即刻负荷的全牙列临时修复体：2颗远中种植体位于上颌窦的后壁（且相对于咬合平面呈30°～45°）；另外2颗倾斜种植体则位于于上颌窦前壁；而2颗垂直种植体则位于上颌前部内。植入种植体后4个小时内，戴上树脂临时修复体。在每次的追踪回诊中，检查并纪录牙菌斑指数与出血指数，同时评估在垂直种植体与倾斜种植体周围的边缘骨高度变化，并制订一问卷来评估患者对于功能及美观上的满意度。此研究中，共有21名患者接受治疗。总共植入126颗种植体，其中19个修复体能持续保持功能超过12个月。平均的追踪时间期间为20个月（范围：4～35个月）。直到该研究的发表时间为止，没有种植体失败发生。种植体与修复体的CSR皆为100%，而且也没有任何手术或修复并发症。就1年后的种植体周围骨丧失而言，垂直种植体（0.8mm；SD=0.4；n=28）与倾斜种植体（0.9mm；SD=0.5mm；n=56）的情况相仿（$P>0.05$）。Agliardi等（2008）的结论是，对于无牙上颌的即刻重建来说，"V‐Ⅱ‐V"技术是一项可行的治疗方法。他们也告诫说，这些振奋人心的初期研究结果仍需要长期的评估。

计算机断层扫描 ▶▶▶

CT是一种数字化的影像方法，它能够形成断层影像，且其影像分层不会因周围的解剖构造所产生的伪影而模糊。CT能够区分软、硬组织，因此能呈现牙齿、牙槽骨板、牙周韧带间隙、皮质骨与牙槽骨的精确影像。计算机断层产生的轴向影像，是垂直于所检查解剖部位的长轴。就定义来说，CT影像是三维影像，其厚度是对应到特定影像程序的切片间隔。CT影像的每一个独立元素都被称为体素，并且有其亨氏单位数值，能描述该CT影像的密度。每一体素包合12位元的数据，其亨氏单位数值范围从-1000（空气）到+3000（牙釉质/牙科材料）不等。一般来说，CT扫描仪对于水所测的亨氏单位数值会被校准归零。CT密度量表是被量化且有意义的，能识别并区分结构与组织。

自从在20世纪80年代CT被引进开始，CT模拟口腔颌面部的效率已有许多的记录（Helms等，1982）。每一张影像中，组织密度的差异可用来区分不同的组织构造，也可以检测出骨质特征（Lekholm，Zarb，1985；Shahlaie等，2003；Lee等，2007）。

Ganz（2008）发表一篇关于CT及锥形束放射计算机断层（conebeam CT，CBCT）科技的文章，并宣称，相较于传统的二维放射线影像，这些影像方法为临床医师提供了新的方式来检视患者的解剖构造。Ganz（2008）认为互动式软件应用程序能够改善对于CT数据的判读。Ganz（2008）也警告，使用此项新科技必须建立在良好的手术及修复程序基础上。软件与硬件的发展，让临床医师有了必要工具，不但能够保持传统的诊疗水平，也能够享受新科技的好处。创新的软件应用程序的增强功能，让临床医师能够借助各式各样的三维影像进行诠释和操作。当治疗计划软件与计算机辅助设计与制造（CAD/CAM）相结合时，将产生深远影响。Ganz（2008）宣称，使用所有的现有虚拟工具，口腔种植可以做到真正的以修复为导向，做到更具可预期性的种植体植入与修复设计，并最终能惠及患者。

CT影像具有较佳的诊断能力，尤其在口腔种植治疗计划这一环节，多年来已经广为人知（Eckerdal和Kvint，1986；Stella和Tharanon，1990）。然而，牙科医师一般能够使用到CT扫描仪的机会相当有限，而且扫描结果的解读工作大多是由放射科医师所担任。用格式化的CT数据作运算是相当费力的，然后这些信息会被转送到指定转诊的临床医师那里使用，但有时候临床医师不一定知道这些数据是如何得来的。这些困难限制了CT技术在牙科方向的发展。而新的牙科CT扫描被称为Dentascan（Kircos和Misch，2005）。

Kircosand Misch（2005）指出Dentascan有以下几项局限：

① 影像可能无法反映出真实的实物大小，而需放大倍率来作补偿。

② 为了判定骨的质量，需要使用影像方面的计算机。

③ 硬拷贝的Dentascan图像只包含该研究中一个有限范围内的诊断灰度范围。

④ 在检查的过程中，由于横断面影像必须垂直于轴向的影像平面。因此患者的头部必须保持一定角度的倾斜。

锥形束放射计算机扫描 ▶▶▶

近5年来，CBCT已广泛获得牙科人士的认可（White，2008）。White（2008）回顾了在牙科中使用CBCT，并探讨相关的问题，以寻求进一步的发展。CBCT仪器会发射X光束，其形状呈锥形，而不像传统CT仪器发射扇形的光线。当光束通过患者时，残余的光束会被未定型硅化物平面板或影像加强/电联装置探测器（CCD）所捕捉。光束的直径为4～30cm，以单一方向的方式环绕并照射患者，并捕捉160～599张基像（basis images）。这些基像，以体素为单位，用来计算在平面或曲面构造的任一方向上所截取的影像。体素为等向性，最小可达0.125mm。如此一来，可以获取骨头与软组织的三维影像。CBCT在牙科中最常见的适应证有：评估上下颌以植入种植体、评估颞下颌关节（TMJ）以找出骨骼的退行性变化、为矫正治疗计划而进行牙齿与颜面构造的检查、于拔牙前先评估下颌第三磨牙与下齿槽神经管之间的距离、评估牙齿与骨骼以找出感染、囊肿或肿瘤。

White（2008）认为，就这些工作而言，CBCT大致上已经取代了传统的断层扫描。CBCT的有效剂量范围为6～477mSv。White（2005）提出几个在未来需要考虑到的问题：加强操作者在获取与解读CBCT影像的训练，以及更进一步减少患者所受的辐射剂量。

相较于传统的X线影像，CT虽然需要投资更多的金钱与精力（数字化的断层影像信息、制作扫描辅助装置、手术中辅助追踪钻针的路径与深度和/或根据放射影像来制作手术导板），但CT技术的优点在于能够消除自由手种植时可能发生的错误，并且能系统提高治疗成功率。此外，也必须考虑到此项技术对于保护及避免伤及重要解剖结构的潜力，以及考虑到以修复导向的种植体定位美观与功能的优点。然而，仍需要经过长期临床研究，才能确认使用CT技术的性价比，以及让患者受到较多辐射剂量及花费额外的精力与金钱等是否有其价值（Widmann和Bale，2006）。

交互式计算机断层扫描 ▶▶▶

交互式CT已经解除了许多与计算机断层相关的限制（Van Steenberghe，2005）。在影像中心，现在已经可以将数字化扫描信息转移到磁盘。只要借着适当的软件程序。临床医师就可以在他们的个人计算机上拟定治疗计划。根据Parel与Triplett（2004）的研究，交互式CT可以精准地做到种植相关的治疗计划；所取得的影像也可以用在术前制作手术导板与永久修复体。他们发现，此技术功能强大且易于使用，他们认为这将会为临床医师在种植方面带来极大便利。

Van Assche等（2007）报告了关于以计算机为主的三维空间治疗计划转移的精确性，他们使用重新格式化的CBCT影像，用以将种植体植入在牙列缺损区域。他们从4个福尔马林固定的人体下颌骨标本，使用3D Accuitomo FPD（J.Morita Mfg.Corp，Kyoto，Japan）CT来取得影像。所取得数据被用于针对牙列缺损植入种植体的治疗计划，然后将该数据转移，利用SLA钻针导引（stereoli-thographic，SLA，drillguides）运用到手术中。接着比对术前与术后的CBCT影像，并计算种植体的实际位置与计划位置之间的偏差。研究者的报告指出，实际的种植体位置相较于治疗计划有平均约2°的角度偏差

（SD=0.8，范围0.7°～4.0°）。就平均的距离偏差而言，种植体修复平台的偏差为1.1mm（SD=0.7mm，范围0.3～2.3mm），而在种植体根尖部的偏差则为2.0mm（SD=0.7mm，范围0.7～2.4mm）。Van Assche等（2007）认为，CBCT可用于种植的治疗计划，但临床医师需要意识到，根据此研究结果，可能会有至多4°的角度误差，而且种植体根尖与所计划的种植体位置可能会有至多2.4mm的线性偏差。

CT治疗计划的正确性 ▶▶▶

Veyre-Goulet等（2008）评估并量化CBCT线性测量之准确性，CBCT使用的影像增强管与可视链来作为X线检测器，尽管这会损失对比分辨率。众所皆知，传统的X线不但缺乏骨宽度的信息，而且会因定位误差或放大倍率的不确定造成影像失真，可能会使得骨高度的测量不正确（Petrikowski等，1989；Bou Serhal等，2002）。

Veyre-Goulet等（2008）在3个干燥的人类头骨上颌后区钻了3个孔，将孔用牙胶充填。进行CBCT扫描后，将在扫描数据上所得的测量值与从实际的干燥头骨所得的测量值相比较。Veyre-Goulet等（2008）的报告中，两组的数据差异分别为0.05mm及0.3mm。他们认为，在上颌后区的术前种植计划中，CBCT能提供可靠的骨质信息。

大约在2000年，牙科专业即可选用快速成型医疗建模，以及从计算机断层扫描来制作SLA手术导板（Klein和Abrams，2001；Tardieu等，2003）。

Ozan等（2009）进行一项临床研究，以了解种植体的修复平台与根尖在CT治疗计划中的位置与实际使用SLA手术导板所置入的位置，这两者之间的角度与线性位置偏差。用诊断模型或石膏模型作出扫描用的阻射性牙托（raliopaque scanning appliances），然后在CT扫描时，让患者戴上阻射性牙托。接着制订治疗计划，传送资料数据。以激光快速成型方式来制作SLA手术导板。他们用CT数据制作的SLA手术导板来植入110颗种植体。植入种植体后，再对每位患者做CT扫描。使用专门软件来比对所计划与实际植入种植体的影像、位置与轴向。种植体的预计位置与实际植入位置之间的平均角度偏差为4.1°±2.3°；而种植体修复平台的平均直线位置偏差为（1.11±0.7）mm。种植体根尖的平均直线位置偏差为1.41±0.9mm。就不同种类的SLA手术导板而言，用牙支持、骨支持与黏膜支持的手术导板所植入的种植体位置与计划的种植体位置之间的角度偏差，分别为2.91°±1.3°、4.63°±2.6°、4.51°±2.1°。Ozan等（2009）的结论是，此研究结果显示，根据CT数据所生成的SLA手术导板对于指导种植体植入相当可靠，且相较于骨支持与黏膜支持的手术导板，利用牙支持的SLA手术导板更能做到较准确的种植体植入。

Ersoy等（2008）使用92颗种植体进行了一项类似的研究，结果发现种植体的计划位置与实际位置有4.9°±2.36°的角度偏差。种植体修复平台的整体平均线性偏差为（1.22±0.85）mm，而种植体根尖的平均偏差为（1.51±1）mm。与计划的种植体植入相比，植入在上颌的种植体角度偏差与种植体修复平台与根尖的线型偏差分别为5.31°±0.36°、（1.04±0.56）mm与（1.57±0.97）mm。在下颌的种植体，这些相对应的数据分别为4.44°±0.31°、（1.42±1.05）mm与（1.44±1.03）mm。Ersoy等（2008）的结论也认为，根据CT所制作SLA手术导板能够可靠地被应用在种植体植入。

术前计划 ▶▶▶

治疗计划包括选择种植体合适的长度、直径与三维位置。在口腔种植中，为种植修复体选择合适数目的支持种植体，是关系到长期成功的一项要素。在植入种植体之前，必须先评估患者的基础解剖构造。

对于要接受即刻临时修复体的患者，在进行术前的修复治疗计划时，很重要的一点是，手术医师、修复医师与牙技师必须要能够对临时修复体的设计与所采用的义齿修复配件提供意见。此种决策对于决定种植体的最佳位置是非常重要的。借着CT引导治疗计划，可以在该次手术诊疗之前，就正确地完成关于修复的治疗计划。本章作者所偏好的治疗计划方式，是从临时修复体的设计开始，然后再决定种植体位置与选择基台。

治疗计划所需要的临床信息包括（但不限于）：合适的垂直距离、评估对殆牙列（殆平面）与缺牙牙槽嵴之间的殆龈距离、确认重要解剖构造的位置及三维的骨宽度与高度，特别是与牙齿的种植位置有关的部分。因此，种植团队在计划应该采用何种种植体修复时，所有这些因素都应该被考虑进去。

在术前应该使用诊断模型，而在无牙颌的个案中，应该将诊断模型固位在殆架上。某些情况下，在制作扫描辅助装置之前，会需要诊断蜡型义齿来定位牙齿位置。已经证实手术导板能够协助手术医师按照修复体上所计划的牙齿位置来进行手术。

临床病例展示 ▶▶▶

一位58岁男性向牙周医师（Dr.del Castillo）求诊，其主诉为："我不喜欢我的上颌义齿，我要植牙，我不希望我的假牙会掉下来。"

患者上颌已缺牙至少10年（图10.1）这位牙周医师约在12个月前就已经为患者的上颌窦做了骨移植（图10.2及图10.3）。患者不满意他对上颌义齿的感觉，并抱怨进食时"感觉不到"食物。他不喜欢有塑料覆盖着颚部。他不满意自己的垂直距离，也不满意唇的丰满度（图10.4及图10.5）。患者的牙弓有足够的剩余牙槽嵴宽度且呈U形。并有足量的角化龈（图10.6）。

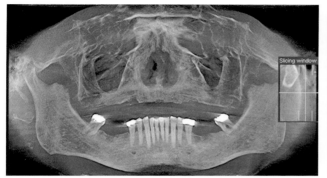

图 10.1 这位患者的术前的全口放射线影像
显示左右上颌窦皆有明显的气腔化

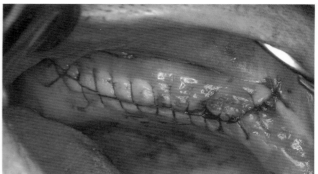

图 10.2 右侧上颌窦骨移植手术后的口内像
此为切口的缝线

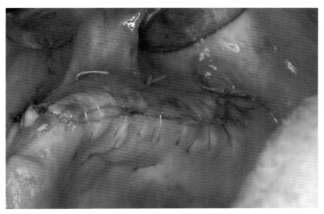

图 10.3 左侧上颌窦骨移植手术后的口内像
此为切口的缝线

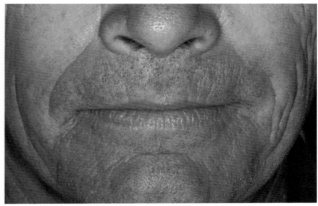

图 10.4 患者戴上现有的上颌义齿并处休息状态的临床
照片

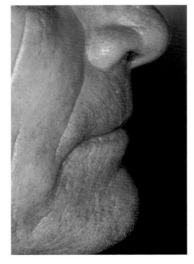

图 10.5 患者戴上现有的上颌义齿并处休息状态的临床
侧面轮廓照片

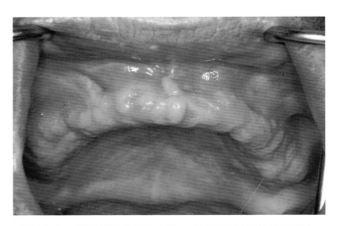

图 10.6 骨移植后约 12 个月，上颌无牙颌的临床照片

X 线影像 ▶▶▶

此全口放射线影像显示极佳的骨愈合；上颌前部后部均有足够的骨量可以容纳种植体（图10.7）。

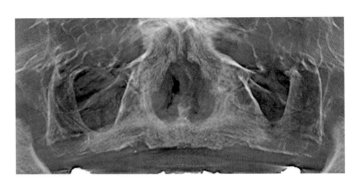

图 10.7 植入种植体前的全口放射线影像
整个上颌似乎有足够的骨量以供种植体植入并支持修复体

诊断 ▶▶▶

诊断如下：

① 上无牙颌有足够的骨量供种植体植入。

② 上颌的前/后有极少的骨吸收。

③ 令人不满意且不密合的上颌义齿。

④ 殆平面改变且垂直距离不足。

⑤ 唇丰满度不足。

评估 ▶▶▶

患者看似有足够的骨量可容纳6～8颗种植体。如原有的上颌义齿，在牙齿的排列、殆平面、唇丰满度、微笑时的牙齿暴露量、垂直距离等方面令人满意，制订最佳的具可预期性的治疗计划，包含制作一个扫描装置，根据计划的牙齿位置，来评估这些位置能否有足够的骨量来容纳种植体。然而，由于患者不满意现有的上颌义齿，所以在制作阻射性扫描装置之前，需要先有新的蜡型义齿。如果CT显示设计的部位有足够的骨量，那么有可能让患者以种植固定修复体来修复。如果有足够骨质，且种植体能够达到40Ncm的植入扭矩，则可制作一副即刻临时修复体，并按照即刻负荷的模式装上义齿。

治疗计划 ▶▶▶

治疗计划分成修复阶段、诊断与虚拟的治疗计划阶段、技工阶段与临床阶段。

修复阶段：

① 制作上颌的蜡型义齿，具备最佳的唇丰满度、牙齿暴露量、殆平面的方向与垂直高度。

② 复制上颌蜡型义齿，用来制作一副CT扫描辅助装置。

③ 在咬合的状态下，在技工所（即殆架上）制作咬合记录。

④ 试戴并调整扫描辅助装置。

诊断与虚拟治疗计划阶段：

① 装上扫描辅助装置与咬合记录，并做CT扫描。

② 重新匹配CT扫描数据。

③ 根据骨量、计划的牙齿位置与修复设计，来对种植体与基台进行虚拟化的治疗计划。

④ 订购手术导板。

⑤ 评估手术导板。

⑥ 试戴手术导板，在装上导板的同时，制作弹性咬合记录

技工阶段：

① 利用手术导板制作带有种植替代体的主模型。

② 装上手术导板的主模型与下颌模型对位并上殆架。

③ 将先前选用的修复零件装到主模型上的种植替代体上。

④ 制作包含金属基底的修复体蜡型。

⑤ 铸造金属基底。

⑥ 煮聚树脂修复体。

临床阶段：

① 借由手术导板与弹性咬合记录来植入种植体。

② 放上基台。

③ 修复体连接到基台与种植体上。

制作上颌的蜡型义齿 ▶▶▶

诊断石膏模型能够正确地复制关于义齿与无牙颌的所有临床特征。这些特征包括：牙齿，轮廓，殆平面的位置，牙槽嵴的轮廓、大小及黏膜的状态，以及决定可摘式义齿基托边缘的口腔解剖构造，例如前庭沟、磨牙后垫、翼突上颌切迹、软腭与硬腭交界处、口底及系带的位置及活动范围。

一旦将诊断石膏模型上完殆架，临床医师与牙技师就可以更清楚地观察殆平面的位置与方向，以及牙齿/牙嵴的相对位置关系（垂直与水平）。需要使用咬合记录，将无牙颌的石膏模型进行固位。

诊断石膏模型通常使用硬石膏而非普通石膏制作，这是因为前者具有较大的强度与抗磨损性。传

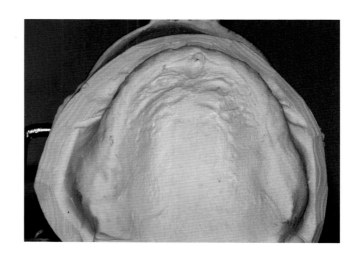

图 10.8 上颌的诊断石膏模型的𬌗面观

统的诊断石膏模型是用藻酸盐印模材料搭配常规印模托盘制取灌注的（图10.8）。

Elder（1955）建立了咬合记录的以下需求：

① 咬合记录的基板如同永久义齿基板一样密合。

② 具有与永久义齿基板一致的边缘形态。

③ 够坚固。

④ 有稳定的体积。

⑤ 可作为排牙时的基底。

⑥ 必须易于制作且不昂贵。

⑦ 颜色赏心悦目。

按照制造商的指示，以可见光光固化树脂来制作上颌记录基板（Triad，Dentsply International，York，PA）（图10.9及图10.10）。

利用上颌记录基板与蜡堤建立初期上颌的咬合平面、上唇的唇丰满度，以及休息时、说话时与微笑时的牙齿暴露量。接着利用下颌牙齿作为上颌义齿基底的前方止点，来建立初期的垂直距离。建立垂直距离后，用蜡（Aluwax™，Aluwax Dental Products Co，Allendale.MI）在上颌𬌗堤的后牙区段，做两个后牙的止点。修复医师引导患者进入可重复运动的正中关系位置，并制作实际的颌位关系记录。根据制造商的网站（www.aluwaxdental.com），该厂的Aluwax牙科用蜡是一种含有铝粉的复合材料。铝粉能增加复合物的整体性，并具有保温特性，便于塑型。其他材料，如含铜的复合蜡，就无法保温如此久，临床医师会发现这种材料很快就硬化了。在这次临床复诊中，在上颌蜡堤上标注中线并选择牙齿的形状与颜色。之后让患者返家，准备下一次初步蜡型试戴（图10.11）。

在此病例中，将石膏模型任意地固定在𬌗架上，并让𬌗平面保持水平，上颌中线保持在中央，且让石膏模型固位在简单铰链轴𬌗架的中间（图10.12）。按照制造商的指示调拌𬌗架专用石膏（Whip Mix Corp，Louisville，KY），用以将石膏模型固定。在这个病例中，选用了Justi Blend的树脂前牙与20°的解剖型后牙（Justi Products，Oxnard，CA）。

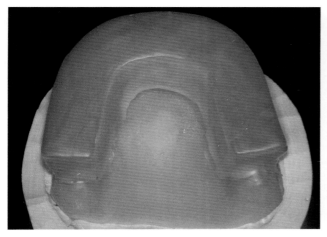

图 10.9   上颌记录基板与蜡堤的𬌗面观

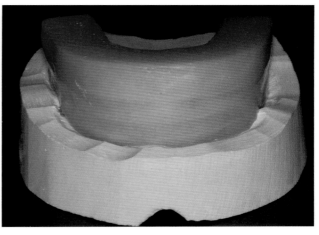

图 10.10   上颌记录基板与蜡堤的侧表面

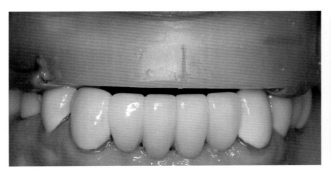

图 10.11   患者戴上上颌记录基板与蜡堤的口内观
用蜡来记录正中𬌗关系，在蜡堤的表面标记牙齿中线。

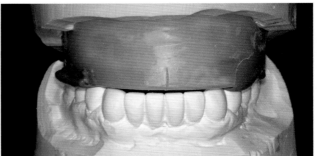

图 10.12   石膏模型被固位在𬌗架上的前方观
上颌中线与切导指针的中央一致。让𬌗平面位与𬌗架的
上下架环中间，并平行于水平面，让切导指针归零。先
固位上颌石膏模型；然后将下颌石膏模型与上颌模型固
定。以𬌗架专用石膏来进行所有的固位程序

　　为了评估与下颌前牙相应的上颌前后向骨吸收程度，将上颌记录基板与𬌗堤从上颌的石膏模型上取下（图10.13及图10.14）。此患者目前只有极少的前后向骨吸收（少于9mm），因此，根据𬌗架的固位情形，这位患者适合接受固定式修复体。根据在记录基板上的上颌蜡堤的外形轮廓进行排牙，以准备蜡型试戴。在后牙区段使用20°的成品牙齿。排牙时，在左右侧方运动中，要达到最佳的中心咬合与组牙功能𬌗（图10.15～图10.18）。

上颌蜡型义齿的临床试戴　▶▶▶

　　复诊时试戴蜡型，患者及其配偶与医师一同评估上颌蜡型义齿的美观、唇丰满度、咬合垂直距离与息止垂直距离。医师按照上述的临床参数，来评估并确认颌位关系记录的正确性。患者及其配偶皆认可上颌蜡型义齿的美观性（图10.19及图10.20）

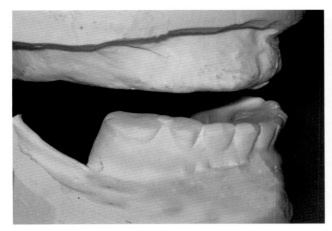

图 10.13 固位在𬌗架上的石膏模型之右颊侧观

石膏模型在上𬌗架时，其𬌗平面保持水平，并位在𬌗架上下架体中间

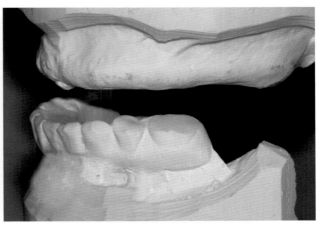

图 10.14 固位在𬌗架上的石膏模型之左颊侧观

石膏模型在上𬌗架时，其𬌗平面保持水平，并位在𬌗架上下架体中间

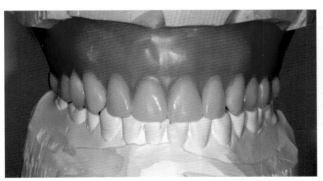

图 10.15 上颌蜡型义齿在𬌗架上的前方观，准备进行试戴

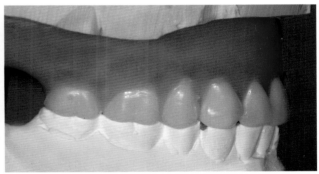

图 10.16 上颌蜡型义齿在𬌗架上前右颊侧观，准备进行试戴

此时，后牙的排牙达到最大牙尖交错咬合

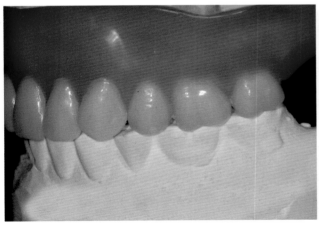

图 10.17 上颌蜡型义齿在𬌗架上的前左颊侧观，准备进行试戴

此时，后牙的排牙达到最大牙尖交错咬合

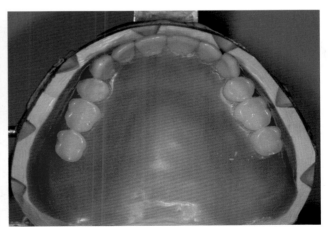

图 10.18 此为上颌蜡型义的的𬌗面观

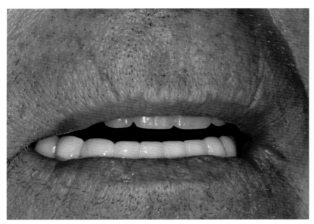

图 10.19　患者戴上上颌蜡型义齿说话时照片

患者在说话时，上、下颌前牙之间有足够的殆间隙

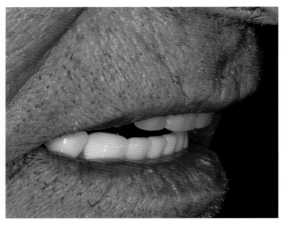

图 10.20　患者戴上上颌蜡型义齿在说话时侧面观

患者在说话时上、下颌前牙之间有足够的殆间隙

制作扫描辅助装置 ▶▶▶

将上颌蜡型义齿以传统的两件式义齿包埋方式进行包埋（图10.21）。硬石膏在真空下调拌，并在振荡器下倒入型盒底部。将上颌蜡型义齿放进硬石膏中（凹面朝下）。让硬石膏仅达石膏模型平台的高度。调和分离剂（separating material；Isodent，Kerr Manufacturing Co，Romulus，MI），涂到型盒内的硬石膏与蜡型义齿上，并使其干燥。将一层加聚硅橡胶印模材混合物薄薄地涂在/倒在蜡型义齿与人工牙上。这可以让扫描辅助装置表面光滑。将型盒的顶部置于另一围盒的下半部/底部，真空调拌硬石膏并倒在型盒的顶部。盖上盖子，让石膏硬化。将型盒的两部分分开，并取出蜡型义齿（图10.22）。

将30%的硫酸钡［E-Z-HD Barium Sulfate For Suspension 98%（质量分数），E-Z-EM Canada，Inc，a subsidiary of E-Z-EM Inc，Westbury，NY，USA］与牙色的自固化树脂（Jet Tooth Shade 6/1 Kit，Land Dental Manufacturing Co，Inc，Wheeling，IL）调和，并震荡倒入在型盒内的上颌蜡型义齿的印模里。当材料边被震动边倒入型盒后，立即将10%硫酸钡与自固化树脂调拌在一起，并震荡倒入型盒，加在之前所倒进的混合物之上。关闭型盒并放进型盒压力机中，让混合物进行聚合。打开型盒，在不伤及主模型的前提下，取出扫描辅助装置。接着利用磨头进行修形，并使用浮石粉进行抛光（图10.23及图10.24）。

去除扫描辅助装置内部的倒凹，并将扫描辅助装置装回主模型上。再次将主模型复位于殆架，调整扫描辅助装置上因煮聚而造成的误差。调整之后，用聚醚硅橡胶印模材来制作殆间距记录（图10.25）。临床上，将阻射性扫描辅助装置在患者口内就位，并调整使患者感到舒适。殆间记录经确认正确后，将扫描辅助装置与咬合记录送给种植手术医师，以便在诊所内进行CT扫描。

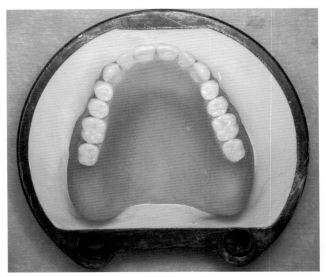

图 10.21 蜡型义齿在义齿型盒中，此为第一层硬石膏硬化后的𬌗面观

在倒入第二层硬石膏之前，会将一层薄薄的聚醚硅橡胶印模材料涂在人工牙与上颌义齿的𬌗面之上

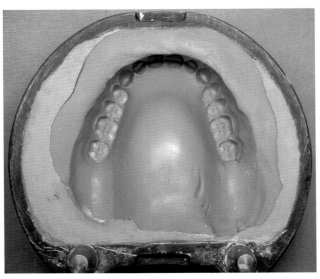

图 10.22 在义齿型盒内的蜡型义齿模型𬌗面观

先在人工牙与上颌义齿的𬌗面上，涂上一层薄薄的聚醚硅橡胶印模材，在沸水将蜡冲掉后，会保留在义齿型盒的下半部。这让扫描辅助装置能有平滑的表面

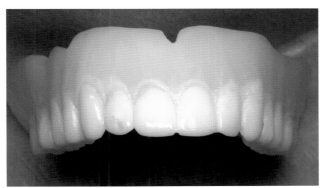

图 10.23 扫描辅助装置经过抛光后的唇侧面观

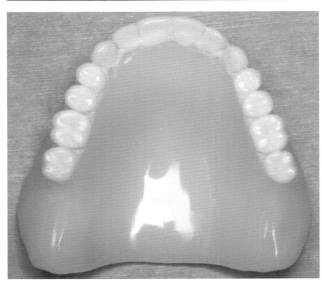

图 10.24 扫描辅助装置经过抛光后的𬌗面观

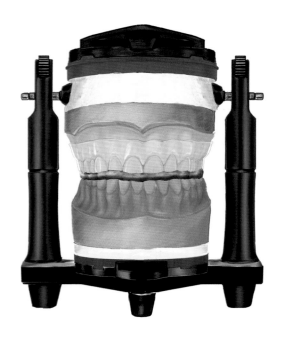

图 10.25 扫描辅助装置置于上颌石膏模型、技师制作的咬合记录、下颌石膏模型，三者在𬌗架上的示意图
咬合记录是在调整过因煮聚造成的误差后制作

口内CT扫描 ▶▶▶

CT扫描顺利完成。CT引导手术的主要优点是让种植外科医师能够在术前精确了解重要解剖结构所在，种植体植入处的骨量多少，以及修复体上人工牙的计划位置（图10.26），软件内有多家种植体制造商的虚拟种植体，可用于判断种植体与基台的连结、直径、长度与三维方向，如果要使用基台，也可以借此软件来决定穿龈高度、种类与角度修正的程度（图10.27～图10.31）。一旦牙科团队确定了治疗计划后，将资料寄给Materialise Dental（网址：www.materialisedental.com）以制作手术导板与治疗计划（图10.32～图10.34），在此病例中，使用的软件为SimPlant 12.02（Materialise Dental Inc，Glen Burnie，MD）。

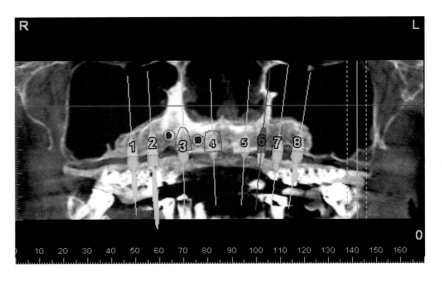

图 10.26 此图像为 CBCT 扫描的全口影像
此患者计划使用8颗种植体。软件制造商按照种植体的植入顺序将其编号（从上颌的右后到左后，从1到8）。在此冠状面切片上，暂时看不到前牙，编号为1、2与8的种植体直径为5mm，其他种植体的直径为4.1mm和3.25mm

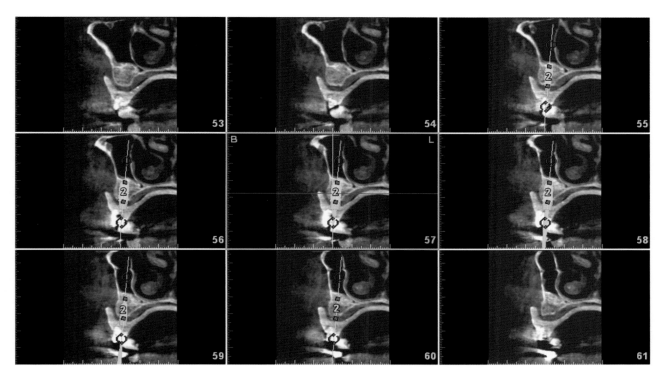

图 10.27 此影像（55～59）为在上颌右后牙部位虚拟植入直径 5mm 的种植体（编号 2）

该虚拟种植体被植入于牙槽骨中，且位于扫描辅助装置的牙殆面形态之中央处，如此一来，螺丝通道的开口才会在修复体的殆表面之范围内

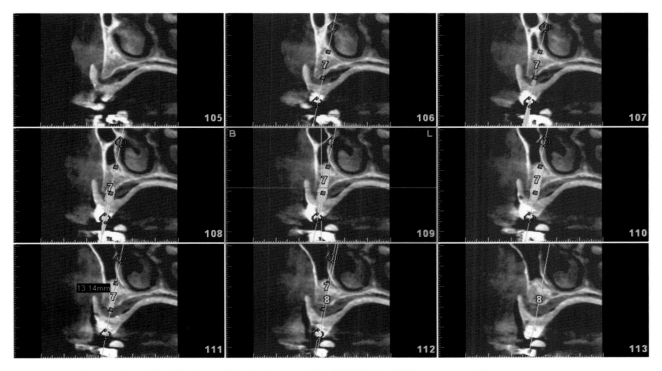

图 10.28 此图像中，在左上颌后牙区植入直径 4mm 的虚拟种植体（影像 108～111）

该虚拟种植体被植入牙槽骨内，但未在扫描辅助装置的义齿殆面形态之中央处，如此一来，螺丝通道的开口就不会在修复体的殆表面之范围内

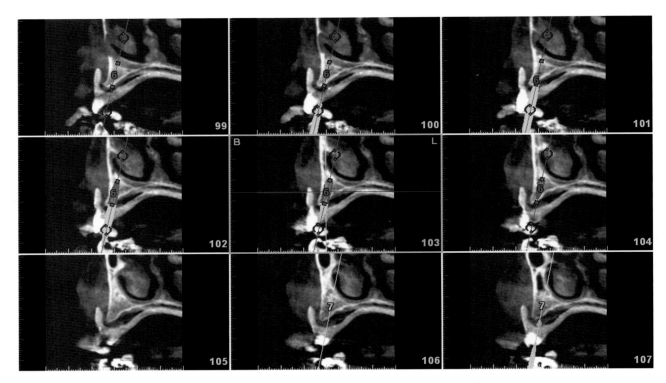

图 10.29 在此图像中在上颌左侧植入直径 3.25mm 的虚拟种植体（影像 102～104）

该虚拟种植体被植入于牙槽骨内，且位于扫描辅助装置的义齿牙合形态之中央处，如此一来，螺丝通道的开口才会位于修复体牙合表面之范围内，之所以会设计使用直径 3.25mm 的种植体，是因为该处没有足够的颊腭侧骨宽度

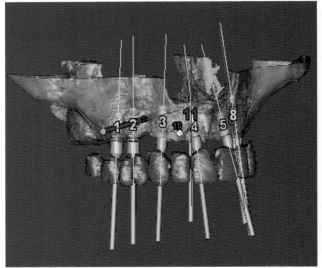

图 10.30 此三维图像显示，设计修复体内人工牙位置与种植体位置

所有种植体都据此植入，对应人工牙的范围之内

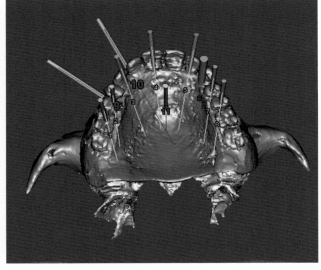

图 10.31 上颌牙合面之屏幕截图

所有虚拟种植体被植入在牙槽骨内，且位在扫描辅助装置的义齿牙合面形态之中央处，如此一来，螺丝通道的开口才会位于修复体表面范围内，种植体#9 与 #10 为水平固定螺丝，种植体#11 为开孔在腭部的垂直固定螺丝。放螺丝在此处主要因为在水平位置找不到任何可以不干扰垂直种植体的位置

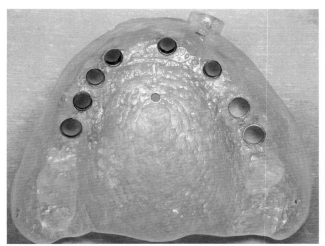

图 10.32　为 Materialise Dental 寄回的上颌 SLA 手术导板的内侧面
蓝色主套管是供直径4mm种植体所使用，而金色主套管是供直径5mm的种植体使用

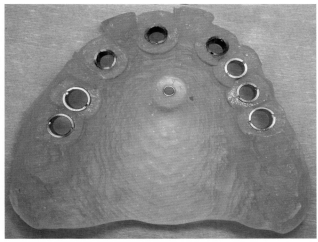

图 10.33　为 Materialise Dental 寄回的上颌 SLA 手术导板的𬌗面
蓝色主套管是供直径4mm种植体所使用，而金色主套管是供直径5mm的种植体使用。可见每只主套管上的刻度显示口

图 10.34　此为 Materialise Dental 送回的治疗计划
种植体是按照治疗计划的顺序作编号（编号1到8），与牙齿位置无关。牙技师所写UR表示上颌的右象限，UL表示上颌的左象限。治疗计划的修复体部分则是显示在替代体植入下面的最后两行

BIOMET 3*i* Navigator™ System For CT Guided Surgery

UR   UL

Implant Label	1	2	3	4	5	6	7	8
Implant	IFOS510	IFOS511	IFOS411	IFOS485	IFOS485	IFOSM311	IFOS413	IFOS510
Planned implant	5/3.1	5/3.1	4.1/2.6	4.1/2.6	4.1/2.6	3.4/2.4	4.1/2.6	5/3.1
Planned implant	9.6	11.1	11.1	8.1	8.1	11.1	12.6	9.6
Implant Placement								
Depth Line	(1)	(2)	(2)	(2)	(2)	(2)	(1)	(3)
Tissue Punch	5	5	4	4	4	4	4	5
Starter Drill	5	5	4	4	4	3	4	5
Drill / Handle	2(A)/3	2(B)/3	2(B)/1	2(A)/1	2(A)/1	2(B)/1	2(B)/1	2(B)/3
Drill / Handle	3.25(A)/4	3.25(B)/4	3(B)/2	3(A)/2	3(A)/2	2.75(B)/1	3(B)/2	3.25(B)/4
Drill / Handle	3.85(A)/4	3.85(B)/4	/	/	/	/	/	3.85(B)/4
Tap	5	5	4	4	4	3	4	5
Implant Mount	5(1)	5(2)	4(2)	4(2)	4(2)	3(2)	4(1)	5(3)
Bone Profiler	5	5	4	4	4	3	4	5
Analog Placement								
Analog Mount	5(1)	5(2)	4(2)	4(2)	4(2)	3(2)	4(1)	5(3)
Analog Type	IILAW5	IILAW5	IILA20	IILA20	IILA20	IMMILA	IILA20	IILAW5

Please note that the final drill diameters are recommended for use in *medium* bone densities. In soft or dense bone scenarios the osteotomy should be sized in accordance with BIOMET 3i standard drilling protocols, and the corresponding Navigator Drill Positioning Handle should be selected.

利用种植替代体来制作工作模型 ▶▶▶

　　SLA手术导板能够使种植体的实际手术位置与软件所制定的治疗计划一致，手术导板的制造商会装入主套管（图10.35），主套管将与计划植入种植体直径以及数字化治疗计划一致，并且准确的位于手术导板内，借由正确的引导钻针引导种植体到所计划的位置、方向与深度，主套管可以按照治疗计划将种植体植入患者口内，种植团队并不需要负责挑选正确的主套管，此工作是由软件程序决定。

种植替代体的定位器可以单独购买（图10.36），或随修复工具一起购买，替代体定位器的直径有三种，3.4mm、4.1mm与5mm，并且有四种不同的延长长度，1mm、2mm、3mm与4mm（图10.37）。根据治疗计划来选择合适的替代体定位器，并将其连接到相对应的种植替代体上（图10.38）。

将种植替代体置入各自的种植体定位器上，对齐六角，并将螺丝旋进两个螺纹的距离，将所有配好的替代体定位器与种植替代体放进各自的主套筒内，并将定位针，放进主套筒的凹口内，使它们排列在替代体定位器与主套管之间，以手动方式旋紧螺丝（图10.39～图10.41）。切记勿将套在主套管外的替代体定位器过度旋紧，以免损伤替代体定位器。

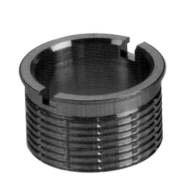
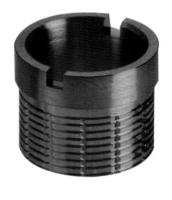

图 10.35　直径4mm的主套筒之图示（左为长度4mm，右为长度5.5mm）
以机械加工方式作出凹口（相隔180°分开），以便准确将种植替代体定位在主模型上

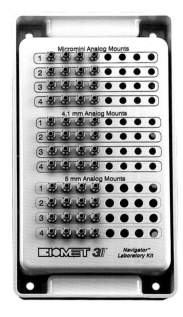
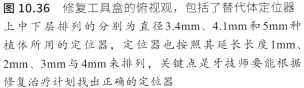

图 10.36　修复工具盒的俯视观，包括了替代体定位器
上中下层排列的分别为直径3.4mm、4.1mm和5mm种植体所用的定位器，定位器也按照其延长长度1mm、2mm、3mm与4mm来排列，关键点是牙技师要能根据修复治疗计划找出正确的定位器

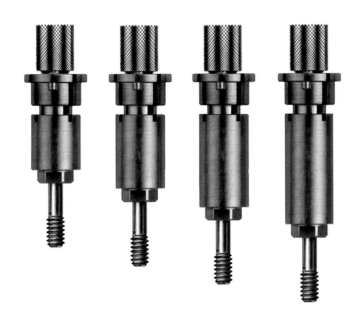

图 10.37　四种延长长度的替代体定位器
长度1～4mm，由左至右排列

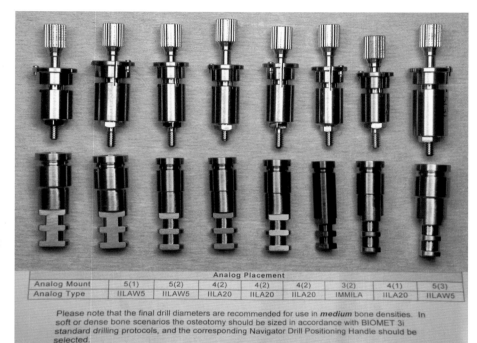

Analog Placement							
Analog Mount	5(1)	5(2)	4(2)	4(2)	4(2)	3(2)	4(1)	5(3)
Analog Type	IILAW5	IILAW5	IILA20	IILA20	IILA20	IMMILA	IILA20	IILAW5

Please note that the final drill diameters are recommended for use in *medium* bone densities. In soft or dense bone scenarios the osteotomy should be sized in accordance with BIOMET 3i standard drilling protocols, and the corresponding Navigator Drill Positioning Handle should be selected.

图 10.38 种植替代体与替代体定位器

从上颌的右后象限排列到左后象限（左至右），按照图像下缘数据已放入由电脑生成的治疗计划之修复部分

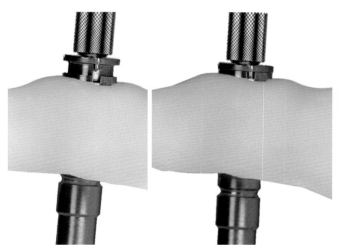

图 10.39 在左图中，替代体定位器 / 替代体的组合体并未完全在主套管内就位，右图则图示完全就位在主套管内的组合体

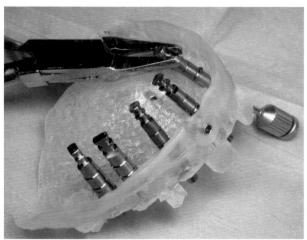

图 10.40 种植替代体 / 替代体定位器，正在被放进手术导板上的主套管内

　　将聚醚硅橡胶材料围在手术导板的殆面外缘作为基底（图10.42）。将分离剂涂抹在手术导板的内表面，并将聚醚硅橡胶印模材注射到手术导板的内表面与种植替代体的四周。此印模材料为石膏模型提供了平滑的表面。将此"印模"用真空调拌硬石膏进行围模灌注（图10.43及图10.44）。石膏凝固后，将螺丝旋开，取出替代体定位器，并小心地将手术导板从主模型上移除（图10.45），将蜡型义齿（也可使用扫描辅助装置）装到此石膏模型上并达到密合，根据先前在技工所制作好的咬合记录，来将主石膏模型固位在殆架上（图10.46及图10.47）。

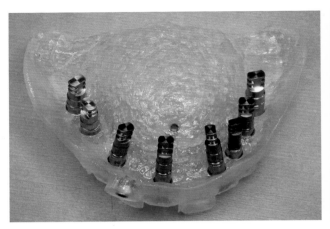

图 10.41　种植体定位器 / 种植替代体的组合体固定在手术导板中的正确位置

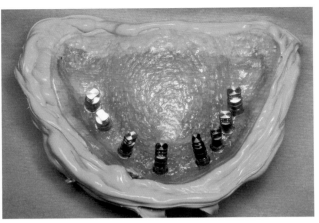

图 10.42　手术导板尚未被围模灌注之前，先使用聚醚硅橡胶印模材来制作基底与平台

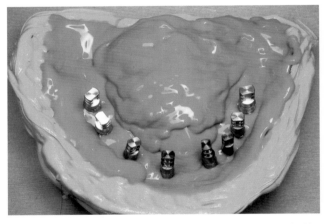

图 10.43　另外的聚醚硅橡胶印模材注射到手术导板的内侧面，并注射到种植替代体与替代体定位器的四周，以取代上颌软组织所占的空间

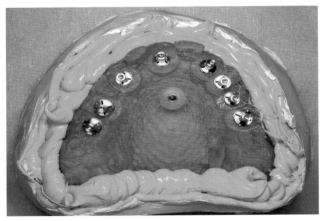

图 10.44　在石膏灌模且凝固之后，手术导板的𬌗面观
此时已松开并取出螺丝，与传统的种植体印模中将印模转移体螺丝松开的步骤相似

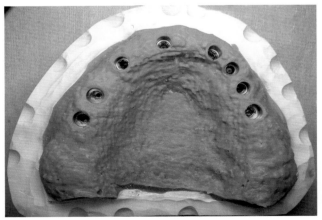

图 10.45　上颌主模型的𬌗面观，此时已将模型与手术导板分离
按照软件与其他的诊断结果，种植替代体已置于精确的位置

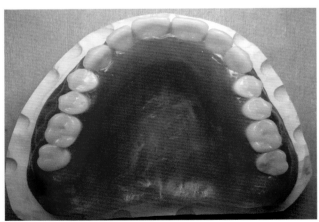

图 10.46　将从手术导板上所制作出来的上颌蜡型义齿，装在主模型上，此为该模型义齿的𬌗面观

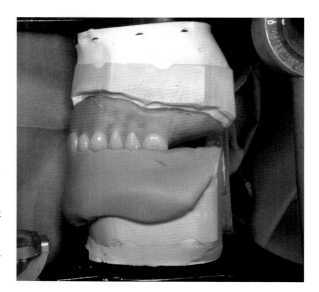

图 10.47 在患者已经同意蜡型义齿的美观、垂直距离与唇丰满度之后，此为硅胶指示与上颌蜡型义齿咬合记录的左侧观 此指标是用来将上颌蜡型义齿固位于主模型上，该主模型是根据手术导板与先前所固位的下颌石膏模型而所制作的

技工基台的选择与放置 ▶▶▶

　　根据上颌蜡型义齿制取藻酸盐印模，并灌注硬石膏（图10.48）。使用Biostar®机器（Great Lakes Orthodontics，Tonawanda，NY）来制作一个上颌义齿的硬树脂压膜导板（图10.49）。将该压膜置于上颌的主模型上（图10.50）。

　　在尖牙位置的两种植体上，使用两个非抗旋的螺丝固位基底（IITCS42，Biomet 3i）（图10.51）。非抗旋的螺丝固位基底在设计上是用来连结多单位的修复体。这些基底表面具有物理性的固位沟槽，在临床的制取过程中，能有助于树脂在基底上达到机械性连接。其中一颗基底将会在煮聚时被嵌入临时修复体中；另外一颗基底将会在口内以树脂来粘接。在基底的设计上，也能够将树脂添加在这些基底的根向部分，以便于达到最佳穿龈轮廓。使用大直径的钛基台螺丝（ILRGHT，Biomet 3i），利用大螺丝扳手（PHD02，Biomet 3i）将这些基底固定在技工用替代体内。

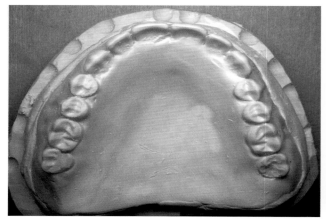

图 10.48 上颌诊断模型的殆面观

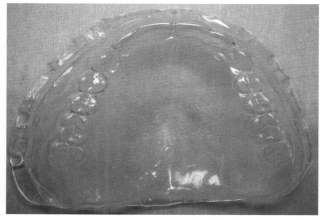

图 10.49 此为图 10.48 中上颌诊断模型的硬质透明压膜

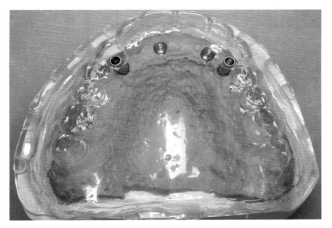

图 10.50 装在上颌主模型的硬质透明压膜的殆面观
在压膜上开洞，方便将种植体的临时基底放到技工用替代体上

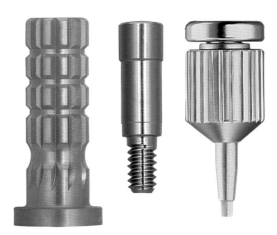

图 10.51 图左为用于多颗牙（非抗旋）的种植体临时基底（IITCS42）;图中为大直径的钛基台螺丝（ILRGHT）;图右为大的六角扳手（PHD02）

在硬质透明压膜中，其他种植体与牙齿整齐排列在一起。决定采用锥形基台（ICA002，ICA003，Biomet 3i）及 QuickBridge® 配件，所使用的 QuickBridge® 配件具有钛基底与聚醚醚酮（PEEK）帽粘接固位（QuickBridge，Biomet 3i）（图 10.52～图 10.54）。

在治疗计划过程中，此病例的目标之一是在植入种植体后，将上颌基台的边缘位置设定在稍龈下的位置。QuickBridge 配件会在修复配件上多添加 1mm 的长度。因此，2mm 与 3mm 的锥形基台会被放入在上颌替代体的各自位置上。

在患者认可了美观与垂直距离后，根据蜡型义齿来制作一个硅胶导板（图 10.55）。从软件的诊断流程中，种植团队知道在上颌的种植体不需要任何角度修正。该修复体在设计上包含了螺丝固位式与粘接固位式的零件（图 10.56）。

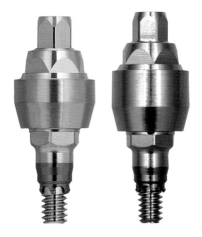

图 10.52 具有 2mm 与 3mm 穿龈高度的锥形基台（ICA002、ICA003）

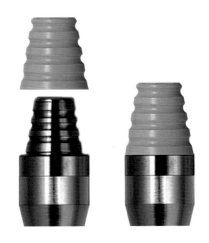

图 10.53 Biomet 3i 所送来的 QuickBridge 配件
左下图为锥形基台；左上图为装在钛基底上的 PEEK 帽；图右为钛基台上已装好 PEEK 帽，并已经连接到锥形基台

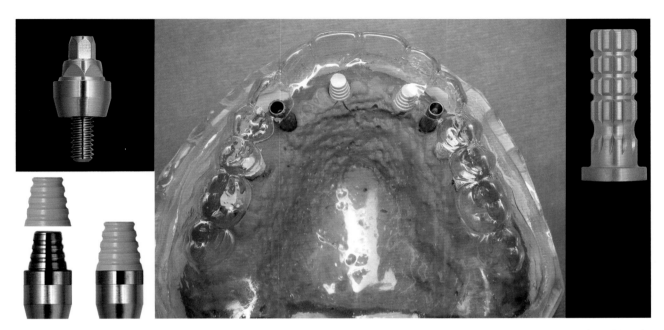

图 10.54 锥形基台（左上）；QuickBridge 套件（左下）；上颌的主模型，已装有硬质透明压膜与义齿修复配件；种植体的临时基底（右上）

已经在压膜内修形钻孔形成通道方便使用基台螺丝

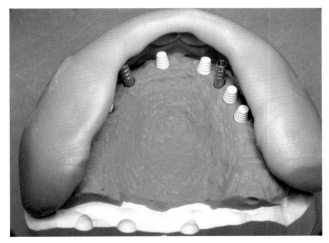

图 10.55 制作上颌义齿的硅胶导板，并装在上颌的石膏模型之上

此时已装上义齿修复配件

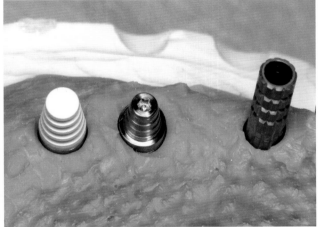

图 10.56 用在上颌之右后区域的义齿修复配件的𬌗面观

最远中的种植替代体已装上2mm的锥形基台、QuickBridge 钛基底与PEEK帽。该PEEK帽已被按在钛基底上。在中间的种植替代体已旋上2mm的锥形基台、QuickBridge 钛基底。前牙的种植替代体装上不抗旋的种植体临时基底

临时修复体支架的制作 ▶▶▶

由于患者向手术医师提出，他希望此临时假牙至少能够戴18个月，于是医师决定用铸造式金属支架来加强临时修复体。用蜡将上颌的临时修复体做出完整的外形轮廓（Baseplate Wax Sheets，Keystone Industries，Myerstown，PA），尽量使其在外形轮廓上能与蜡型义齿相似（图10.57）。作者发现，使用基底蜡能减少全牙弓修复体雕蜡的时间。将蜡型回切、制作铸道并用基础金属合金来铸造（Wiron'Konstantz，Germany）（图10.58）。Wiron® 99是一种能抗酸蚀的基础金属合金，并同时具有高弹性系数（表10.1）

表 10.1 Wiron99 的物理性质与特点

	标准值
颜色	银色
密度	$8.2g/cm^3$
熔点范围	$1250 \sim 1310℃$
铸造温度	大约1420℃
热膨胀系数	
$20 \sim 600℃$	$14.0 \times 10^{-6}/K$
$25 \sim 500℃$	$13.8 \times 10^{-6}/K$
延展屈服	25%
伸展局限	330MPa
热收缩（固相线至室温）	大约2.2%
弹性系数	大约205000 MPa
铸造后维氏硬度	180
组成（质量分数）/%	
Ni	65%
Cr	22.5%
Mo	9.5%
Nb	1%
Si	1%
Fe	0.5%
Ce	0.5%
C	0.2%（最大）

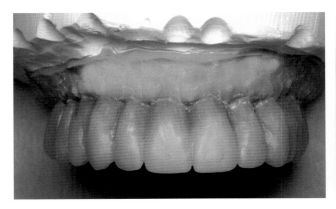

图 10.57 上颌主模型上全外形轮廓的蜡型唇侧面观
在图 10.56 所提及的义齿修复配件已被装在蜡型底下

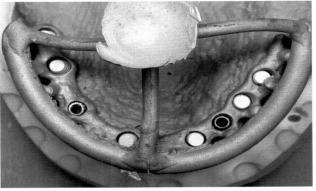

图 10.58 上颌种植体义齿修复配件周围的上颌铸造体
右边的临时基底已被焊接至支架

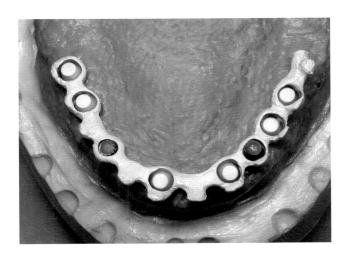

图 10.59 上颌铸造件在上颌种植体的义齿修复配件周围的𬌗面观
该支架已经过修整、抛光，并以牙色的树脂遮色剂遮掉金属透出的颜色。该支架仅会连接到右边的临时基底。支架与其余的修复配件之间会保有空隙，将会在口内以树脂来粘接支架与配件

为了减少在此十二单位的支架上所耗费的心力，支架并未直接与种植体修复配件蜡型铸造在一起。而是用另一种方式让支架的修复帽（framework copings）能够环绕上颌组件（图 10.59）。将一个种植体临时基底焊接到支架上，其他修复配件与支架之间的空间，则在临床上使用自固化树脂来填满。在植入种植体并取下手术导板之后，按照治疗计划，将所有的义齿修复配件装到种植体上。该支架将会被置入在上颌右尖牙的种植体上并被旋紧。就设计上而言，由于该支架与其他的义齿修复配件之间仍有空间，所以该支架并不会与任何配件接触。在临床上，将使用树脂来将 Quick Bridge PEEK 帽与其他的种植体临时基底连接到支架上。这将会大幅减少支架变形，而临床医师与牙技师也能因此减少成本。最后将支架涂上遮色层、修整并抛光。

临时复修体 ▶▶▶

在回切蜡型之前，先根据全外形轮廓蜡型制作一个印模（图 10.60）。研究（Dixon 等，1992）指

出，树脂有0.1%～0.15%的线性收缩。一般认为，煮聚过的树脂临时修复体不可能直接被戴入口内。在植入种植体后，借由临床粘接步骤为上颌临时修复体提供最佳密合。用蜡封住螺丝通道开口。用蜡将种植临时义齿配件上所有机械性固位沟槽充填以消除倒凹。调拌自凝树脂，将其注入印模（DVA C & BResin Plus，Indenco Dental Products，Corona，CA）。将该印模固位在上颌主模型平台上的导板，放进压力锅使其聚合。取下硅板导板（图10.61及图10.62）。所有的上颌义齿修复配件仍留在技工替代体上，并未被树脂临时修复体包绕。用沸水清除主模型上修复配件上的倒凹蜡。

将临时修复体再复位于𬌗架上并调整咬合。由于患者的上颌已丧失一定程度的牙槽骨，医师认为，若没有牙龈色树脂来模拟正常的牙龈结构，临床修复体上的牙齿会过长。因此，从自然牙的牙龈外形轮廓的对应区域，移除牙色树脂，并以牙龈色树脂来取代（Dentsply Repair Material，Dentsply International）。以金属器械来调拌与涂抹。让树脂在20psi的压力下，于压力锅内聚合10min（图10.63），在临时修复体的凹面上预留空间，方便将来临床粘接（图10.64）。修整并抛光该临时修复体（图10.65）。

在此临床计划中，将所有的种植体、临时基底、锥形基台（与Quick Bridge 零件）放置到各自的位置上。装上修复体配件（连同种植体的临时基底）之后，将修复体以螺丝固定在右侧尖牙种植体上。评估该修复体，以确保没有其他的修复配件触及该临时修复体。作适当的调整以确保无任何接触干扰。然后，在左侧尖牙区，自固化树脂将会被添加到螺丝固位的种植体临时基底，使其固化。取下修复体，并移除多余树脂。之后，另外调拌树脂，并注入位于修复体中、对应到其他临时基底与Quick Bridge零件的预留空间。将临时修复体以螺丝固定在两上颌尖牙种植体上，并引导患者进入正中咬合。等树脂完全聚合固化后取下临时修复体，进行修整、抛光并再次装上。

将上颌临时修复体、基台、基底与螺丝进行包装，以准备运送。做出细目列表，以便临床医师知道每颗种植体对应的专属配件（图10.66）。在手术或修复约诊之前，先将此病例相关物品寄给临床医师。

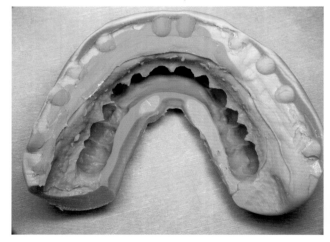

图10.60 根据全外形轮廓的上颌蜡型所制作的硅胶导板，此为该印模凹面观

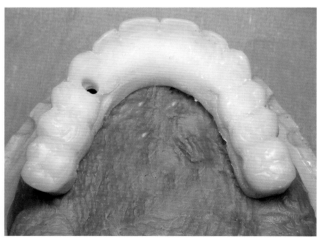

图10.61 经过煮聚树脂上颌临时修复体𬌗面照
注意到为了上颌右尖牙的种植体临时基底之螺丝开口

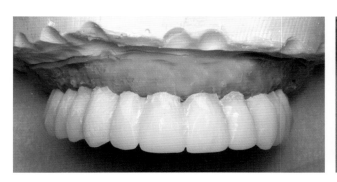

图 10.62 经过煮聚树脂上颌修复体装在上颌主模型上的前面观

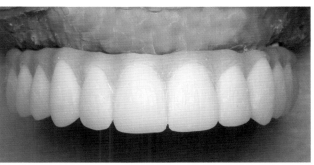

图 10.63 经过煮聚树脂上颌修复体装在上颌主模型上的前面观并已有牙龈色树脂

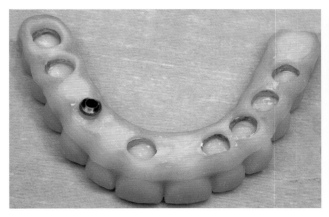

图 10.64 经过煮聚的树脂临时修复体，此为龈组织面观
留下空间间隙满足临床粘接修复配件所需

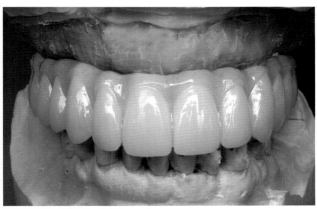

图 10.65 经过煮聚的树脂上颌修复体，连同牙龈色树脂，一同装在上颌主模型上
该修复体已修整并抛光，现在已准备交给临床医师

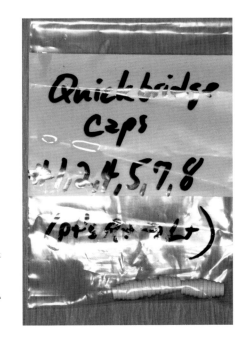

图 10.66 此范例示范了种植义齿修复配件是如何从 North Shore 牙技所交给将进行手术的诊所
此类型复杂的治疗包含许多义齿修复配件，在手术与修复程序中，易于混淆这些配件。附上准确标识，能减少此类错误

种植体的手术植入 ▶▶▶

　　手术医师在上颌无牙颌注射适量麻醉剂（图10.67）。就位手术导板并搭配牙技所制作的咬合记录（图10.68）。让患者按照咬合记录来进行咬合，临床医师确认，即使咬合压力透过手术导板，导板仍能完全且均匀地紧贴在黏膜组织上。手术医师按照手术导板制造商的手术计划，照顺序完成每颗种植体外科程序（图10.69～图10.72）。

　　治疗中的手术部分已完成。现在，种植体位置是在主模型与手术导板所预设的位置上（图10.73）。

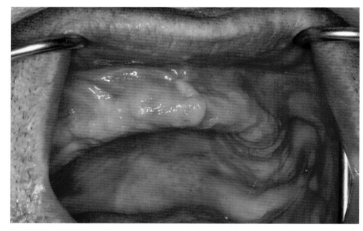

图10.67　患者在手术当日的口内像，随后立即接受局部麻醉注射

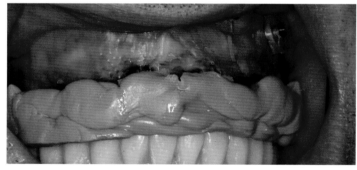

图10.68　就位手术导板与咬合记录的口内像
当患者借由咬合记录而进行咬合时，手术导板应该会完全固定。作者认为，比起手术医师用手持手术导板定位，并用钻针钻孔而后以固定螺丝固定，此种稳定手术导板的方式较优

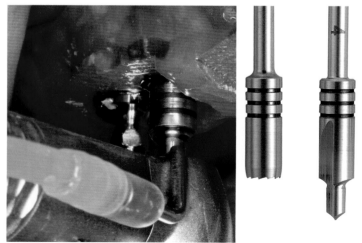

图10.69　先锋钻在手术导板中的术中照片
先锋钻用在软组织预备（tissue punch，未显示于此图中）之后。使用该先锋钻是为了在每个种植体区穿透皮质骨。在右侧插图中，从左到右为软组织打孔器与第一支钻针

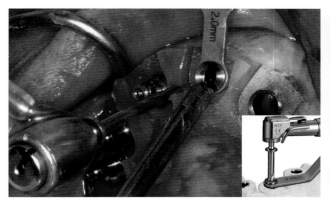

图 10.70 钻针夹持柄在手术导板中的照片，此钻针夹持柄的设计是配合 2mm 的螺旋钻针

钻针夹持柄能将直径4mm的主套筒转换成2mm的主套筒，以供2mm螺旋钻针使用。若不使用钻针夹持柄，手术医师将无法把2mm螺旋钻针正中地、准确地进入主套筒的正中央，如此一来，所进行的预备窝洞位置将与计划位置不一致。图中右下部分的插图为2.75mm的螺旋钻针，装在2.75mm的钻针夹持柄中，并固定在直径4mm的主套筒内

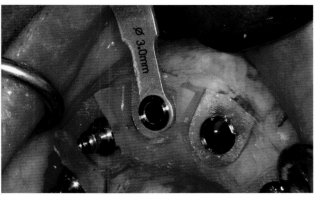

图 10.71 3mm 钻针引导环装在手术导板内的照片

手术医师将3mm螺旋钻针完全固定在主套筒里。该钻针的长度在治疗计划中即已确定。该钻针无法过于深入，因为在制造加工时，钻针轴面有金属凸起，使钻针无法前进超过原本设计的深度

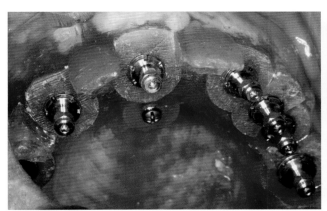

图 10.72 手术导板尚未拆除时，植入所有的种植体后的口内观

可以在手术导板的表面见到种植体定位器。种植体定位器上的凹口匹配主套筒的凹口，并显示在技工确定的六角位置于口内被转移到种植体上

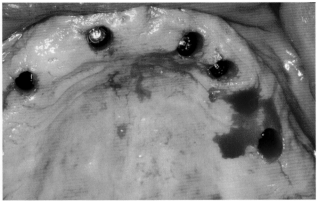

图 10.73 取下手术导板后的上颌无牙颌𬌗面观

由于采用不翻瓣的手术步骤，手术区的出血极少

临床放置基台 ▶▶▶

按照治疗计划为每颗种植体选用专门的锥型基台。将每个基台戴入，直到在种植体与基台的连接处感觉有按扣声音。使用基台螺丝扳手，将锥形基台的螺丝旋入种植体。旋入时，透过基台扳手的尖

端与扭力装置，对基台螺丝施予20Ncm的扭矩。使用大型六角扳手，将QuickBridge的临时钛基底旋在锥形基台上，以10Ncm的扭矩旋紧（图10.74）。

　　将已涂有牙色的自固化树脂抗旋种植体临时基底（IITCS41，Biomet 3i），就位在上颌左尖牙区的种植体上（图10.75）。这里使用了一个六角卡槽的抗旋基底，因为在该零件将被放入的位置，其形状必须与主模型上的配件位置一致。手动旋紧试戴螺丝，因为在完成了临床粘接程序后，该螺丝将被取出。作者发现在技工所的干燥环境中，将自固化树脂放在临时基底周围，能确保在临床的粘接程序中种植体临时基底与临时修复体之间会有较佳的粘接性。

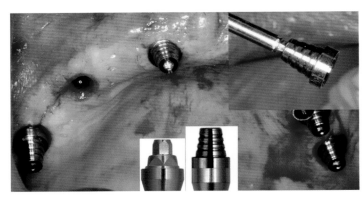

图10.74 将锥形基台 QuickBndge 钛基底置于患者口内之骀面观

右上尖牙区的种植体并未装上修复配件，该配件已位于临时修复体内。在中央的插图中，左边为锥形基台，右边则为 QuickBridge 钛基底装在锥形基台上。右上插图显示的是，使用大型六角扳手将 QuckBrdge 钛基底移至基台上

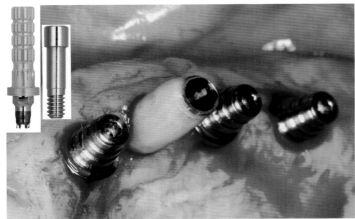

图10.75 六角形的种植体临时基底装在左上尖牙区种植体的临床照片

在技工阶段，此时已添加自固化树脂在基底上并固化。左上插图为制造商所寄送的六角形种植体临时基底与六角形试戴螺丝

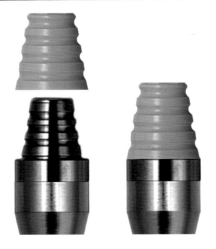

图10.76 图中为 QuickBridge 修复配件 +PEEK 帽，即将被装到锥形基台上（图左）；装在钛基底上的 QuickBidge 修复配件 +PEEK 帽（图右）

这些配件能够固位在一起，是借着卡扣摩擦性固位

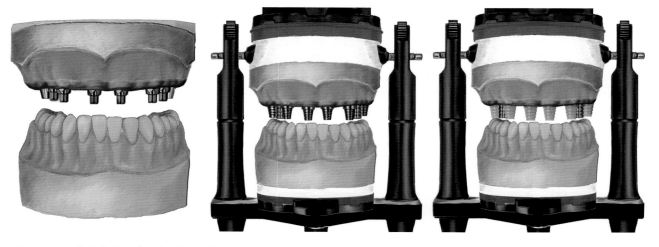

图 10.77 此为本章患者所接受治疗的模型示意图

最左图显示装上上颌锥形基台的石膏模型。正中图示为装上 QuickBridge 钛基底的同一模型。最右图显示 QuickBridge PEEK 帽装在锥形基台 / 钛基底上。在此示意图中，与尖牙种植体皆以螺丝固位的种植体临时基底来进行修复

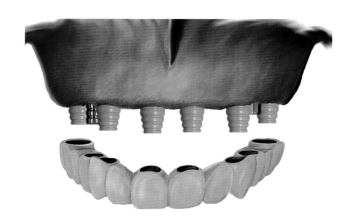

图 10.78 此为图 10.77 的治疗图示

在此时的临床诊疗中，经过技工煮聚的临时修复体即将固定在 QuickBridge 修复配件上。此图示类似于第 10 章所描述的治疗

在临床诊疗中，QuickBridge PEEK 帽被安到各个 QuickBridge 的临时钛基底上（图 10.76 及图 10.77）。用试戴螺丝将临时修复体固定到右上尖牙的种植体上。调整该修复体，使其不接触到其他种植体上的 PEEK 帽或临时基底（图 10.78）。

戴入临时修复体 ▶▶▶

将自固化树脂（Jet Acrylic，Land Dental Manufacturing Co）进行调拌，并放入左上尖牙种植体修复配件周围的空隙。将该修复体旋进右上尖牙种植体，并引导患者进入正中咬合。在树脂聚合后，取出修复体，在该临时修复体的左上尖牙区，移除在该修复体龈表面上的多余树脂。

分两批来调拌凝树脂（Jet Acry-ic）。将第一批树脂注入在每颗锥形基台 /QuickBridge 配件周围的

修复体部位；将第二批树脂注入口内QuickBridge 钛基底与PEEK基底的固位区及周围。用试戴螺丝（IUNIT）将该修复体手动旋进两尖牙区的种植体上并旋紧。引导患者进入正中咬合，并让树脂聚合（图10.79）。

松开基台螺丝，与修复体一同取下。这需要施加一些垂直向力量，因为QuickBridge PEEK帽有水平向的固位沟，使其能够被按扣在QuickBridge 钛基底的凹槽上。种植体与基台替代体与义齿修复配件相连，并用技工螺丝将其旋紧固定（图10.80）。

添加额外树脂，以达到最佳的穿龈轮廓。将修复体修整并抛光（图10.81）。

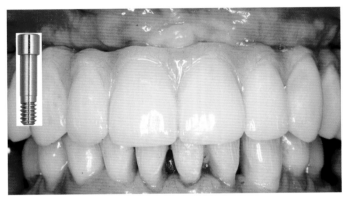

图10.79 患者处在正中咬合口内观
此临床照片是用自固化树脂对临时修复体进行重衬后所立即拍摄的。将两颗基台的试戴螺丝置入在磨牙种植体区的种植体临时基底上，让修复体能够固位在原先计划的三维位置。试戴螺丝（UNTS，Biomet 3i；左上插图）

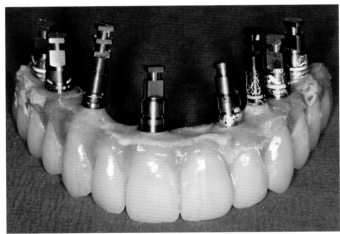

图10.80 在此修复体内，种植体基台替代体已被置于种植体义齿修复配件中
因此，在修整与抛光程序中，这些经过机械加工的种植体义齿修复配件能够受保护不被损伤

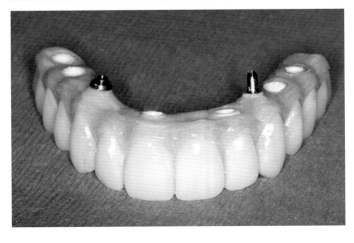

图10.81 完成临时修复体的修整与抛光，此为临时修复体的唇侧与龈面的照片
在尖牙区，从种植体临时基底到周围树脂，制作出个性化的穿龈轮廓。在患者右侧的种植体临时基底是采用抗旋基底。在患者左侧的种植体临时基底则为非抗旋

调拌临时粘接剂（Dyeal® Ratiopaque Calcium Hydroxide Composition，Dentsply International），涂在QuickBridge PEEK帽的内表面（表10.2）；将基台螺丝（IUNING，Biomct Si）放入修复体的临时基底，并使用扭力器械以20Ncm的力道旋紧螺丝。用棉球与光固化复合树脂来封闭螺丝通道开口（图10.82～图10.85）。用牙周刮治器移除多余的粘接剂。

给予患者术后指导，包括非类固醇消炎药，并建议患者采用软性饮食。延迟口腔卫生清洁直到术后24h。患者对于美观效果非常满意，并在极佳的状态下出院。

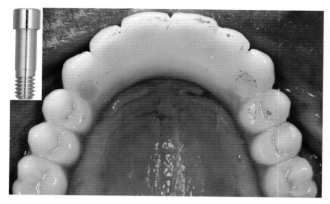

图10.82 将临时修复体粘接固位，并以20Ncm的扭矩来旋紧基台螺丝，此为该临时修复复体骀面的口内观相对应种植体临时基底的螺丝通道开口，已经用棉球封闭，并用光固化树脂来封闭修复。在技工所内不应该使用永久基台螺丝，因为重复拆卸会使得24K的镀金受损，这会消除使用镀金配件的优点（IUNIHG，左上插图）

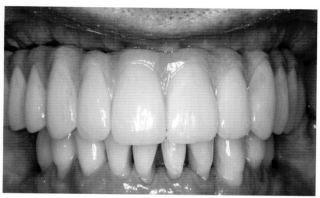

图10.83 口内装上临时修复体后的唇侧观
调整该修复体的外形，以便于实施口腔卫生保健。修复体的龈面与种植体周围软组织之间的小空隙不影响发音与美观

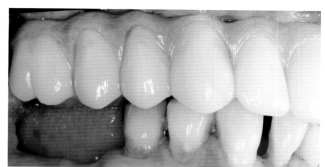

图10.84 口内装上临时修复体后的右颊侧侧面观
调整该修复体的外形，以便于实施口腔卫生保健。修复体的龈面与种植体周围软组织之间的小空隙不影响发音与美观

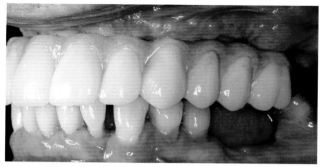

图10.85 口内装上临时修复体后的左颊侧侧面观
调整该修复体的外形，以便于实施口腔卫生保健。修复体的龈面与种植体周围软组织之间的小空隙不影响发音与美观

术后复诊 ▶▶▶

3天后，患者第一次术后复诊（图10.86）。患者与其配偶非常满意治疗的美观效果，他未感到任何不适。经评估，患者的咬合与安装义齿时的咬合一致（图10.87及图10.88）。给予口腔卫生保健指导包含牙线的使用示范，之后让患者出院，之后一个月后复诊。

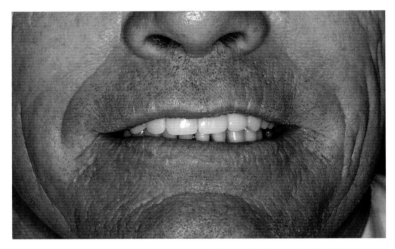

图 10.86 术后72h复诊，戴上临时修复体的前面观

患者对3天前所接受的手术与修复的联合治疗未感到不适

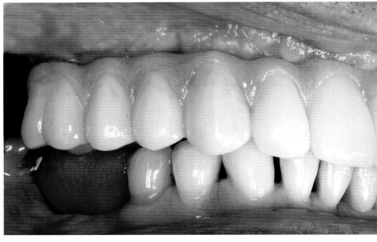

图 10.87 术后72h复诊，戴上临时修复体的右颊侧侧面观

患者能使用SuperFloss®（Oral B® Proctor & Gamble，Cininnati，OH）来清洁临时修复体的表面

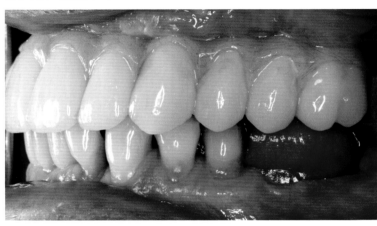

图 10.88 术后72h复诊，戴上临时修复体的左颊侧侧面观

患者在手术后只有极小程度的肿胀，其状况与接受不翻瓣手术、种植体植入与即刻负荷的患者们相似

本章所提及的治疗，由以下的临床医师与牙技师们完成：

临床医师：Dr.Robert Del Castillo，Miami Lahes FLg。

牙科技师：Alexey Zorin，North Shore Dental Labratories，Lymn，MA。

插画师：Robin deSomer Pierce，BSMI，Palm Beach Gardens，FL 310。

参考文献

Adrianssens, P, Herman, M. 2001. Immediate implant function in the anterior maxilla: a surgical technique to enhance primary stability for Brånemark MKIII and MKIV implants. A randomized, prospective clinical study at the 1-year follow-up. *Appl Osseointegration Res* 2:17–21.

Agliardi, EL, Francetti, L, Romeo, D, Taschieri, S, Del Fabbro, M. 2008. Immediate loading in the fully edentulous maxilla without bone grafting: the V-II-V technique. *Minerva Stomatol* 57(5):251–259, 259–263.

Albrektsson, T, Zarb, GA, Worthington, P. 1986. The long-term efficacy of currently used dental implants: a review and proposed criteria for success. *Int J Oral Maxillofac Implants* 1:11–25.

Atwood, DA, Coy, WA. 1971. Clinical, cephalometric and densiometric study of reduction of residual ridges. *J Prosthet Dent* 26: 280–295.

Brånemark, PI, Hansson, BO, Adell, R, and others. 1977. Osseointegrated implants in the treatment of the edentulous jaw: experience from a 10-year period. *Scand J Plast Reconstr Surg* 2:1–132.

Bergkvist, G, Sahlholm, S, Karlsson, U, Nilner, K, Lindh, C. 2005. Immediately loaded implants supporting fixed prostheses in the edentulous maxilla: a preliminary clinical and radiologic report. *Int J Oral Maxillofac Implants* 20(3):399–405.

Bou Serhal, C, Jacobs, R, Flygare, L, Quirynen, M, Van Steenberghe, D. 2002. Perioperative validation of localization of the mental foramen. *Clin Oral Implants Res* 31:39–43.

Brunski, JB. 1993. Avoid pitfalls of overloading and micromotion of intraosseous implants. *Dent Implantol Update* 4(10):77–81.

Capelli, M, Zuffetti, F, Del Fabbro, M, Testori, T. 2007. Immediate rehabilitation of the completely edentulous jaw with fixed prostheses supported by either upright or tilted implants: a multicenter clinical study. *Int J Oral Maxillofac Implants* 22(4):639–644.

Del Fabbro, M, Testori, T, Francetti, L, Taschieri, S, Weinstein, R. 2006. Systematic review of survival rates for immediately loaded dental implants. *Int J Periodontics Restorative Dent* 26:249–263.

Dixon, DL, Breeding, LC, Ekstrand, KG. 1992. Linear dimensional variability of three denture base resins after processing and in water storage. *J Prosthet Dent* 68(1):196–200.

Eckerdal, O, Kvint, S. 1986. Presurgical planning for osseointegrated implants in the maxilla: a tomographic evaluation of available alveolar bone and morphological relations in the maxilla. *Int J Oral Maxillofac Surg* 15:722–726.

Elder, S. 1955. Stabilized baseplates. *J Prosthet Dent* 5:162–168.

Ersoy, AE, Turkyilmaz, I, Ozan, O, McGlumphy, EA. 2008. Reliability of implant placement with stereolithographic surgical guides generated from computed tomography: clinical data from 94 implants. *J Periodontol* 79(8):1339–1345.

Friberg, B, Jemt, T, Lekholm, U. 1991. Early failures in 4641 consecutively placed Brånemark dental implants. A study from stage I surgery to the connection of completed prostheses. *Int J Oral Maxillofac Implants* 6:142–146.

Galli, F, Capelli, M, Zuffetti, F, Testori, T, Esposito, M. 2008. Immediate non-occlusal vs. early loading of dental implants in partially edentulous patients: a multicentre randomized clinical trial. Peri-implant bone and soft-tissue levels. *Clin Oral Implants Res* 19(6):546–552.

Ganz, S. 2008. Computer-aided design/computer-aided manufacturing applications using CT and cone beam CT scanning technology. *Dent Clin North Am* 52(4):vii, 777–808.

Gelb, D. 1993. Immediate implant surgery: three-year retrospective evaluation of 50 consecutive cases. *Int J Oral Maxillofac Implants* 8:388–399.

Helms, C, Morrish, R, Kircos, L. 1982. Computed tomography of the TMJ: preliminary considerations. *Radiology* 141:718–724.

Kircos, L, Misch, C. 2005. Diagnostic imaging and techniques. In *Dental Implant Prosthetics*. Misch, C, ed., pp. 53–70. St. Louis, MO: Elsevier Mosby.

Klein, M, Abrams, M. 2001. Computer guided surgery using computer guided surgical templates. *Pract Periodontics Aesthet Dent* 13:165–169.

Lee, S, Gantes, B, Riggs, M, Crigger, M. 2007. Bone density assessments of dental implant sites: 3. Bone quality evaluation during osteotomy and implant placement. *Int J Oral Maxillofac Implants* 22(2):208–212.

Lekholm, U, Zarb, G. 1985. Patient selection and preparation. In *Tissue-Integrated Prostheses: Osseointegration in Clinical Dentistry*. Brånemark, PI, Zarb, G, Albrektsson, T, eds., pp. 201–202. Chicago: Quintessence Publishing.

Linkow, L, Charchee, R. 1970. *Implantology*, pp. 74–76, St. Louis, MO: Mosby.

Maló, P, Rangert, B, Nobre, M. 2005. All-on-4 immediate-function concept with Brånemark System implants for completely edentulous maxillae: a 1-year retrospective clinical study. *Clin Implant Relat Res* 7(Suppl. 1):S88–S94.

Ozan, O, Turkyilmaz, I, Ersoy, AE, McGlumphy, EA, Rosenstiel, SF. 2009. Clinical accuracy of 3 different types of computed tomography-derived stereolithographic surgical guides in implant placement. *J Oral Maxillofac Surg* 67(2):394–401.

Parel, SM, Triplett, RG. 2004. Interactive imaging for implant planning, placement, and prosthesis construction. *J Oral Maxillofac Surg* 62(9 Suppl. 2):41–47.

Petrikowski, C, Pharoah, M, Schmitt, A. 1989. A presurgical radiographic assessment for implants. *J Prosthet Dent* 61:59–64.

Schnitman, PA, Wohrle, PS, Rubenstein, JE. 1990. Immediate fixed interim prostheses supported by two-stage threaded implants; methodology and results. *J Oral Implantol* 16:96–105.

Schnitman, PA, Wohrle, PS, Rubenstein, JE, and others. 1997. Ten-year results for Branemark implants immediately loaded with fixed prostheses at implant placement. *Int J Oral Maxillofac Implants* 12:495–503.

Shahlaie, M, Gantes, B, Schulz, E, Riggs, M, Crigger, M. 2003. Bone density assessments of dental implant sites: 1. Quantitative computed tomography. *Int J Oral Maxillofac Implants* 18(2):224–231.

Skalak, R. 1983. Biomechanical considerations in osseointegrated prostheses. *J Prosthet Dent* 49:843–848.

Stella, J, Tharanon, W. 1990. A precise radiographic method to determine the location of the inferior alveolar canal in the posterior edentulous mandible: implications for dental implants. 2. Clinical applications. *Int J Oral Maxillofac Implants* 5:23–29.

Tallgren, A. 1972. The continuing reduction of the alveolar ridges in complete denture wearers: a mixed longitudinal study covering 25 years. *J Prosthet Dent* 29:120–131.

Tardieu, P, Vrielinck, L, Escolano, E. 2003. Computer assisted implant placement: a case report. Treatment of the mandible. *Int J Oral Maxillofac Implants* 18:599–604.

Tarnow, D, Emtiaz, S, Classi, A. 1997. Immediate loading of threaded implant at stage I surgery in edentulous arches: ten consecutive case reports with 1- to 5-year data. *Int J Oral Maxillofac Implants* 12: 319–324.

Tealdo, T, Bevilacqua, M, Pera, F, Menini, M, Ravera, G, Drago, C, Pera, P. 2008. Immediate function with fixed implant-supported maxillary dentures: a 12-month pilot study. *J Prosthet Dent* 99(5): 351–360.

Testori, T, Del Fabbro, M, Capelli, M, Zuffetti, F, Francetti, L, Weinstein, RL. 2008. Immediate occlusal loading and tilted implants for the rehabilitation of the atrophic edentulous maxilla: 1-year interim results of a multicenter prospective study. *Clin Oral Implants Res* 19(3): 227–232.

Van Assche, N, van Steenberghe, D, Guerrero, ME, Hirsch, E, Schutyser, F, Quirynen, M, Jacobs, R. 2007. Accuracy of implant placement based on pre-surgical planning of three-dimensional cone-beam images: a pilot study. *J Clin Periodontol* 34(9):816–821.

Van Steenberghe, D. 2005. Interactive imaging for implant planning. *J Oral Maxillofac Surg* 63(6):883–884.

Vanden Bogaerde, L, Pedretti, G, Dellacasa, P, Mozzati, M, Rangert, B. 2003. Early function of splinted implants in maxillas and posterior mandibles using Branemark system machined-surface implants: an 18-month prospective clinical multicenter study. *Clin Implant Dent Relat Res* 5(Suppl. 1):21–28.

Veyre-Goulet, S, Fortin, T, Thierry, A. 2008. Accuracy of linear measurement provided by cone beam computed tomography to assess bone quantity in the posterior maxilla: a human cadaver study. *Clin Implant Dent Rel Res* 10:226–230.

Widmann, G, Bale, RJ. 2006. Accuracy in computer-aided implant surgery—a review. *Int J Oral Maxillofac Implants* 21(2):305–313.

White, SC. 2008. Cone-beam imaging in dentistry. *Health Phys* 95(5):628–637.

Zampelis, A, Rangert, B, Heijl, L. 2007. Tilting of splinted implants for improved prosthodontic support: a two-dimensional finite element analysis. *J Prosthet Dent* 97(Suppl. 6):S35–S43.

第11章 下颌固定/可摘式修复体的义齿与义齿基底的置换

引言 ▶▶▶

根据2010年口腔健康与健康人群（Oral Health-Healthy People 2010）所发布的"提升健康目标"这项报告：年龄在65～74岁的美国人中，有65%的无牙颌人口（Healthy People 2010）。Marcus等（1993）估计约有2000万美国人是下颌无牙颌。Caplan与Weintraub（1993）指出，在美国，白种人比黑种人有较多的牙齿，且无牙颌人口在低教育程度及低收入人群中较普遍。65岁以上的美国人有超过40%的无牙颌人口，甚至只有2%的人口有28颗牙齿。Doundoulakis等（2002）报告，在年龄超过65岁的美国人口中有1/3的人至少有一颌是无牙颌且需要修复缺牙。Doundoulakis等（2002）预测，到2020年时，会有大约3800万的无牙老年人口。

虽然传统全口义齿可以满足许多患者的需求，然而，有些患者希望义齿具有更多的固位力、稳定性以及功能性，尤其是下颌无牙的患者。种植体支持的修复体将会是传统义齿之外的另一种选择。Doundoulakis等（2003）研究这种治疗模式的风险因素，并回顾所有发表的文章，也统计了利用种植体支持下颌覆盖式活动义齿的种植体存活率，结果指出种植在两下颌颏孔间的种植体，约有95%的种植体存活率，且患者对于种植体支持覆盖式活动义齿有高满意度。他们得出结论，当临床医师为下颌无牙患者制订治疗计划时，应该将种植体支持的修复体也纳入考虑范围，有些患者甚至较偏好固定式种植体固位修复体，但是患者可能会因为经济因素而放弃此治疗计划。

对于患者而言，固定式种植体固位修复体具有众多优点，包括修复体与他们的天然牙有相同的感觉，患者觉得咬合力较强，晚上睡觉的时候不必摘下他们的修复体（Liu，2005）。

根据Adell等（1981）的报告，骨结合被定义为活性的骨与螺纹状钛种植体之间具有的紧密、直接、长久的结合，且其具有明确表面处理和宏观几何外形。他们报告指出在种植体与骨之间并无任何介入的软组织。他们相信，只有在精细的手术、长期未负荷的愈合时间以及行使功能时受到适当压力分布等条件下，才能达到及维持种植体与骨之间的骨结合。在Adell等（1981）报告指出，15年间（1966～1980）共有2768颗种植体种植在371名患者的410个颌骨中，所有的患者均接受固定式或可摘式修复体，制订一定的手术及修复模式并且在接下来几年内，每年都追踪并且追踪超过5年。那时认为，对于患者做5～9年追踪观察即为标准，一定程度上足以反映这种治疗方法的可行性。130个单颌共接受895颗种植体的植入，其中81%的上颌种植体与91%的下颌种植体都稳定，足以支撑修复体。89%的上颌与100%的下颌修复体持续稳定。愈合期间及装上修复体的第1年，平均边缘骨吸收量为1.5mm，之后，每年有0.1mm的骨吸收。这样的结果，符合1978年哈佛共识论坛所明确的，骨结合种植体支持的固定或可摘式修复体成功的口腔种植标准程序。

Adell等（1990）回顾了在哥德堡大学一共4636颗的标准种植体，这些种植体植入在700位患者的759个颌骨中，并长期追踪这些种植体及种植体固定式修复体，追踪最久24年。他们每年使用标准化临床及放射线影像检查，利用生命表的方式做统计分析。有足够数量的种植体与修复体来做超过15年随访的详细统计分析。其结果显示有超过95%的上颌修复体在5年及10年后仍能保持稳定，而至少92%的上颌修复体经过15年后也保持稳定。在所有的追踪时间段内，有99%的下颌修复体保持稳定。据种植体稳定时间而言，上颌种植体的存活率5年时为84%、89%、92%，10年时为81%、82%，15年时为78%。下颌种植体的存活率5年时为91%、98%、99%，10年时为89%、98%，15年时为86%。5年与10年不同的百分比是因为成熟期的不同。这样的结果与其他多中心研究及早期Brånemark骨结合方式的结果一致。

作者报道过下颌骨在咀嚼过程中经历了显著的尺寸变化（Goodkind与Heringlake，1972）。下颌骨在咀嚼时，颏孔间的尺寸被认为是稳定且不会改变的。但是咀嚼进行中颏孔后方的下颌骨在开口的时候，报告显示其下颌会朝向中线运动（Regli和Kelly，1967）。

最常见的颏孔位置是在下颌第一前磨牙及第二前磨牙间。当种植体植入在下颌颏孔的远中端并且相连接的时候，将会发生下颌弯曲。若是下颌的种植体植入越靠远中端，并且从一侧连接到另一侧，就应该越要小心下颌弯曲所产生的风险，这会影响到种植体或修复体的愈后（图11.1～图11.3）。

基本上颏孔间的下颌不会产生明显的变形，因此，在颏孔间的种植体可以连接在一起，不会有下颌弯曲的风险（图11.4及图11.5）。原本的Brånemark种植体植入程序是在颏孔间植入4～6颗种植体，

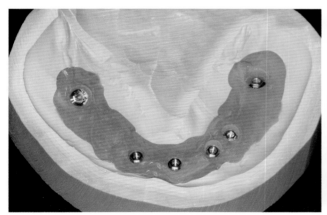

图11.1 有6颗种植替代体在下颌主模型的𬌗面观
注意观察左侧及右侧最远中游离端种植替代体的位置，这2颗替代体大约在第二磨牙的位置

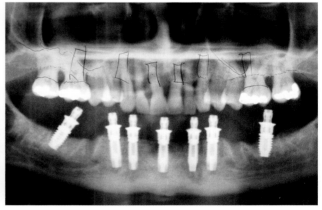

图11.2 图11.1中患者刚植入种植体时的曲面断层片
注意观察在左侧及右侧最远中游离端种植体的位置，这2颗种植体种在第二磨牙的位置，并且种植体并未完全埋入骨内

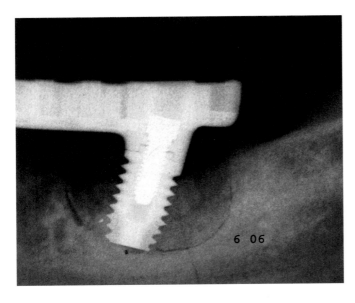

图 11.3　为负荷 3 年后的放射线影像

患者抱怨下颌左后方有慢性不适感。放射线影像显示在左侧最远中端种植体周围（铅笔画出轮廓）有明显的透射现象。当支架取下时，种植体严重松动，种植体可能是因为植入过于靠远中，当下颌运动时过多的力量施加于种植体，导致严重的骨丧失进而造成种植体失败。在这颗种植体前方的另一颗种植体远端，将支架切断并抛光。之后接下来 3 年，没有再发生任何问题

并且以二阶段手术进行（图11.6），经过 4 个月或 6 个月的愈合，再将种植体暴露并装上愈合基台（图11.7）。永久修复物通常由上颌的全口活动义齿与下颌的固定或可摘式修复体所组成（图11.8）。

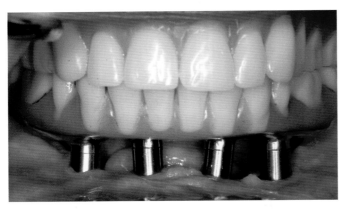

图 11.4　患者戴上颌全口义齿，下颌固定或可摘式修复体的前方观，这些修复体已使用 15 年之久

患者感到修复体只有极少的磨损。她的口腔卫生很好，对于戴上这样修复体的感受很好

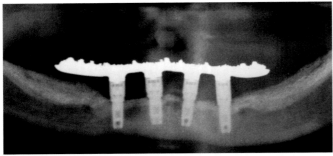

图 11.5　图 11.4 患者的全口放射线影像，放射线影像显示种植体周围有些许的骨丧失

当 7 年前患者初次求诊于作者，下颌曾为了改善配戴全口义齿而用氢氧磷灰石颗粒补骨，但是因为失败，所以在植入种植体前已经全部去除

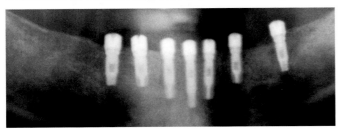

图 11.6　患者接受 7 颗种植体植入后立即照射的全口放射线影像，采用二阶段手术模式

左侧及右侧最远中端的种植体种植在颏孔远中

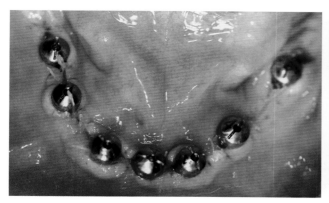

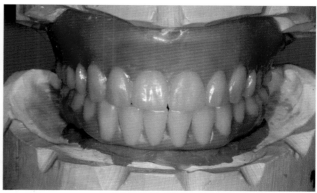

图 11.7 下颌植入 7 颗植体（图 11.6 的患者）的临床殆面观

二期手术暴露出种植体的照片

图 11.8 图 11.6 及图 11.7 中患者修复体蜡型的前方观

种植已被证实是一项能达到长期成功的治疗选择，骨结合让无牙患者能够得到接近正常口腔功能的口腔重建治疗。然而，修复体材料会因为咀嚼或是副功能而产生磨耗或磨损。本章的目的是要阐述一种修复体模式，用以置换上颌全口义齿与下颌种植体支持固定/可摘式修复体的树脂人工牙及义齿基托，但不置换铸造金属支架。

临床病例展示 ▶▶▶

一位 59 岁的女性患者进行常规年度复诊时，主诉为"我的假牙一直被磨耗，现在笑的时候都没办法看到假牙"（图 11.9）。

患者大约在 11 年前接受过作者的治疗，当初的治疗为上颌全口义齿，下颌种植体支持的固定/可摘式修复体（图 11.10 及图 11.11）。

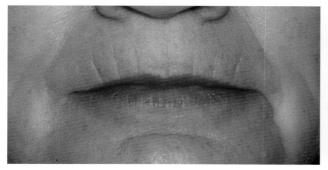

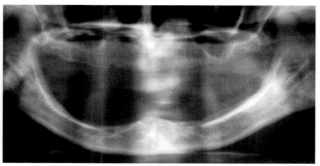

图 11.9 患者临床照片，当时患者配戴现有的修复体

修复体已使用 11 年，注意观察上嘴唇的中线及看不到上嘴唇唇红缘

图 11.10 术前原始的曲面断层片，显示中等程度的下颌前牙区吸收

下颌后方则有更明显的骨吸收

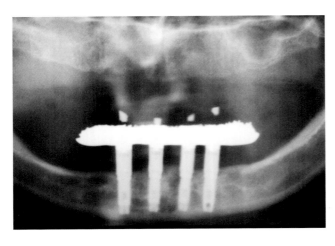

图 11.11 下颌种植体在受力负荷 1 年后所取得的曲面断层片
影像中显示种植体周围只有极少量的骨吸收

外观检查显示由于上颌骨吸收及义齿磨耗，造成垂直距离减少（图 11.12～图 11.15）。上颌义齿不稳定，仅有少许固位吸附力。口内没有伤口，软组织没有任何的不适。

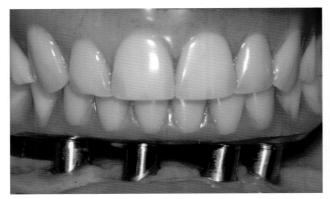

图 11.12 手术治疗前，患者处于正中咬合位置的口内前面观
穿黏膜钛合金基台的表面仍保持抛光的状况，没有任何刮伤。仅发现一些牙菌斑及其他有机残留物在修复体及基台上。种植体周围软组织在正常范围内

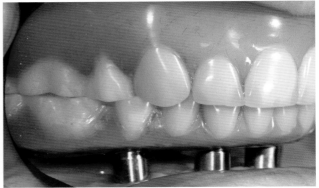

图 11.13 手术治疗前，患者处于正中咬合位置的口内右后观
注意观察后牙的义齿有明显人工牙的磨耗，失去其解剖形态

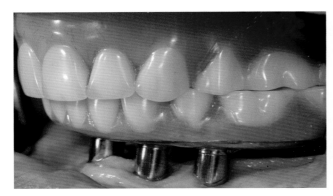

图 11.14 治疗前，患者处于正中咬合位置的口内左后观
注意观察后牙义齿有明显人工牙的磨耗，失去其解剖形态

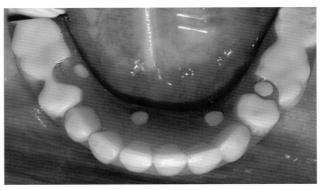

图 11.15 治疗前，下颌修复体的口内殆面观
注意观察后牙义齿明显的磨耗，失去了解剖形态

诊断 ▶▶▶

诊断为：

① 由于上下颌修复体的磨耗，造成垂直距离降低。

② 不密合的上颌全口义齿。

③ 上颌无牙颌在垂直向及颊舌向有中等程度的骨吸收。

④ 上颌有适量的骨量可进行种植。

⑤ 下颌前方有4颗已骨结合的种植体。

⑥ 没有不良全身系统性疾病。

⑦ 正常的唾液分泌功能。

⑧ 口内没有任何病症。

评估 ▶▶▶

从义齿磨耗与持续性骨吸收造成咬合垂直距离降低可以看到，患者的主诉是有原因的。种植体有成功的骨结合，且现有的金属支架还算完整。如果这位女士在上颌想要任何形式的种植体支持的修复体，她有足够的骨量可以进行种植，如果她不想要在上颌种植，治疗计划将会是制作新的上颌全口义齿，并且在下颌进行义齿及义齿基托的置换，现有的支架应该可以被重复使用。

向患者提出在上颌植入种植体并使用种植体支持修复体的方案，并且将该方案与上颌全口义齿方案做比较，与患者讨论两者各自的好处及局限。患者表达对治疗选项了解后，她决定进行制作新的全口活动义齿方案。虽然这位患者对于下颌种植体的治疗有不错体验，但她认为自己应该可以适应新的全口活动义齿，不需要利用上颌种植体来增加更多固位性。患者知道若不进行种植上颌将会持续骨吸收，她也清楚地了解，将来若要进行种植，需要进行骨移植手术。

作者认为可以用新的全口义齿来治疗这位患者上颌无牙颌。要让患者能够成功接受全口活动义齿并非仅能依靠修复治疗（Cooper，2009）。临床医师们现已了解，无牙颌患者的临床处置成功与否，与制作全口活动义齿时所使用的技术与程序有关。近来的研究资料显示，患者对于义齿成功与否的满意度及感受，与临床医师角度不同（Elis等，2007）。

约诊顺序 ▶▶▶

为了减少患者因为治疗时必须取下现有下颌修复体所造成的不方便，于是决定为患者制订下列的约诊顺序：

① 星期一上午：利用藻酸盐印模材制取诊断用印模，包括上颌无牙颌、原有的上颌全口活动义齿以及下颌修复体。

• 技工室进行上颌个性化义齿印模托盘的制作。

② 星期一下午：利用个性化印模托盘制取上颌永久性印模，以进行主模型制作。

• 技工室进行上颌主模型、颌位记录基板及蜡堤的制作。

③ 星期二上午：上颌全口活动义齿进行初步颌位关系记录来确定垂直距离，以及上颌全口活动义齿的人工牙选择。

• 技工室进行上颌及下颌模型的上𬌗架。

④ 星期二下午：蜡型义齿试戴，取下下颌种植体固位的修复体；评估现有标准基台及种植体的可用性；重新上紧基台螺丝至20Ncm；在标准基台上置放愈合帽。

• 技工室内将新基台替代体装在现有下颌修复体的修复平台上，并制作下颌模型。

• 去除现有下颌义齿基托及义齿，排列上颌人工牙及下颌人工牙在上颌颌位记录基板及下颌铸造金属支架上。

⑤ 星期三上午：第二次试戴上颌蜡型义齿以及试戴装在现有下颌种植体支持支架上的新义齿；评估咬合垂直距离、唇部丰满度、前牙暴露量以及颌位关系。

• 重新上𬌗架。如果需要，重新排列人工牙，完成雕蜡、包埋、冲蜡、煮聚，以及修整修复体。

⑥ 星期四下午：将下颌基台上的愈合帽取下；戴上具有新义齿的下颌种植体支持的修复体，换上新的固位螺丝；修复螺丝通道开口；戴入上颌新的全口活动义齿；如果需要，评估并调整修复体。

⑦ 星期五下午：戴入修复体后24h复诊，评估咬合、软组织反应以及患者对于新修复体的适应状况。

这样的约诊顺序，能减少患者因为没有下颌修复体可用而造成不便的天数（4天）；这样的治疗也明显可以省下患者制作新的种植体支架的费用。这种治疗顺序之所以可行，是因为作者的诊所有牙技师，而且这样的治疗计划得到了患者、临床医师以及技师的互相配合。

这样的方案并不适合所有的患者与修复医师，尤其是如果患者无法接受没有下颌种植体支持修复体可用的情况。

诊断用模型 ▶▶▶

所谓的诊断用模型就是将牙列或是无牙颌的临床特征准确地复制下来。这些资料包括牙齿、外形、𬌗平面的位置、剩余牙槽嵴外形及大小以及用以定义可摘式修复体基托延伸范围的口腔解剖构造，如前庭、磨牙后垫、翼突上颌切迹、软硬腭交界、口底以及系带的位置及活动范围。一旦将诊断用模型上𬌗架后，临床医师及牙技师能够更清楚地观察𬌗平面的位置及方向，以及牙齿/牙槽骨（垂直及水平）的关系，为了将无牙颌或牙列缺损的模型上殆架，咬合记录是必要的。诊断用模型通常是由硬石膏而非普通石膏来灌模。主要是因为前者有较高的强度及抗磨损能力（图11.16及图1.17）。

上颌个性化印模托盘及永久上颌印模 ▶▶▶

为无牙颌患者制作全口活动义齿的治疗计划是一项艰巨任务。当临床医师制作全口活动义齿时，最重要的步骤之一是永久性印模（Felton等，1996；Zarb等，1997），全口义齿永久性印模是希望整个义齿所包覆的口腔部位都能准确地记录，以制作稳定及固位吸附力佳的修复体，同时维持患者的舒适、美观，以及保存剩余的组织（Chaffee等，1999）。

大部分的美国口腔医学院教学全口活动义齿时采用的永久印模技术是用边缘整塑的个性化印模托盘来取二次印模（Arbree等，1998）。虽然这些口腔医学院所使用的材料有所不同但制取印模技术却是大同小异。然而，非常多的牙科医师表示，在他们的全口活动义齿临床诊疗中，已放弃他们所学的全口活动义齿印模技术，而改用较简单的印模技术（Gauthier等，1992）。有报告指出，永久性印模是全口活动义齿制作过程中很重要的因素之一（Klein和Broner，1985）。全口活动义齿的永久性印模的目标是希望将整个义齿所包覆的口腔部位，都能精确地记录（Duncan和taylor，2001）。对于制作稳定及吸附力佳的修复体，同时维持患者的舒适、美观以及保存剩余组织，精准的印模是很重要的。

永久印模可以使用许多不同的材料：印模石膏、氧化锌丁香油酚、硫化硅橡、不可逆性水凝胶、加成硅橡胶或是聚醚硅橡胶（Zarb等，1997）。永久义齿印模的技术可以分为4种等级：黏膜静态印模（Page，1997）、黏膜最大位移量印模（Fournet and Tuller，1936）、功能性印模（Vig，1964），以及选择性压力印模（Heartwell和Rahn，1986）。许多学者对于这些技术基本概念的差异已有所论述（Klein

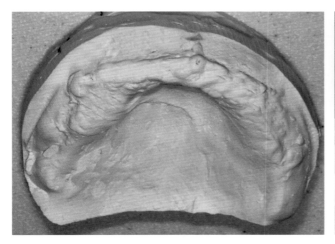

图11.16 上颌诊断用模型的殆面观
为了上颌全口活动义齿而进行最终印模前，先利用此模型制作个性化印模托盘，上颌前端有相当程度的骨吸收

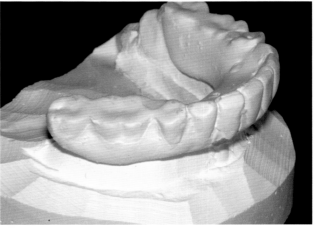

图11.17 下颌诊断用模型的侧面观
取得初步颌关系记录后，此模型利用上颌记录基板来对位并上殆架

和Broner，1985；Heartwell和Rahn，1986；Winkler，1988；Zarb等，1997）。可以公认的是，没有任何一种技术可以应用在所有的临床状况（Felton等，1996；Zarb等，1997）。Chaffee等（1999）发表一篇有关永久义齿印模的文章，其中采用了选择性压力印模技术，并利用加成硅橡胶印模材来做边缘整塑的个性化印模托盘技术。该研究的学者们相信，使用这样的材料进行边缘整塑，接着使用选择性压力印模技术，可以达到可预期的结果，取出具有适当延伸、准确的永久性印模。印模托盘必须够硬，以避免在印模及制作模型过程中产生变形。印模托盘也需要与口内密合，有一定且均匀的空间，好进行印模步骤。为了减少临床医师的临床操作时间，在诊断用模型上，就必须将印模托盘的边缘修形短于前庭沟转折处1～2mm，利用边缘整塑材料重新建立印模托盘永久性边缘时，需要考虑到患者的功能性运动，此病例中，上颌个性化印模托盘直接在上颌的诊断用模型上制作，不涂任何间隙剂（图11.18）。制作印模托盘之前不涂间隙剂，感觉上可以将压力准确地施加在后牙的牙槽嵴上。利用光固化树脂材料（Triad®，Dentsply International，York，PA），依据制造商的指示，来制作印模托盘。不在上颌的印模托盘上打洞，如此可以在边缘整塑后，检查其印模托盘的吸附能力。边缘整塑前，先在上颌印模托盘的边缘涂上一层粘接剂并待干（Tray Adhesive，3M Dental Products，St.Paul，MN）。将加成硅橡胶重体（Extrude®，Kerr USA，Romulus，MI）印模材涂布在印模托盘的整个边缘，进行上颌托盘的边缘整塑。如果发现边缘整塑不完整，可以再涂粘接剂，再加上额外的重体印模材料，多次塑形直到完成为止。仅使用重体印模材料让印模托盘稳定且具有吸附力。永久印模前，先请患者漱一口不含酒精的漱口水，用纱布擦干，将整个印模托盘的内凹面涂上一层托盘粘接剂，包括整个边缘，接着利用加成硅橡胶轻体进行永久印模。Salinas（2009）建议上颌最终印模采用高流动性的印模材料，而下颌则建议采用高黏稠性的印模材料。一旦材料硬化后。将印模取下，检查是否有气泡（图11.19及图11.20）（Drago，2003）印模进行围模，并依据制造商的指示利用硬石膏灌模。

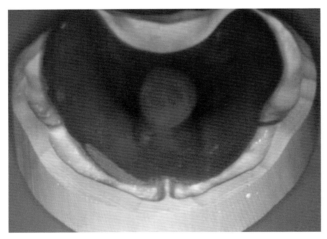

图11.18　直接在上颌诊断用模型的表面制作上颌的个性化印模托盘
没有使用间隙剂

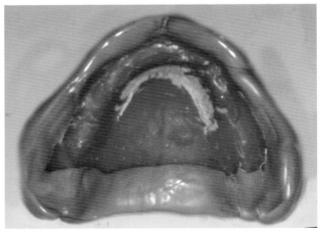

图11.19　印模托盘的边缘利用加成硅橡胶重体进行边缘整塑

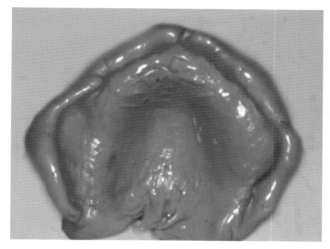

图11.20 最终印模的内凹面照片

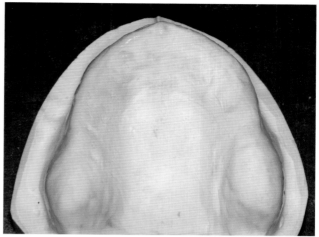

图11.21 上颌主模型的𬌗面照片

上颌工作模型 ▶▶▶

　　工作模型最主要的问题是不正确的水粉比。不正确的比例会导致模型强度变弱。若工作模型有很多的气泡，那可能是因为石膏调拌不匀或是未使用真空调拌。最后一个可能发生的问题是常常可以看到模型表面粗糙，通常是因为修整模型的时候，石膏泥水附着其上。解决的办法是在修整前先将模型泡水，并且在模型修整机上修整，修整过程中重复泡水步骤。

　　上颌模型修整完毕后，准备制作颌位记录基板与蜡堤（图11.21）。

上颌颌位记录基板与蜡堤 ▶▶▶

　　Keyworth（1929）在几十年前发表一篇有关全口义齿修复体的研究文章，报告颌位记录基板的设计目的如下：

　　① 当作蜡堤的载体。

　　② 雕蜡时让人工牙排在其上，以利蜡型试戴。

　　③ 检查初步的咬合记录是否准确。

　　牙医师利用颌位记录基板与蜡堤传递重要资讯给牙技师：骨/牙齿的咬合关系（图11.22～图11.26）；牙列中线；𬌗/切缘平面的位置；前牙龈缘位置；上颌尖牙的位置；垂直距离与水平咬合关系以及唇部丰满度；后牙的位置与颊廓的关系（图11.27及图11.28）。

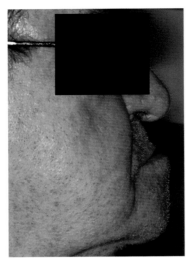

图 11.22 治疗前的临床照片，患者牙列缺失已经 25 年 照片中，他配戴着原有的上颌及下颌全口义齿。垂直距离降低，唇丰满度不足，患者外观表现三类骨型错殆畸形

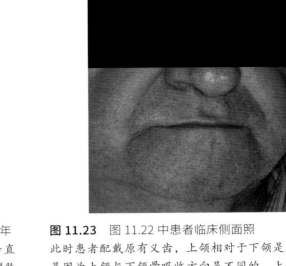

图 11.23 图 11.22 中患者临床侧面照
此时患者配戴原有义齿，上颌相对于下颌是后缩的，这是因为上颌与下颌骨吸收方向是不同的，上颌的吸收方向是向上向后，而下颌的吸收方向是向下向前的

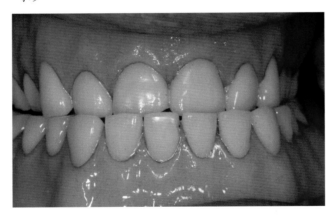

图 11.24 图 11.22 及图 11.23 中的患者义齿在正中咬合的口内照片
因为无牙颌骨吸收关系，义齿表现三类骨型错殆畸形

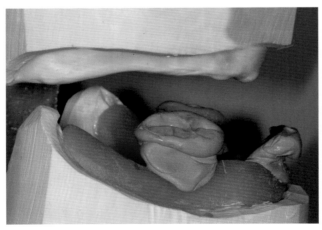

图 11.25 此为图 11.22～图 11.24 中的患者上颌无牙颌模型以及下颌装有颌位记录基板的模型
两模型在殆架上的侧面观。用灰色硅胶在前方止点做标记，标出新的下颌前牙所预计位置。上颌与下颌为明显的三类骨型错殆畸形

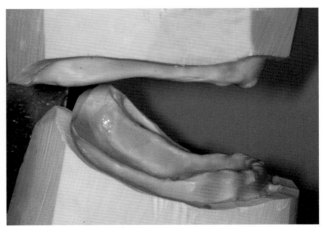

图 11.26 为图 11.22～图 11.25 患者无牙颌模型上到殆架上的侧面观
两个无牙颌之间显示为较不严重的三类骨型错殆畸形，下颌颌位记录基板已取下

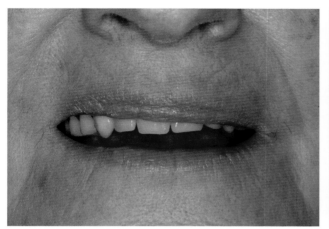

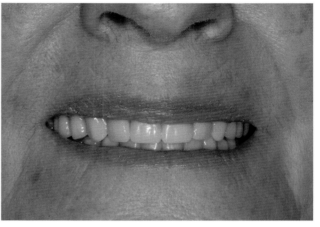

图 11.27 患者配戴 20 年的义齿微笑时的临床照片
注意观察下颌义齿都看不见

图 11.28 图 11.27 中的患者试戴蜡型义齿时微笑的临床照片

垂直距离已增加，上颌义齿前牙移向唇侧，下颌前牙往上移，提供更多的丰满度及美观支持

Elder（1955）对于颌位记录基板建立一系列要求：

① 基板与模型密合，如同永久义齿基托一样密合。

② 如同永久义齿基托一般，有相同的边缘形状。

③ 够坚固。

④ 有稳定的体积。

⑤ 可作为排牙时的基板。

⑥ 必须易于制作且不昂贵。

⑦ 有悦目的颜色。

按照制造商的要求，用光固化树脂来制作上颌的颌位记录基板（Triad）（图11.29）。

大部分的蜡堤都是由基板蜡制作。蜡堤主要目的是将患者临床资料传递给牙技师，就如同上述。上颌蜡堤通常建立于以下的初始尺寸：

① 上颌的唇前庭沟到上中切牙切端的距离平均为22cm，通常是在尖牙位置。

② 上颌蜡堤后端的垂直高度，从上颌颌位记录基板的组织面到蜡堤的𬌗面，为6～8mm。

③ 上颌蜡堤的切牙唇侧面，应该建立在切牙乳头凹陷处往前7～8mm。

④ 上颌蜡堤的颊舌向宽度应该约为8mm。

⑤ 上颌蜡堤的弯曲弧度应与上颌牙槽嵴的弯曲弧度相对应（图11.30）。

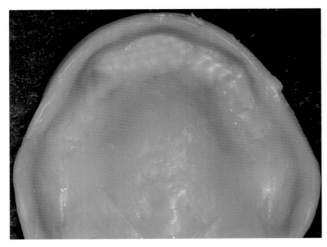

图 11.29 上颌颌位记录基板内凹面照片

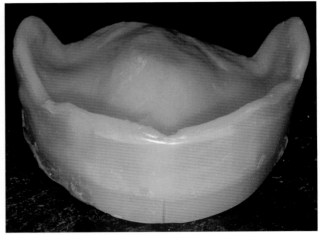

图 11.30 上颌颌位记录基板及蜡堤外侧照片

临床颌位关系记录 ▶▶▶

　　临床医师有时会忽略在复诊时精准地建立颌位关系（Phoenix 等，2003）。垂直距离以及𬌗正中关系所组成的颌位关系很重要。在种植修复学中建立咬合型主要目的是为了建立与维持种植体与口腔结构之间的和谐关系，并且在可接受的美观范围内建立有效的咀嚼效率。咬合平衡必须建立正中关系/正中咬合（centric relation/centric occlusion）及所有非正中位置上的平衡。垂直距离指的是脸与下巴间上下两个任意点的垂直测量。息止垂直距离（VDR）定义为患者坐正，头部没有支撑，上下唇微接触时，所测得上下颌间的垂直距离。这个距离不是恒定的。记录息止垂直距离是一种修复学的艺术，也是一种科学（Rugh 和 Drago，1981）。为了方便起见，会将两点画在患者的脸上，一点在鼻子，一点在下巴。就此病例而言，请患者将她的嘴唇弄湿，然后慢慢地闭起嘴巴，直到嘴唇轻接触。这样所得的距离为息止垂直距离（图 11.31）。通常这样的距离减去 3mm，就是初步咬合垂直距离（initial VDO）。

　　上颌𬌗平面、上嘴唇的丰满度、休憩时与说话时以及微笑时前牙暴露量，这些资料都将记录在上颌颌位记录基板与蜡堤上。初步咬合垂直距离的建立是利用现有修复体的前牙作为下颌记录基板的前方止点。作者了解因为现有的义齿已经磨损，但是因为下颌修复体还在口内，所以这个距离不会是垂直距离的最终测量值。一旦这样的距离建立后，接着在上颌蜡堤两边的后牙区用蜡建立后牙止点（Aluwax™，Aluwax Dental Products Co，Allendale，MI）。然后记录准确颌位关系。根据制作商的网站资料（www.aluwaxdental.com），Aluwax 牙科用蜡是一种含有铝粉的复合材料。铝粉可增加复合物整体性，并具有保温特性，便于塑形。其他材料，如含铜的复合蜡，就没法保温如此久，临床医师会发现这种材料很快就硬化了。在上颌蜡堤记录中线，选择牙齿的颜色及形状。之后请患者返家，准备下次的蜡型试戴（图 11.32）。

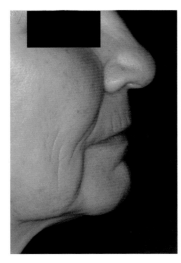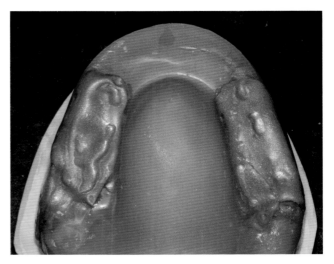

图 11.31 患者配戴上颌颌位记录基板及蜡堤的临床侧面观

唇侧有良好的唇丰满度，请患者将她的嘴唇弄湿，然后慢慢闭起嘴巴，直到嘴唇轻接触。这样的距离记为息止垂直距离。这样的距离减去3mm，就是初步咬合垂直距离

图 11.32 上颌颌位记录基板及蜡堤，利用蜡来记录颌关系的𬌗面观

第一次上𬌗架 ▶▶▶

颌关系记录是用来将模型定位到𬌗架上。有些时候，需要面弓转移记录来定位上颌模型（Weinberg，1961），以先前的技术，一旦上颌利用面弓转移记录定位，下颌就依照颌关系记录来对位及固位。模型的定位也可以不用到面弓转移。如果利用非面弓转移的模式，则将模型任意地定位在𬌗架上，利用𬌗架石膏将模型固定在𬌗架的上、下架体上。最好使用𬌗架石膏而不用硬石膏或是普通石膏。主要是因为前者的硬化膨胀低。

就此病例，将模型任意地定位在𬌗架上，对齐水平𬌗平面，上颌中线对准中心，将模型定位在简单𬌗架的中央（图11.33～图11.35）。模型利用𬌗架石膏（Whip Mix Corp，Louisville，KY）固定，依照制作商的指示比例调拌。依据已记录的垂直记录来固定模型，尽管这样的位置仅参考上颌𬌗平面的位置。

上颌蜡型义齿 ▶▶▶

义齿的材料可以由陶瓷、树脂、复合树脂、树脂/金属复合体制成，每种材料各有其优缺点。作者偏好使用具有多功能性、易得性、合理耐用性和美观性的丙烯酸树脂义齿。前牙的形态或颜色可以

参照患者天然牙来制作，也可以根据患者的意愿做出改变。这样的选择标准在形态及颜色上皆然。在全口义齿的修复中，作者偏好请患者选择自己喜欢的颜色。至于形态的选择，通常有三个因素必须考虑：美观、空间与尺寸大小。最重要的应该是牙齿丧失后的空间限制，在无牙颌病例中，有一点很重要必须记住，人工牙的使用必须取代天然牙当初的空间及样子，而不是根据现在剩余牙槽嵴所呈现的形态关系。

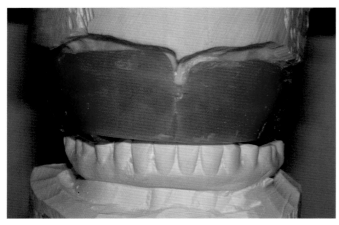

图 11.33 模型上到简单𬌗架的前方观
上颌中线位于切导针的中央。𬌗平面与水平面平行同时位于𬌗架的上下架体的中央。下颌模型与上颌模型对位并固定。所有的步骤都使用𬌗架石膏

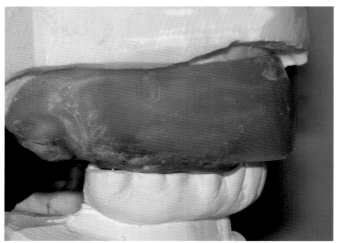

图 11.34 模型上到𬌗架的右颊侧观
模型固定在𬌗架上、下架体的中央，𬌗平面与水平平行

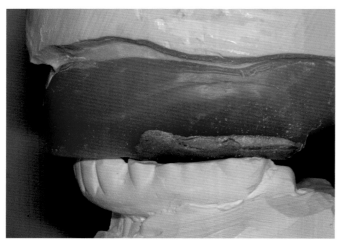

图 11.35 模型上到𬌗架的左颊侧观
模型固定在𬌗架上、下架体的中央，𬌗平面与水平平行

在某些情况下，患者希望改变现有牙齿形态，请求医师协助。目前有许多种方式可以达到患者的这类要求，建议读者参考全口义齿修复学的教科书。

选择牙齿形态的第三个因素是牙齿的整体形状。通常，牙齿可以分为4种形态：方形、尖形、方尖形或是卵圆形。牙齿的形态可能与脸形有关。临床医师通常利用自己的经验为患者选择适当的牙齿。就此病例，前牙选用Justi Blend®树脂牙；后牙采用20°解剖型Justi Blend®树脂牙（Justi Products，Oxnard，CA）。

依据上颌蜡堤的外形进行排牙，排列在颌位记录基板上以准备蜡型试戴。20°牙排在后牙，这些牙齿排列成理想的正中接触，在左右侧的工作侧运形成组牙功能𬌗（图11.36～图11.39）。

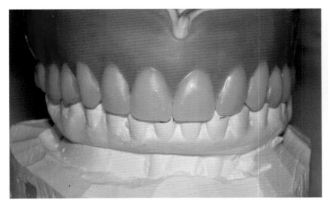

图11.36 上颌蜡型义齿在𬌗架上的前方观
准备试戴，试戴时与现有下颌修复体的模型对应，此时修复体尚未被取下

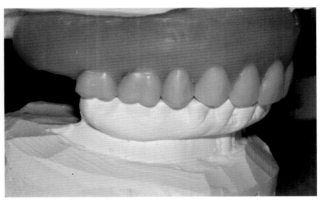

图11.37 上颌蜡型义齿在𬌗架上的右颊侧观
准备试戴。此时后牙排列呈最大牙尖交错咬合。初步试戴时与现有下颌修复体的模型对应，此时修复体尚未被取下

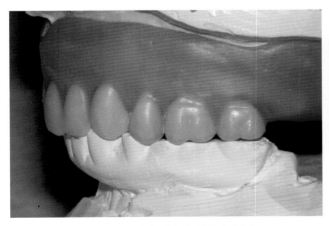

图11.38 上颌蜡型义齿在𬌗架上的左颊侧观
准备试戴。此时后牙排列呈最大牙尖交错咬合。初步试戴时与现有下颌修复体的模型对应，此时修复体尚未被取下

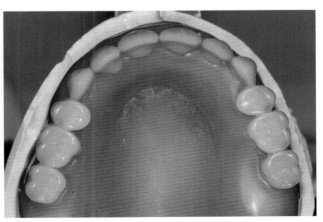

图11.39 上颌蜡型义齿的的𬌗面观

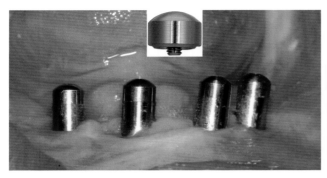
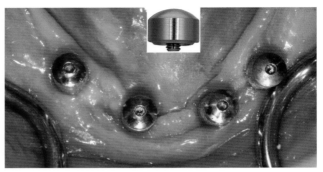

图 11.40 愈合基台（TS250，Biomet 3i；插图）在原有标准基台（AB550，Biomet 3i）上的口内唇侧面观 愈合基台用来保护舌头以免被标准基台尖锐区域所伤

图 11.41 愈合基台（TS250，Biomet 3i；插图）在原有标准基台（AB550，Biomet 3i）上的口内𬌗面观 愈合基台用来保护舌头以免被标准基台尖锐区域所伤

在蜡型义齿试戴时，患者、其配偶以及医师（即本章作者）评估上颌蜡型义齿的美观、唇丰满度、垂直距离以及息止垂直距离。作者利用上述的条件评估颌关系记录的准确性。患者及其配偶均同意上颌蜡型义齿的美观后，利用加成硅橡胶材料取新正中关系记录，以使下颌修复体可以与上颌蜡型义齿对位，而后上到𬌗架上。将下颌修复体的螺丝通道打开，去除棉球，卸下固位螺丝，而后将下颌修复体取下。将愈合基台锁在标准基台上，用以保护舌头避免被基台的尖锐区域所伤（图11.40及图11.41）。

下颌工作模型 ▶▶▶

修复体一开始的设计是使用长基台（4mm及5.5mm标准穿龈基台），结果，修复体的组织面与种植体周围软组织有空隙。因为支架的设计是混合式修复体，它不与软组织接触，因此不需要转移这些空间。而且设计的铸造终止线是在颊侧及唇侧面。若是要取下现有的基台，制取种植体水平印模，需重新制造新的种植体固位支架，将会花费额外的费用。为了节省患者支出，决定在原支架上制作种植体固位修复体（图11.42）。当修复体从患者的种植体上取下后，选择4颗技工用螺丝（WSK15，Biomet 3i，Palm Beach Gardens，FL）及基台替代体（SLA2O，3i）（图11.43）。不需要知道现有标准基台的高度是多少，重点是基台与替代体的连接。将技工螺丝放入螺丝通道，锁在新的基台替代体上（图11.44）。此病例中，依照制造商的指示真空调拌四型牙科硬石膏（GC Fujirock EP，GC America Inc，IL），震荡倒入印模中，用来制作模型的基底。将现有的下颌支架与基台替代体连结，小心地震荡埋入硬石膏中，让所有替代体均埋入硬石膏中。静待石膏硬化之后将修复体移除（图11.45～图11.48）。

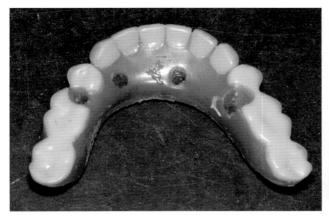

图 11.42 从口中取出原有的下颌固定式／可摘式修复体时之𬌗面观

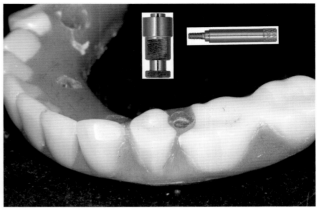

图 11.43 原有的下颌固定式／可摘式修复体的左侧面观制作模型前，将技工螺丝（WSK15；右侧插图）放进螺丝通道开口，在修复体的内凹面，与基台替代体（SLA20；左插图）连接

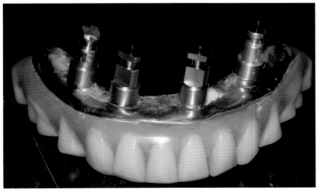

图 11.44 原有的下颌修复体与基台替代体，连接在修复体金属铸造支架修复平台后的内凹面观
在替代体与基台交接面周围，可以看见金属与金属相接

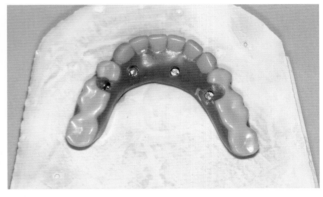

图 11.45 原有下颌固定／可摘式修复体在下颌模型上的𬌗面观
将装有修复体的模型，利用咬合记录将模型固位，试戴螺丝已装里面

图 11.46 原有下颌固定／可摘式修复体在下颌模型上的唇面观
准备利用咬合记录来固位有修复体的模型。支架原始设计的内凹面就是金属面，且终止线是位于唇颊侧，因此，新的模型并非由现有的修复体印模。如果当初设计的修复体是由树脂包覆，就必须采用开窗式印模，这样才允许模型与修复体的内凹面相接触

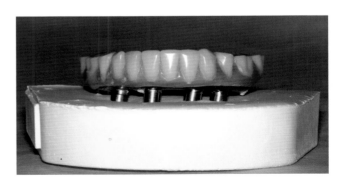

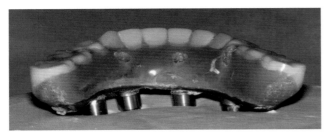

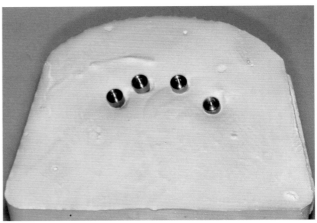

图 11.47 原有下颌固定 / 可摘式修复体在下颌模型的舌侧观

准备利用咬合记录来固位模型和修复体

图 11.48 基台替代体装在下颌工作模型上的𬌗面观

替代体的位置与口内的位置相一致，因为这些替代体位置是由支架的修复平台决定。由于使用标准基台以及设计修复体金属支架，种植体周围软组织外形不必记录在工作模型上

第二次上𬌗架——下颌工作模型 ▶▶▶

下颌模型利用咬合记录与上颌蜡型义齿对位（图 11.49 及图 11.50），利用𬌗架石膏（Whip Mix Corp）依据制造商的指示调拌将模型固位。

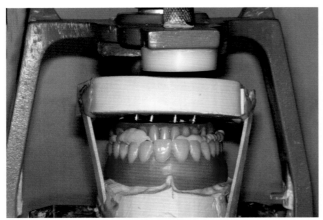

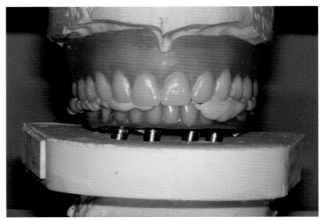

图 11.49 下颌模型尚未上到𬌗架（𬌗架目前是倒立的）的前面观

咬合记录现正装在下颌修复体与上颌蜡型义齿的咬合面。将上下模型固定。依照制造商指示调拌𬌗架石膏，同时将下颌模型固位

图 11.50 下颌修复体及工作模型咬合于上颌蜡型义齿及工作模型的前面观

下颌蜡型义齿 ▶▶▶

因为颌关系记录是上颌蜡型义齿与下颌现有修复体间的咬合记录，所以 VDO 并非正确垂直距离。这样的 VDO 必须在技工室中再适当增加一些，好让下颌的切牙切缘可以露出，这也回应了患者一开始的主诉。将切导针在切导盘上提高约 2.5mm（图 11.51 ～图 11.53）。

利用修磨、水中煮沸以及烤塑喷砂（shell blasting）这些方式，将下颌修复体的所有人工牙与树脂基底通通去除（图 11.54 ～图 11.57）。

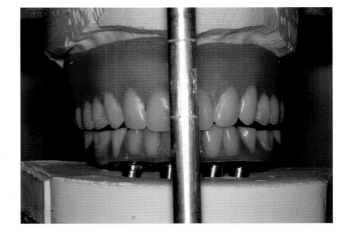

图 11.51 下颌修复体及模型与上颌蜡型义齿及模型对位的前方观
为了补偿现有下颌修复体磨耗，切导指针从𬌗架上原有位置提高约 2.5mm

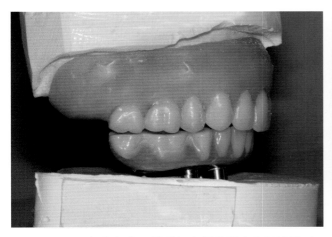

图 11.52 下颌修复体及模型与上颌蜡型义齿及模型对位的右侧观
为了补偿现有下颌修复体磨耗，切导指针从𬌗架上原有位置提高约 2.5mm。新的上颌义齿与现有的下颌右后牙约有 1mm 的咬合空间

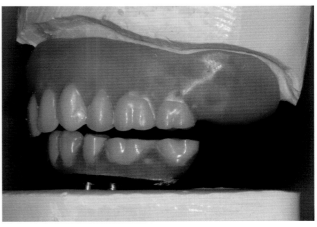

图 11.53 下颌修复体及模型与上颌蜡型义齿及模型对位的左侧观
为了补偿现有下颌修复体磨耗，切导指针从𬌗架上原有位置提高约 2.5mm。注意观察新的上颌义齿与现有下颌后牙间有明显的咬合空间

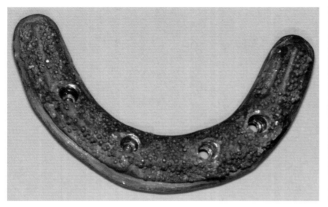

图 11.54 去除义齿基底及义齿后的原有支架骀面观

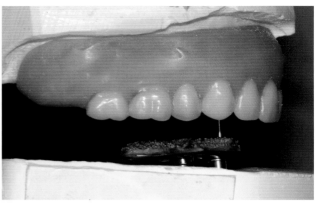

图 11.55 下颌支架及模型与上颌蜡型义齿及模型对位的右侧观

上颌义齿与下颌右后牙区有适当的咬合空间，并且有理想的上颌牙齿位置

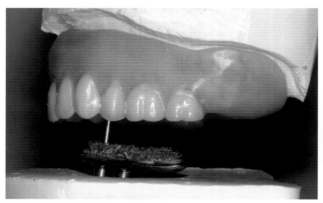

图 11.56 下颌支架及模型与上颌蜡型义齿及模型对位的左侧观

上颌与下颌左后牙区有适当的咬合空间，并且有理想的上颌牙齿位置

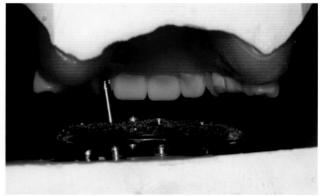

图 11.57 下颌支架及模型与上颌蜡型义齿及模型对位的舌侧观

上颌与下颌前牙区有适当的咬合空间，并且有理想的上颌牙齿位置

表面处理 ▶▶▶

修复学上，树脂与金属支架的结合会有困难，主要的问题是结合强度与修复体材料可用空间的获取。如果两物质间结合强度很弱，将会造成微渗漏、变色或是断裂。如果容纳金属支架、树脂与义齿的空间有限，将会造成排牙困难、人工牙与修复体结合强度不理想。临床上空间不足、低结合强度，会导致美观上无法接受、需要调整过多的咬合、使用任何材料都有可能断裂（图 11.58）。为了减少临床问题，最重要的就是加强树脂与金属间结合强度，并且确认有足够的材料空间。

直到最近，出现了树脂与支架间借由机械固位方式来获得更多结合的方式，机械固位包括使用格子、网、固位珠以及棱柱（Henderson and Steffel，1981）。现在另外的可用结合原理包括微机械以及

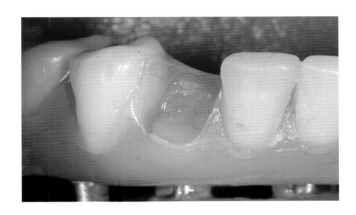

图 11.58 下颌固定/可摘式修复体义齿的人工牙脱落照片
患者有严重的夜间磨牙习惯，在晚上睡觉的时候人工牙脱落。注意观察修复物的其他人工牙也有相当程度的磨耗现象

化学性结合系统。微机械包括喷砂、电化学酸蚀和化学酸蚀（Adept Institute，1991）。化学性结合包括涂粘接剂、多孔金属涂层或是硅酸盐表面处理（Hansson1989）与Kevloc系统。这些不同的固位办法，可以代替传统宏观机械固位方法或并行。

化学性树脂/金属结合系统有许多好处：

① 增加树脂与金属的结合强度。

② 降低树脂与金属结合面的微渗漏。

③ 降低金属所需空间，提供更多空间给义齿基底与人工牙。

④ 金属可以涂遮色层，而且增加树脂厚度，进而增加美观性。

此病例为固定/可摘式种植修复体，颌间距离并不是问题。原本的金属支架被认为有足够的固位力，但作者认为可以加上化学性结合以提供额外的固位力，这不仅合理也可以改善义齿基底与支架间连结的耐用度，此外，也可以在金属支架上涂遮色层。同时也在Silicoater MD炉中（Heraeus Kulzer，Armonk，NY）涂上SiliClean以及SiliLink等材料作表面处理（图11.59）。

下颌义齿的排列，是依照上颌蜡型义齿的位置予以排列（图11.60～图11.62）。

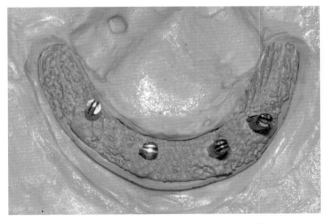

图 11.59 铸造式金属支架经过表面处理后的𬌗面观
表面处理改善了义齿基底树脂与金属支架间的结合力，表面处理也遮盖了从煮聚后义齿基底树脂所透现出来的支架金属色。套入蜡型螺丝来将支架固位在工作模型的替代体上

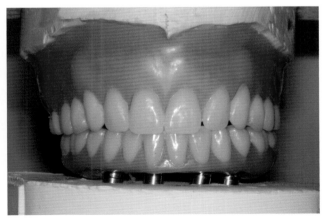

图 11.60 蜡型义齿在𬌗架上的前方观

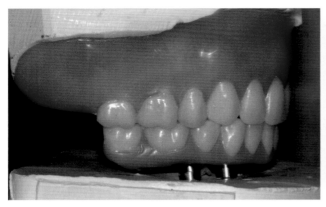

图 11.61 蜡型义齿在𬌗架上的右侧观
后牙咬合排列成最大牙尖交错𬌗，以及右工作侧组牙功能𬌗

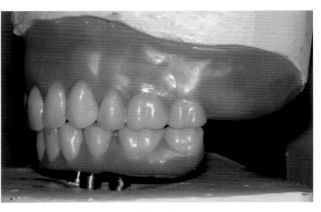

图 11.62 蜡型义齿在𬌗架上的左侧观
后牙咬合排列成最大牙尖交错𬌗，以及左侧工作侧组牙功能𬌗

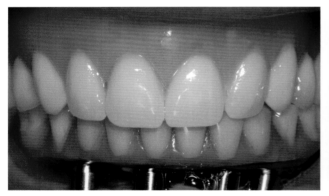

图 11.63 患者配戴蜡型义齿的口内前方观
确认正中咬合。每个人均满意总体美观效果，患者及其配偶均同意进行下一步骤

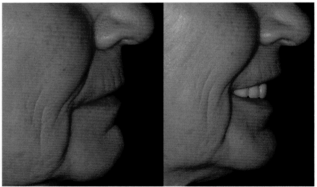

图 11.64 蜡型义齿戴入口内后的侧面轮廓照（左：息止𬌗位；右：微笑位）
患者满意蜡型义齿，此蜡型义齿亦满足临床的美观要求

　　患者、其配偶以及作者评估上颌蜡型义齿的美观、唇丰满度、垂直距离以及息止垂直距离。作者利用上述条件评估颌关系记录的准确性。以上所有步骤都完成后，就可以进行下一步的煮聚（图11.63及图11.64）。

煮聚 ▶▶▶

　　将修复体蜡型雕出适当的外形。上颌义齿覆盖整个模型。下颌的固定/可摘式修复体则覆盖到完成线（图11.65及图11.66）。依传统的方式利用真空调拌的硬石膏包埋，待干。

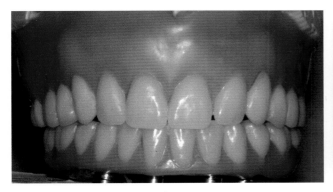

图 11.65 最终雕蜡完成后，上下修复体的前方观
上颌修复体覆盖所有模型，下颌覆盖到支架

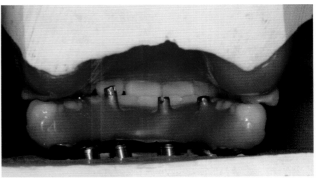

图 11.66 蜡型义齿在𬌗架上的舌侧观
上颌及下颌前牙仅有轻咬合接触。为了方便螺丝通道开口有理想的大小及外形，将原厂蜡型螺丝留在其上

将印模置入沸水中加热，蜡则会在包埋盒拆开的时候流出。待包埋盒冷却，将锡箔材料涂布在所有的石膏表面，这样处理起来比较便利。

依据厂商的指示调拌热固化丙烯酸树脂（Lucitone® 199，Dentsply International），义齿经过一整个晚上煮聚。隔天早上，包埋盒冷却到室温，将包埋盒打开。

将义齿重新复位到𬌗架上，调整咬合以补偿因煮聚造成的误差。义齿依传统方式，利用丙烯酸树脂钻针、布轮、浮石粉及抛光剂进行修整及抛光（图11.67～图11.70）。须注意在下颌固定/可摘式修复体进行所有修整/抛光过程中，都必须戴着抛光保护帽（PPSA3，Biomet 3i）（图11.71）。

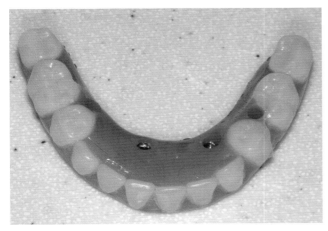

图 11.67 下颌固定/可摘式修复体经修整后的𬌗面观
表面处理成功地遮掩了任何从丙烯酸树脂义齿基底所透出的金属色

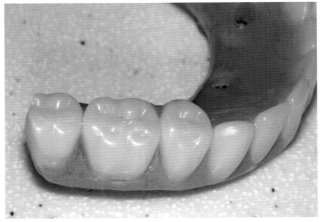

图 11.68 经修整后的下颌固定/可摘式修复体的右侧𬌗面观

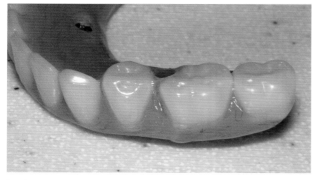

图 11.69　经修整后的下颌固定 / 可摘式修复体的左侧殆面观

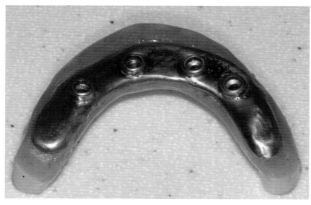

图 11.70　经修整后的下颌固定 / 可摘式修复体的内凹面观

丙烯酸树脂义齿基底会终止并完成在铸造金属支架的颊侧及舌侧完成线。完成线的位置设计及位置，配合表面处理，让牙技师在完成丙烯酸树脂/金属交界处时，能够减少在交界处的染色情形

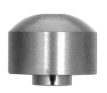

图 11.71　当种植体支持支架在进行抛光步骤时，必须一直使用抛光保护帽（PPSA3）

基台及种植体均配有抛光保护帽。保护帽可以保护种植体修复套件的加工表面在进行抛光的过程中不被破坏

戴入 ▶▶▶

　　患者复诊进行戴牙。首先，先将4个下颌基台上的愈合基台取下，基台螺丝使用扭力扳手反转20Ncm。没有任何一颗螺丝松动，患者无不适，下颌修复体口内就位也十分顺利（图11.72）。将固位螺丝（GSH：30，Biomet 3i）放入螺丝通道开口，利用扭力扳手将螺丝加力到10Ncm。螺丝的通道开口处利用棉球塞住（图11.73），通道开口再利用牙色的光固化树脂予以充填（图11.74）。

　　上颌全口活动义齿戴入后，仅做一些小小的临床调整，咬合评估正中、右侧、左侧、前伸的位置（图11.75～图11.77）。患者十分满意（图11.78及图11.79）。

　　本章所提及的治疗，由以下的临床医师与牙技师们所进行：

　　修复专科医师：Carl Drago DDS，MS；LaCrosse，WI。

　　牙科技师：Andrew Gingrasso，Onalaska，WI。

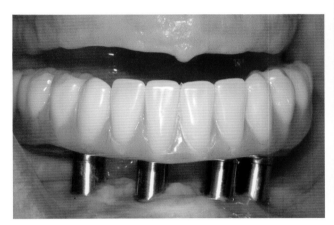

图 11.72 下颌固定 / 可摘式修复体在标准基台上的口内前方观

煮聚过程没有造成支架与基台之间密合度的改变

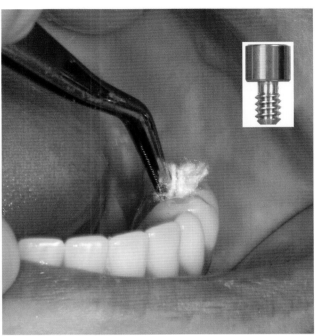

图 11.73 将棉球置放在左侧远中螺丝通道孔的口内照片

棉球可以保护固位螺丝的头部（插图），并且当固位螺丝需要被移除时不受损伤

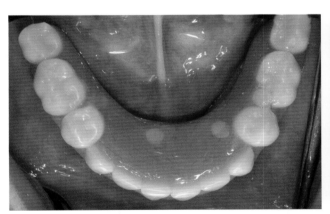

图 11.74 螺丝通道孔被封住后，下颌固定 / 可摘式修复体在口中的𬌗面观

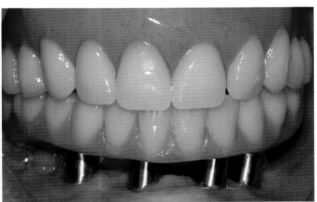

图 11.75 上下颌修复体在口内的前方观

此时患者处于正中咬合。此次复诊不需要调整咬合

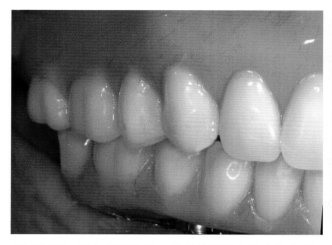

图 11.76 戴入修复体后，患者处于正中咬合的右侧面观

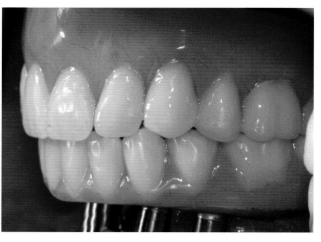

图 11.77 修复体戴入后，患者处于正中咬合的左侧面观

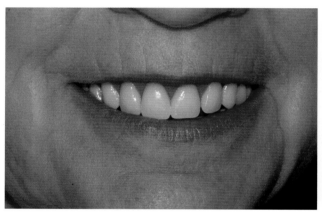

图 11.78 戴上修复体后，患者微笑的临床照片
借由此次的治疗计划，将患者所有的问题都解决，而且由于治疗时间仅有4天，所以患者仅有极少的不便

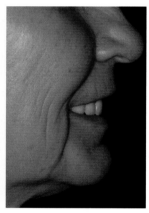

图 11.79 戴上修复体后，患者微笑的侧面轮廓照片
由于治疗计划的优点，患者所有的问题都被解决，而且仅有极少的不便

参考文献

Adell, R, Lekholm, U, Rockler, B, Brånemark, PI. 1981. A 15-year study of osseointegrated implants in the treatment of the edentulous jaw. *Int J Oral Surg* 10:387–416.

Adell, R, Eriksson, B, Lekholm, U, Brånemark, PI, Jemt, T. 1990. Long-term follow-up study of osseointegrated implants in the treatment of totally edentulous jaws. *Int J Oral Maxillofac Implants* 5(4): 347–359.

Adept Institute. 1991. Metal-resin bonding. *Adept Report* 2:25–40.

Arbree, NS, Fleck, S, Askinas, SW. 1998. The results of a brief survey of complete denture prosthodontic techniques in predoctoral programs in North America dental schools. *J Prosthodont* 5:219–225.

Caplan, DJ, Weintraub, JA. 1993. The oral health burden in the United States: a summary of recent epidemiologic studies. *J Dent Educ* 57(12):853–862.

Chaffee, NR, Cooper, LF, Felton, DA. 1999. A technique for border molding edentulous impressions using vinyl polysiloxane material. *J Prosthodont* 8:129–134.

Cooper, L. 2009. Current and future treatment of edentulism. *J Prosthodont* 18:116–122.

Douglass, C, Shih, A, Ostry, L. 2002. Will there be a need for complete dentures in the United States in 2020? *J Prosthet Dent* 87:5–8.

Doundoulakis, JH, Eckert, SE, Lindquist, CC, Jeffcoat, MK. 2003. The implant-supported overdenture as an alternative to the complete mandibular denture. *J Am Dent Assoc* 134(11):1455–1458.

Drago, C. 2003. Comparison of post-insertion adjustments with two final impression techniques in complete denture prosthodontics. *J Prosthodont* 12:192–197.

Duncan, JP, Taylor, TD. 2001. Teaching an abbreviated impression technique for complete dentures in an undergraduate dental curriculum. *J Prosthet Dent* 85:121–125.

Elder, S. 1955. Stabilized baseplates. *J Prosthet Dent* 5:162–168.

Ellis, J, Pelekis, N, Thomason, J. 2007. Conventional rehabilitation of edentulous patients: the impact on oral health-related quality of life and patient satisfaction. *J Prosthodont* 16:37–42.

Felton, D, Cooper, L, Scurria, M. 1996. Predictable impressions procedures for complete dentures. *Dent Clin North Am* 40:39–51.

Fournet, SC, Tuller, CS. 1936. A revolutionary mechanical principle utilized to produce full lower dentures surpassing in stability the best modern upper dentures. *J Am Dent Assoc* 23:1028–1030.

Gauthier, G, Williams, JE, Zwemer, JD. 1992. The practice of complete denture prosthodontics by selected dental graduates. *J Prosthet Dent* 68:308–313.

Goodkind, R, Heringlake, C. 1972. Mandibular flexure in opening and closing movement. *J Prosthet Dent* 30:134–138.

Hansson, O. 1989. The silicoater technique for resin bonded prostheses: clinical and laboratory procedures. *Quintessence Int* 20:85–99.

Healthy People. 2010. *Volume II, Section 21, Oral Health*, pp. 21-18 to 21-19, www.healthypeople.gov/Publications.

Heartwell, CM, Rahn, AO. 1986. Complete denture impressions. In *Syllabus of Complete Dentures, 4th Edition*. Heartwell, CM, Rahn, AO, eds., p 208. Philadelphia: Lea and Febiger.

Henderson, D, Steffel, VL. 1981. *McCracken's Removable Partial Prosthodontics, 6th Edition*. St. Louis, MO: CV Mosby.

Keyworth, R. 1929. Monson technic for full denture construction. *J Am Dent Assoc* 16:130–162.

Klein, IE, Broner, AS. 1985. Complete denture secondary impression technique to minimize distortion of ridge and border tissues. *J Prosthet Dent* 54:660–664.

Liu, CL. 2005. The impact of osseointegrated implants as an adjunct and alternative to conventional periodontal prosthesis. *Compend Contin Dent Educ* 26(9):653–660.

Marcus, S, Drury, J, Brown, L. 1996. Tooth retention and tooth loss in the permanent dentition of adults: United States, 1988–1991. *J Dent Res* 75(Spec Iss):684–695.

Page, HL. 1951. Mucostatics—a capsule explanation. *Chronicle Omaha Dist Dent Soc* 14:195–196.

Phoenix, R, Cagna, L, DeFreest, C. 2003. Establishing occlusal relationships. In *Stewart's Clinical Removable Partial Prosthodontics, 3rd Edition*. Phoenix, RD, Stewart, KL, Cagna, DR, Defreest, CF, eds., pp. 367–371. Chicago: Quintessence International.

Regli, C, Kelly, E. 1967. The phenomenon of decreased mandibular arch width in opening movement. *J Prosthet Dent* 17:49–53.

Rugh, J, Drago, C. 1981. Vertical dimension: a study of clinical rest position and jaw muscle activity. *J Prosthet Dent* 45(6):670–675.

Salinas, T. 2009. Treatment of edentulism: optimizing outcomes with tissue management and impression techniques. *J Prosthodont* 18: 97–105.

Vig, RC. 1964. A modified chew-in and functional impression technique. *J Prosthet Dent* 14:214–220.

Weinberg, L. 1961. An evaluation of the face-bow mounting. *J Prosthet Dent* 11:32–42.

Winkler, S. (ed.) 1988. *Essentials of Complete Denture Prosthodontics, 2nd Edition*, pp. 88–106. Boston: PSG Publishing.

Zarb, GA, Bolender, CL, Carlsson, GE. 1997. *Boucher's Prosthodontic Treatment for Edentulous Patients, 11th Edition*, pp. 141–182. St. Louis, MO: Mosby.